マイボーム腺機能不全
(MGD)の診断と治療

編集　坪田　一男
慶應義塾大学教授

金原出版株式会社

序文：ドライアイの最大原因 MGD

　マイボーム腺機能不全(meibomian gland dysfunction：MGD)が注目を浴びている。ひとつにはMGD患者の急激な増大である。今まであまり関心が払われなかったマイナーな眼科疾患であるが，ドライアイのリスクファクターの最大原因のひとつであることがわかってきた。マイボグラフィーなどの診断法が進歩して，日本においても非常に多数の患者が存在する可能性が示唆されたのだ。本邦において診断基準の作成，調査が行われ(ドライアイ研究会MGDワーキンググループ，班長：天野史郎〈井上眼科病院〉)，啓発がなされたことも大きい。現在日本では，ドライアイの原因の半分以上にMGDが関与しているのではないかと考えられているが，欧米の研究ではドライアイのなんと80%以上がMGDを合併しているという報告もある。MGDの診断，治療なくしてはドライアイの治療は行えない状況となっている。

　世界においてもMGDは注目されており，TFOS(Tear Film and Ocular Surface Society：涙液とオキュラーサーフェスの国際学会)でも2011年の会議で国際的診断基準設置の必要性が提唱され，討議されている。

　マイボーム腺は眼瞼上下に分布する体内最大の脂腺であり，眼表面に脂質を供給する。この脂質はムチン層，水層に加えて第3の層として油層を形成し，正常な涙液層には欠かせない成分となっている。現在ドライアイ研究会では，TFOD(Tear Film Oriented Diagnosis：涙液の層別診断)という概念を提唱しているが，このTFODにおいてどの層が障害を受けてもドライアイを発症する。

　日常外来においてもMGD患者は多数見受けられるが，本邦で実際にどのくらいの患者数がいるのか，また，加齢や酸化ストレスによってマイボーム腺の機能が低下してMGDを発症すると考えられているが，その病態メカニズムもまだ不明な点が多く，今後の研究課題である。本領域は日本の研究者の活躍が大きく，マイボグラフィーや，涙液油層診断装置(DR-1)の開発などの診断領域に加えて，温熱療法，微量油供給，アイシャンプーなど，ユニークな治療法も提唱されている。MGDは見逃されていることも多いため，治療が奏効した場合の患者の喜びは大きく，日常の外来診療においてぜひ注目してほしい領域と切に思っている。

　教科書の編成としては，総論，診断，治療，附録と4領域にわけて，世界のトップレベルの臨床家医，研究者の方に執筆をお願いした。本教科書は日常外来において多数の"不定愁訴"の患者を診察される一般臨床家医の先生を対象として企画したが，内容はMGD研究者の方にも活用していただけるように研究面の話題も網羅した。MGDとは何か，どのように診断し，どのように治療するのか？

　今まで見逃されていたが重要な本疾患について理解を深めていただき，日々の診療に役立てていただければ嬉しく思う。また不定愁訴やドライアイ，MGDに興味のある研究者，レジデント，プライマリーケアの先生方にも広くお読みいただければ幸いである。

慶應義塾大学医学部眼科学教室
坪田　一男

執筆者一覧

●編集

坪田一男　　慶應義塾大学医学部眼科学教室

●執筆（ABC順）

有田玲子	伊藤医院（さいたま市）/慶應義塾大学医学部眼科学教室/東京大学医学部眼科学教室
田　聖花	東京歯科大学市川総合病院眼科
後藤英樹	後藤眼科医院（鎌倉市）
平山雅敏	慶應義塾大学医学部眼科学教室
イブラヒム オサマ	慶應義塾大学医学部眼科学教室
井上佐智子	羽根木の森アイクリニック（東京都世田谷区）/慶應義塾大学医学部眼科学教室
伊藤正孝	防衛医科大学校再生発生学講座
海道美奈子	慶應義塾大学医学部眼科学教室
川島素子	慶應義塾大学医学部眼科学教室
小玉麻子	慶應義塾大学医学部眼科学教室
高　静花	大阪大学医学部眼科学教室
Steven L. Maskin	Dry Eye and Cornea Treatment Center, Tampa, FL, USA
松本幸裕	慶應義塾大学医学部眼科学教室
村戸ドール	慶應義塾大学医学部眼科学教室/東京医科歯科大学眼科学教室
西田幸二	大阪大学医学部眼科学教室
小幡博人	自治医科大学眼科学講座
小川葉子	慶應義塾大学医学部眼科学教室
大橋裕一	愛媛大学
西條裕美子	慶應義塾大学医学部眼科学教室
島﨑　潤	東京歯科大学市川総合病院眼科
鈴木　智	京都府立医科大学眼科学教室/京都市立病院（京都市）
戸田郁子	南青山アイクリニック（東京都港区）
坪田一男	慶應義塾大学医学部眼科学教室
内野美樹	慶應義塾大学医学部眼科学教室
山田昌和	杏林大学医学部眼科学教室
山口昌彦	愛媛県立中央病院眼科（松山市）
横井則彦	京都府立医科大学眼科学教室

目　次

序文：ドライアイの最大原因 MGD ………………………… 坪田一男　i

第1部　総論

第 1 章	MGD 総論 ………………………………… 川島素子，坪田一男　3
第 2 章	MGD の定義と分類 ……………………………………… 田　聖花　9
第 3 章	マイボーム腺の解剖，生理 …………………………… 伊藤正孝　17
第 4 章	マイボーム腺の病理 …………………………………… 小幡博人　26
第 5 章	涙液層における油層と液層との関連（正常状態と異常） ……… 横井則彦　33
第 6 章	MGD の疫学（全身疾患を含めて） ………………… 内野美樹　45

第2部　診断編

第 7 章	MGD の診断総論 …………………………………………… 島﨑　潤　57
第 8 章	マイボグラフィーの理論と実践 ……………………… 有田玲子　65
第 9 章	Marx's line（マルクスライン観察）の有用性 ……… 山口昌彦，大橋裕一　77
第 10 章	コンフォーカルマイクロスコピーによる MGD 診断 …… 松本幸裕　87
第 11 章	涙液油層の成分とその評価 …………………………… 山田昌和　93
第 12 章	MGD と視機能 ………………………………………… 高　静花，西田幸二　100

第3部　治療編

- 第13章　MGDの予防（リッドハイジーン） ……………………………… 海道美奈子　109
- 第14章　涙液油層減少ドライアイの層別治療 ……………………………… 後藤英樹　117
- 第15章　MGDのリピフローによる治療 ……………………………… 戸田郁子　121
- 第16章　マイボーム腺管内プロービング：閉塞性マイボーム腺機能不全の治療成功へのパラダイムシフト ……………………………… Steven L. Maskin　130
  - （原文） ……………………………… 149
- 第17章　MGDの温熱療法 ……………………………… 小玉麻子　168
- 第18章　MGDの新しい蒸気治療 ……………………………… 平山雅敏　175
- 第19章　MGD角膜炎の治療 ……………………………… 鈴木　智　182
- 第20章　重症ドライアイにおけるMGD管理 ……………………………… 西條裕美子, 小川葉子　189
- 第21章　MGDのメカニズム，動物モデル，基礎研究 ……………………………… イブラヒム オサマ, 村戸ドール　198

附　録

- 附録1　慶應義塾大学式 MGD外来の実際 ……………………………… 川島素子　207
- 附録2　MGDグッズの種類と使い方 ……………………………… 井上佐智子　215

索　引 ……………………………………………………………………… 221

第1部
総 論

マイボーム腺機能不全(MGD)の診断と治療

第1章

MGD 総論

慶應義塾大学医学部眼科学教室　川島素子, 坪田一男
Motoko KAWASHIMA, Kazuo TSUBOTA

Summary

MGDは「さまざまな原因によってマイボーム腺の機能がびまん性に異常をきたした状態であり，慢性の眼不快感を伴う」と定義されている。MGDの診断には，自覚症状の問診および細隙灯顕微鏡での眼瞼・眼表面の詳細な観察が重要である。加えて，その補助診断，重症度評価方法としてさまざまな検査が最近開発され格段に進歩を遂げている。MGDの治療では，医師側の処方とともに，患者によるセルフケアも重要であり，治療方法も刷新されつつある。

I マイボーム腺機能不全(MGD)の定義と分類について

　マイボーム腺は上下の眼瞼に存在する外分泌腺でマイボーム腺の開口部は皮膚側にあり，瞬目のたびに少しずつ開口部から脂質(meibum，マイバム)を分泌している。分泌された脂質は，涙液層の最表層を形成し，涙液蒸発の抑制や瞬目時の摩擦抑制などさまざまな役割をになっている(表1)(健常時・疾病時のマイボーム腺の構造と機能・マイボーム腺の脂質の構造および，分泌された脂質と涙液層のその他の成分との相互作用については第3章，第4章，第5章で詳述)。

　1982年にGutgeselにより「マイボーム腺機能に異常をきたした状態」を「マイボーム腺機能不全(meibomian gland dysfunction = MGD)」と呼称されて以来，MGDという言葉は日常臨床で使用されてきた[1]。眼不快感などを主訴に眼科を訪れる患者のうち高率でMGDがその原因となっており[2]，quality of life，quality of visionの低下を引き起こしている(MGDの有病率と関連リスク因子については第6章を参照)。

　しかしながら，MGDは患者数が多いにもかかわらず，これまで明確な定義や診断基準がなかったこと，病型やその重症度に非常に幅があり臨床像が多様であること，効果的な治療が少なかったこと，などの理由から，一般臨床においてあまり大きな注意を払われてこなかった疾患といえる。

　こうした背景から，ドライアイ研究会(世話人代表：坪田一男)の分科会としてMGDワーキンググループ(代表：天野史郎)が設置され，2010年にMGDの定義および分泌減少型MGDの診断基準が作成された[3](表2，表3)。国際的には，Tear Film Ocular Surface Society(TFOS, Boston, USA：http://www.tearfilm.org)の主導のもと，MGD workshop study group(www.

第 1 部　総論

表 1　マイボーム腺分泌脂の働き

1. 涙液の蒸発を抑制する。
2. 涙液の安定性を促進する。
3. 涙液の眼表面への伸展を助ける。
4. 眼瞼縁における涙液の皮膚への流出を抑制する。
5. 平滑な涙液表面の形成を助ける。
6. 潤滑油としてまばたきの摩擦を減らす。

（文献3より引用）

表 2　MGD の分類

1. 分泌減少型
   ①原発性（閉塞性，萎縮性，先天性）
   ②続発性（アトピー，Stevens-Johnson 症候群，移植片対宿主病，トラコーマ，などに続発する）
2. 分泌増加型
   ①原発性
   ②続発性（眼感染症，脂漏性皮膚炎，などに続発する）

（文献3より引用）

表 3　分泌減少型 MGD の診断基準

以下の 3 項目（自覚症状，マイボーム腺開口部周囲異常所見，マイボーム腺開口部閉塞所見）が陽性のものを分泌減少性 MGD と診断する。

1. 自覚症状
   眼不快感，異物感，乾燥感，圧迫感などの自覚症状がある。
2. マイボーム腺開口部周囲異常所見
   ①血管拡張
   ②粘膜皮膚移行部（MCJ）の前方または後方移動
   ③眼瞼縁不整
   マイボーム腺開口部周囲異常所見
   ①～③のうち 1 項目以上あるものを陽性とする。
3. マイボーム腺開口部閉塞所見
   ①マイボーム腺開口部閉塞所見（plugging，pouting，ridge など）
   ②拇指による眼瞼の中等度圧迫でマイボーム腺から油脂の圧出が低下している。
   ①，②の両方を満たすものを陽性とする。

（文献3より引用）

tearfilm.org/mgdworkshop/ index.html）が 2008 年に結成，2011 年に同様に制定された[4]（第 2 章および第 7 章で詳述）。

　日本の MGD ワーキンググループにおいて，MGD は「さまざまな原因によってマイボーム腺の機能がびまん性に異常をきたした状態であり，慢性の眼不快感を伴う」と定義された。表 2 に示すとおり，MGD は大きく分泌減少型と分泌増加型に分けられる。また，MGD は原発性のものと，アトピー性皮膚炎，Stevens-Johnson 症候群，移植片対宿主病，眼感染症などに続発する場合がある。臨床における頻度は分泌減少型のほうが分泌増加型よりも高く，分泌減少型 MGD では，原発性の中の閉塞性のものが最も頻度が高いといわれている。

　分泌減少型 MGD の診断には，自覚症状，マイボーム腺開口部周囲異常所見，マイボーム腺開口部閉塞所見の 3 項目を満たすことが必要である（表 3）。マイボーム腺開口部周囲異常所見は，血管拡張，粘膜皮膚移行部の前方または後方移動，眼瞼縁不整のいずれかがみられること，マイボーム腺開口部閉塞所見は，細隙灯顕微鏡でマイボーム腺開口部閉塞所見（plugging，pouting，ridge など）があることと，拇指による眼瞼の中等度圧迫でマイボーム腺から油脂の圧出が低下していることが必要である（表 3，図 1：第 7 章に詳述）。

　MGD と他の疾患（ドライアイ・後部眼瞼縁炎）との関係は図 2 の概念図で示される。MGD

第1章 MGD総論

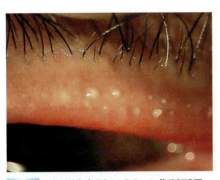

図1 分泌減少型MGDの典型所見
(第7章図6より)

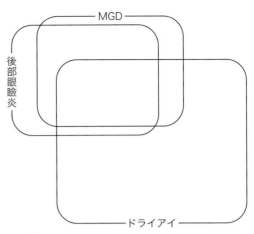

図2 MGD概念図
(文献3より引用)

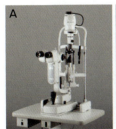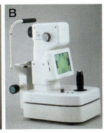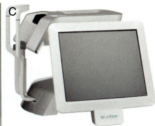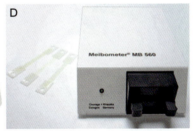

図3 各種診断機器
A：マイボグラフィ(第8章図1より引用)
B：DR-1(第7章図9より引用)
C：リピビュー(第8章図8より引用)
D：マイボメトリー(Meibometer MB560，株式会社インテグラル)

には，涙液油層減少から生じる蒸発亢進型ドライアイとしての涙液の疾患として，また，マイボーム腺開口部周囲の炎症や導管内脂質過剰蓄積などの眼瞼疾患の側面がある．ただし，涙液量，病期，重症度によってドライアイあるいは炎症を伴わない場合もある．

II MGDの診断，評価，重症度分類の方法：MGD診断機器の進歩

　分泌減少型MGDの診断基準は，一般の眼科外来で施行可能な検査項目のみで行えるように制定されており，(涙液層破壊時間や角結膜上皮障害の有無，涙液メニスカス高さの程度や結膜弛緩の有無など修飾因子の観察も含め)細隙灯顕微鏡での眼瞼・眼表面の詳細な観察が最も重要である(第7章参照)．加えて，その補助診断，重症度評価方法として各種検査が最近開発され格段に進歩を遂げている(図3：第8章～第12章で詳述)．表4に示すとおり，マイボグラフィーでは，マイボーム腺が脱落，短縮している像が観察される．マイボメトリーではマイバム量が減少していることが測定される．涙液蒸発率測定では蒸発量亢進がみられ，コン

第1部　総論

表4　分泌減少型MGDの参考所見

1. マイボグラフィーでマイボーム腺が脱落，短縮。
2. 涙液スペキュラー油層所見が欠損。
3. マイボメトリーで貯留油脂量が減少。
4. 涙液蒸発率測定で蒸発量亢進。
5. コンフォーカルマイクロスコープで腺房拡大，腺房密度減少。
6. 角膜中央より下方の上皮障害。
7. 涙液層破壊時間が減少。

（文献3より引用）

表5　MGD治療のアルゴリズム[4]

1. 患者教育，warm compress, lid hygiene
2. 上記＋人工涙液点眼，抗菌薬点眼，脂質点眼
3. 上記＋ミノサイクリン，テトラサイクリンの内服，保湿眼軟膏
4. 上記＋抗炎症薬の追加

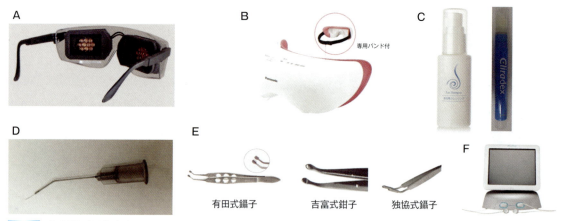

図4　各種治療デバイス
A, B：温罨法各種（第17章図2および図7より引用）
C：リッドハイジーンのデバイス各種（第13章図1, 7より引用）
D：マスキンプローブ（付録2図4より引用）
E：圧迫鑷子（付録2図4より引用）
F：リピフロー（第17章図8より引用）

フォーカルマイクロスコープでは腺房拡大，腺房密度減少が観察される。また，tear interferometryとして，LipiView®（TearScience, USA），DR-1α®（Kowa, Japan）が日本で市販されており，LipiViewは角膜下方1/3のみの涙液油層の測定を行い，油層厚を定量的に測定でき，DR-1αは中央部を含む角膜全体の涙液動態の観察，油層の定性的観察ができる。これらを組み合わせて用いることでMGDの診断だけでなく，その重症度やMGD患者の治療効果の評価が可能となってきている。

Ⅲ　MGDの管理と治療に関して：MGD治療法の進歩

MGDの管理と治療に関して，詳細については第13章～21章の各項，附録2本を参照されたい。TFOSで推奨されている治療のアルゴリズムは表5のとおりである[4]。MGDの治療では，医師側の処方とともに，患者によるセルフケアも重要である（図4）。簡単に紹介すると，セル

フケアとしては，温罨法〔warm compress（第17章，第18章参照）〕，眼瞼清拭〔リッドハイジーン（第13章参照）〕，食事などの生活習慣の改善などが挙げられる。MGD患者ではマイバムの融点が上昇するために固形化してしまうと考えられているため，眼瞼の温度を温罨法により，その融点まで上昇させて，マイバムを融解させ分泌を促進させる方法である。眼瞼清拭もMGDの国際的標準治療のひとつで温罨法とセットで行うとより効果が期待できる。眼刺激の少ないマイボーム腺用の清拭綿や目元用クレンジング商品が市販されている。朝晩の2回，習慣化して行うのが理想的である。生活習慣の改善としては，オメガ3脂肪酸を多く含む食品やサプリメントの服用が有効であるという報告があり，今後の研究成果が期待される。

処方治療としては，油層の補充治療としてタリビッド®眼軟膏の微量投与（第14章参照）が有効とされる。油性点眼は，国内外で主にOTCとして薬局などで購入できる（新なみだロート®ドライアイ，新ロート ドライエイド®EXなど）。ドライアイの治療〔人工涙液，ヒアルロン酸点眼液，ジクアホソル点眼（ジクアス®），レバミピド点眼（ムコスタ®）〕を油層の治療と併用することが自他覚所見の改善に有効である。ジクアス®やムコスタ®は直接的にMGDの改善に作用している可能性もある。細菌感染を伴う場合，マイボーム腺分泌脂の主な検出菌は若年者では*Propionibacterium acnes*（*P. acnes*），老年者ではブドウ球菌が多いといわれており，抗菌薬の点眼〔セフェム系抗菌薬点眼（ベストロン®）〕が有効である。また，MGDには眼瞼縁の炎症が関与しており，その炎症に眼瞼縁の常在細菌の関与も示唆されている。エステルを主体とするマイボーム腺脂質に細菌のリパーゼが作用すると，脂肪酸が遊離して眼瞼縁の炎症を生じ，マイボーム腺の導管の上皮が角化して，閉塞するという考え方のもと，抗炎症療法が有効な治療のひとつとなっている。低力価ステロイド（0.1%フルメトロン®）を抗菌点眼薬とともに用いたり，テトラサイクリン系薬剤やマクロライド系薬剤の少量長期内服投与が行われることもある。これらの抗生物質は，マイボーム腺への組織移行もよく，眼瞼縁やマイボーム腺内の細菌の除菌作用のほか，テトラサイクリン系薬剤では細菌の出すリパーゼ活性抑制作用，マクロライド系では抗炎症作用といった副次的作用が期待されている。

その他の治療方法として，眼瞼を鑷子で圧迫することによって，物理的に分泌を促進させることも有効である。最近では，温罨法と圧出を器械化したリピフロー（第15章参照）や，開口部の閉塞を解除するマイスキンプロービング（第16章），Intense Pulsed Light（IPL）を用いた治療[5]など，新たな治療方法も行われている。

IV 今後の発展の可能性

MGDはきわめて重要な疾患であるものの日常臨床で軽視されがちであったが，ここ最近，診断検査機器の発達，新規治療方法の発達など，急速な進歩がMGDの分野で起こっており，重要性の認識が高まっている。まだ不明確な部分も多いが，近い将来明らかになり，治療の選択肢も増え，治療のストラテジーもアップデートされるであろう。

文献
1) Gutgesell VJ et al：Histopathology of meibomian gland dysfunction. Am J Ophthalmol 94：383-7, 1982

2) Lemp MA et al：Distribution of aqueous-deficient and evaporative dry eye in a clinic-based patient cohort：a retrospective study. Cornea　31：472-8, 2012
3) 天野史郎（マイボーム腺機能不全ワーキンググループ）：マイボーム腺機能不全の定義と診断基準．あたらしい眼科　27：627-31, 2010
4) Nichols KK et al：The international workshop on meibomian gland dysfunction：executive summary. Invest Ophthalmol Vis Sci　52：1922-9, 2011
5) Craig J et al：Prospective trial of intense pulsed light for the treatment of meibomian gland dysfunction. Invest Ophthalmol Vis Sci　56：1965-70, 2015

第2章

MGDの定義と分類

東京歯科大学市川総合病院眼科　田　聖花
Seika DEN

Summary

　マイボーム腺機能不全（meibomian gland dysfunction：MGD）は日常臨床でよくみられる疾患にもかかわらず，長い間定義や診断基準が定まっておらず，MGDを対象とした臨床や研究が広まらない一因となっていた。そのため，日本では2010年に定義と分類が定められ，臨床的に頻度と重要度の高い分泌減少型MGDについて診断基準が定められた。自覚症状の他に，マイボーム腺開口部周囲の異常と開口部の閉塞所見を細隙灯顕微鏡で診断する。海外でも2011年に定義と分類が定められたが，具体的な診断基準は示されなかった。いずれにしても，これらの理解は今後，MGDの臨床上の重要性を増し，治療を含めたさまざまな研究の発展に寄与することは間違いない。

はじめに

　マイボーム腺は上下の眼瞼にある皮脂腺のひとつで，涙液層の最表層を構成する脂質を分泌している。「マイボーム腺機能不全（meibomian gland dysfunction：MGD）」とは，何らかの原因でマイボーム腺に障害をきたし正常な脂質を分泌できなくなり，涙液層や眼表面に悪影響を及ぼしたり，眼不快感などの自覚症状を引き起こしたりする状態であるとされる。MGDという言葉は"マイボーム腺機能に異常をきたした状態"として1982年に初めて登場して以来臨床的に使われてきており[1]，最近では上述のような理解で一定のコンセンサスが得られていたといえる。しかしながら，明らかな定義は存在せず，実際，これまでに報告された多数の論文を振り返っても，定義やタイプ別分類，診断基準などについて統一がなく，著者らが独自に定めたり，代表的な論文から引用されたりなどしてきた。国内あるいは世界において疾患概念を共有しないという実態は，たとえば罹患率を調査したり治療効果を客観的に評価したりする際に，不都合をもたらしてきた。またMGDは日常臨床でも頻度が高いにもかかわらず，疾患としての認識が，特に一般眼科医の間では乏しく，その原因には，明確な疾患説明がない，病型や程度に非常に幅がある，といったものが指摘されてきた。

　こういった背景を受けて，近年眼表面疾患の理解が深まってきたことも追い風となって，MGDにも定義や診断基準が必要ということになり，日本ではドライアイ研究会の分科会としてMGDワーキンググループが設置され，2010年にMGD定義が定められ，分泌減少型MGD

第1部　総論

表1　マイボーム腺機能不全の定義

さまざまな原因によってマイボーム腺の機能が瀰漫性に異常をきたした状態であり，慢性の眼不快感を伴う。

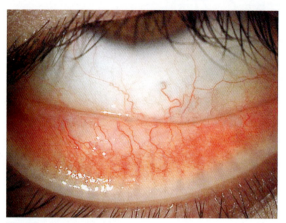

図1　下眼瞼の正常マイボーム腺
細隙灯顕微鏡でもある程度透見できる。

（病型分類については後述）の診断基準を定めるに至った[2]。ほぼ同時に世界的にも2011年に同様のものが制定された[3]。

本稿では，日本および世界のMGDの定義と分類について，要点を解説しながら背景や相違点についても述べる。

I 日本におけるMGDの定義と分類

1. MGDの定義

2010年，MGDワーキンググループによって，MGDは「さまざまな原因によってマイボーム腺の機能が瀰漫性に異常をきたした状態であり，慢性の眼不快感を伴う」と定義された（表1）。びまん性というのがポイントで，マイボーム腺に発生する疾患としては霰粒腫や内麦粒腫が挙げられるが，こういった局所的な疾患は除外される。また，軽度のマイボーム腺の変化では自覚症状を伴わないことも多く，症状をきたしていないものは臨床的定義としては外そうということになっている。

2. MGDの分類

マイボーム腺は眼瞼内に存在する脂腺で，瞼縁方向とはほぼ垂直に走行しており，上眼瞼には30〜40個，下眼瞼には20〜30個ある（図1）。開口部は眼瞼縁のいわゆるグレーゾーンにあり，正常では睫毛根の後部，つまり結膜側に存在する（図2）。マイボーム腺は脂質（meibum）を腺内で産生し眼瞼内を走行する導管を通って開口部から，瞼縁および眼表面へ分泌される。眼表面では涙液層の最表層を成し，涙液蒸発の抑制や瞬目時の摩擦抑制などさまざまな役割を

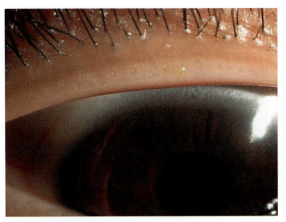

図2 正常なマイボーム腺の開口部
開口部は睫毛根部より結膜側にある。

表2 涙液油層の働き
涙液の過剰な蒸発を防ぐ
涙液の表面張力を下げ，層として保つ
涙液の眼表面への分布を助ける
涙液を瞼縁に留める
平滑な光学面の形成

表3 マイボーム腺機能不全の分類
1. 分泌減少型 　①原発性（閉塞性，萎縮性，先天性） 　②続発性（アトピー，Stevens-Johnson症候群，移植片対宿主病，トラコーマ，などに続発する）
2. 分泌増加型 　①原発性 　②続発性（眼感染症，脂漏性皮膚炎，などに続発する）

担っている（表2）。マイボーム腺の機能が障害されるにはさまざまな原因があり，MGDは生じる病態によって病型分類がなされているが，脂質の分泌が主たる機能であることから，まず大きく分泌減少型と分泌過多型に分けられる。それぞれはさらに，原発性と続発性に分けられる。

原発性分泌減少型MGDには閉塞性，萎縮性，先天性がある。先天性は皮脂腺を欠く疾患で生じる。続発性のものは，アトピー，Stevens-Johnson症候群，眼類天疱瘡，トラコーマなどに生じる。眼瞼腫瘍に対する放射線治療後や，慢性移植片対宿主病などでも生じる。分泌過多型MGDも原発性と続発性に分けられるが，原発性よりは，眼瞼縁炎（後部眼瞼炎）や脂漏性皮膚炎に続発するもののほうが臨床的には多い。MGDの分類を表3に示す。分泌減少型MGDと分泌過多型MGDでは，分泌減少型のほうが涙液や眼表面に及ぼす影響が強く臨床的に重要であり，実際，加齢に伴う（つまり原発性の）閉塞性MGDが最も臨床の場でよくみられるものであり，中高年の眼不快感の原因となる。こういった理由から2010年に定義が定められた際，まず分泌減少型MGDの診断基準を提唱することとなった。

多くの報告があるように，加齢に伴ってマイボーム腺は萎縮する方向へ変化する。明らかな経時的病態変化はまだよくわかっていないが，慢性炎症をきっかけに導管内上皮の角化や，腺内脂質の性状の変化が生じ，meibumの分泌が低下して分泌減少型MGDとなると考えられる。導管内の角化物質の堆積や開口部の過角化が進むとmeibumの分泌はさらに抑制され，悪循環が形成される。定められた診断基準は，日常臨床での汎用性を考慮し，細隙灯顕微鏡によっ

第1部　総論

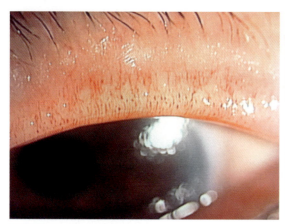
図3　MGDの初期からみられる瞼縁の血管拡張

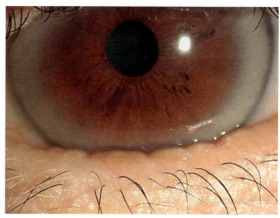
図4　瞼縁の不整所見
マイボーム腺開口部の萎縮による。

てこれらの変化を観察することとなっている。代表的な所見を以下に解説する。

　瞼縁の血管拡張や充血は慢性炎症を示唆し，MGDの所見の中でも比較的初期に現れる（図3）。マイボーム腺の萎縮が進むと開口部が凹むため，瞼縁が波打ったように不整になる（図4）。腺構造の萎縮や導管周囲の慢性炎症による結膜の線維化により皮膚粘膜移行部（mucocutaneous junction，以下 MCJ）は瞼結膜側（後方）に引っ張られて移動する。軽症例では開口部付近の慢性炎症により皮膚側（前方）に移動する所見もみられる（図5）。開口部に角化物や粘稠度の低下した脂質が詰まっている所見は plugging あるいは pouting と呼ばれ，開口部の閉塞を示す（図6）。脂質の分泌低下は直接眼瞼を指で圧迫することによって確認できる。上眼瞼中央を拇指で押すのが，最も確認しやすい。正常では透明で粘稠度の低い油分が排出されるのに対し，MGDでは粘稠度の高い黄白色の脂質が排出されたり，練り歯磨き状の白色の固形物が圧出される（図7, 8）。高度のMGDではまったく何も排出されなくなる。

　MGDのmeibumは脂質の種類が変化し融点が高くなるため，固化傾向に向くと理解されている。meibumの圧出程度は報告によってさまざまであるが，分泌の容易さと性状の変化で半定量的な基準をおいているものが多い。よく引用されるShimazakiらの報告では，grade 0：透明なmeibumが容易に出る，grade 1：軽い圧迫で混濁したmeibumが出る，grade 2：中等度以上の強さの圧迫で混濁したmeibumが出る，grade 3：強い圧迫でもmeibumが出ない，の4段階に分類し，grade 2以上を異常所見としている[4]。診断基準ではグレード分類までは定めずに「分泌が低下している」こととしているが，正しい診断のためには日頃から正常所見に慣れておく必要がある。診断基準では，自覚症状に加えて，開口部周囲の異常所見と開口部の閉塞所見をともに認めることと定めている（表4）。

II　世界におけるMGDの定義と分類

1．国際的定義制定に向けて

　国内の動きと同調するように海外でも，欧米や日本のドライアイ研究家がメンバーとなって

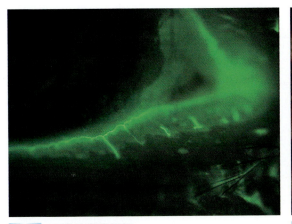

図5 皮膚粘膜移行部
粘膜側がフルオレセインで染色されることから，境界がわかる。加齢やMGDでは開口部を越えて前方（皮膚側）に移動する。

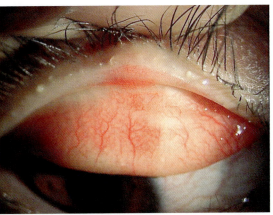

図6 マイボーム腺開口部の plugging 所見

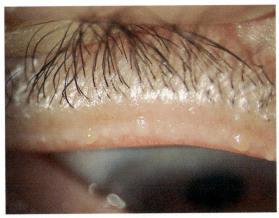

図7 比較的軽症の MGD
脂質の粘稠度が高まり，黄色の色調を呈するようになる。

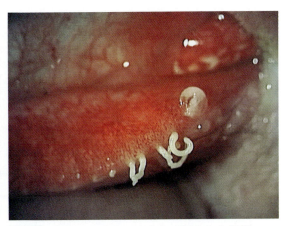

図8 高度の MGD でみられる固化した脂質

いる Tear Film Ocular Surface Society（TFOS）（Boston, USA）の主導のもと，MGD のパースペクティブを把握するとともに定義や診断基準を作成することを目的に，MGD workshop study group が 2008 年 11 月に結成された。MGD ワークショップにおける討議の結果は "The International Workshop on Meibomian Gland Dysfunction" という報告にまとめられたが，これらは，introduction や summary の他に，1．定義と分類，2．マイボーム腺の解剖，生理，病理，3．涙液脂質と脂質蛋白，4．疫学と危険因子，5．診断，6．治療，7．Clinical Trial の既報報告，のそれぞれに分けて報告されている[5)〜13)]。本稿では，その中の「定義と分類」[7)]について日本との違いに触れながら解説する。

2．TFOS ワークショップの定義

TFOS の MGD ワークショップで定められた定義は表5のとおりである。日本との相違点と

第1部　総論

表4　分泌減少型マイボーム腺機能不全の診断基準

以下の3項目（自覚症状，マイボーム腺開口部周囲異常所見，マイボーム腺開口部閉塞所見）が陽性のものを分泌減少型MGDと診断する。

1. 自覚症状
   眼不快感，異物感，乾燥感，圧迫感などの自覚症状がある。
2. マイボーム腺開口部周囲異常所見
   ①血管拡張
   ②粘膜皮膚移行部の前方または後方移動
   ③瞼縁不整
   ①～③のうち1項目異常あるものを陽性とする。
3. マイボーム腺開口部閉塞所見
   ①マイボーム腺開口部閉塞所見(plugging, pouting, ridgeなど)
   ②拇指による眼瞼の中等度圧迫でマイボーム腺から油脂の圧出が低下している。
   ①と②の両方を満たすものを陽性とする。

表5　TFOS MGDワークショップによるMGDの定義

"Meibomian gland dysfunction (MGD) is a chronic, diffuse abnormality of the meibomian glands, commonly characterized by terminal duct obstruction and/or qualitative and quantitative changes in the glandular secretion. It may result in alteration of the tear film, symptoms of eye irritation, clinically apparent inflammation, and ocular surface disease."

しては，まず，定義の中に腺腔の閉塞や分泌物の量的および質的異常が含まれていることが挙げられる。また，眼不快感の自覚症状以外に，涙液の変化や炎症，眼表面疾患を引き起こすものとして捉えられており，日本の定義では自覚症状の原因となることのみが含まれていることと，大きく異なる。これはMGDを，日本では（主に中高年の）慢性の眼不快感の原因として捉えているのに対し，TFOSの報告では眼表面への影響も含めて考えるべきだという姿勢を示しているといえる。TFOSで提唱されているドライアイの概念でも，ドライアイは涙液減少型と蒸発亢進型に分けられ，蒸発亢進型の主要原因はMGDであるとされており，眼表面との関わりを重視していることがうかがえる。

3. TFOSワークショップの分類

TFOSのMGDワークショップで定められた分類は図9のとおりである。meibomian gland diseaseから先天性や腫瘍性，急性のものを除いたmeibomian gland dysfunctionはlow delivery（分泌減少型）とhigh delivery（分泌増加型）にまず大別される，としており，日本のものと違いはない。ただし，low deliveryはさらにhyposecretoryとobstructiveに分けられるとしており，それぞれが原発性と続発性に分けられている。日本の分類では分泌減少とマイボーム腺の閉塞は相互的な所見でありMGDでは両方を認めるとしている点と異なっているといえる。

診断基準については本稿では詳細を述べないが，TFOSの報告は非常に詳細なものではあるものの，日本のような具体的な基準を示してはいない。私見ではあるが，日本と海外のそれぞれのワークショップのメンバーに含まれる臨床家の割合が反映されているのではないかと思わ

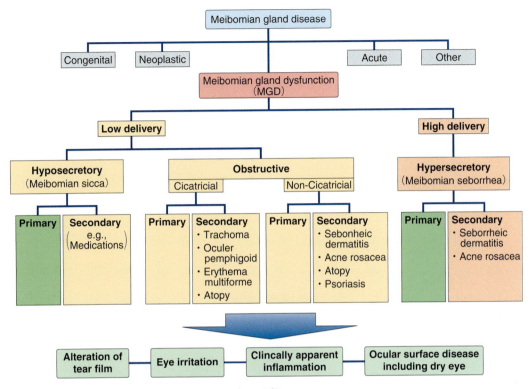

図9 TFOSによるマイボーム腺機能不全の分類

　日本と海外の定義や分類，診断への考え方には多少の違いはあるものの，臨床上のMGDの重要性は十分に共有しているといえる．今後こういった共通概念を通して疫学や病態，治療への研究が進みMGDの理解が深まっていくことが期待される．

文献

1) Gutgesell VJ et al：Histopathology of meibomian gland dysfunction. Am J Ophthalmol　94：383-7, 1982
2) 天野史郎（マイボーム腺機能不全ワーキンググループ）：マイボーム腺機能不全の定義と診断基準．あたらしい眼科　27：627-31, 2010
3) Nelson JD et al：The international workshop on meibomian gland dysfunction：report of the definition and classification subcommittee. Invest Ophthalmol Vis Sci　52：1930-7, 2011
4) Shimazaki J et al：Ocular surface changes and discomfort in patients with meibomian gland dysfunction. Arch Ophthalmol　113：1266-70, 1995
5) Nichols KK：The international workshop on meibomian gland dysfunction：introduction. Invest Ophthalmol Vis Sci　52：1917-21, 2011
6) Nichols KK et al：The international workshop on meibomian gland dysfunction：executive summary. Invest Ophthalmol Vis Sci　52：1922-9, 2011
7) Nelson JD et al：The international workshop on meibomian gland dysfunction：report ofthe definition and classification subcommittee. Invest Ophthalmol Vis Sci　52：1930-7, 2011
8) Knop E et al：The international workshop on meibomian gland dysfunction：report of the subcommittee on anato-

my, physiology, and pathophysiology of the meibomian gland. Invest Ophthalmol Vis Sci 52：1938-78, 2011
9) Green-Church KB et al：The international workshop on meibomian gland dysfunction：report of the subcommittee on tear film lipids and lipid-protein interactions in health and disease. Invest Ophthalmol Vis Sci 52：1979-93, 2011
10) Schaumberg DA et al：The international workshop on meibomian gland dysfunction：report of the subcommittee on the epidemiology of, and associated risk factors for, MGD. Invest Ophthalmol Vis Sci 52：1994-2005, 2011
11) Tomlinson A et al：The international workshop on meibomian gland dysfunction：report of the diagnosis subcommittee. Invest Ophthalmol Vis Sci 52：2006-49, 2011
12) Geerling G et al：The international workshop on meibomian gland dysfunction：report of the subcommittee on management and treatment of meibomian gland dysfunction. Invest Ophthalmol Vis Sci 52：2050-64, 2011
13) Asbell PA et al：The international workshop on meibomian gland dysfunction：report of the clinical trials subcommittee. Invest Ophthalmol Vis Sci 52：2065-85, 2011

第3章

マイボーム腺の解剖，生理

防衛医科大学校再生発生学講座　伊藤正孝
Masataka ITO

Summary

マイボーム腺は瞼板組織中に存在する人体最大の脂腺の集合体であるが，その組織像や分泌メカニズム・分泌物の成分などは，皮膚にあって毛に付属する一般の脂腺と共通する点が多い。特にマイボーム腺は全分泌（ホロクリン）のメカニズムで分泌物を細胞ごと分泌することが特徴で，これには持続的な細胞増殖が必須である。このため，マイボーム腺分泌物（マイバム）には腺細胞の細胞成分も含まれるが，主たる成分は脂質であり，これには，眼瞼縁から涙液が皮膚へ流れ出るのを抑制したり，涙液の蒸発を抑制したりする働きなどがある。マイボーム腺にはアンドロゲンやエストロゲン等の性ホルモンのレセプターが発現しており，これらのホルモンがマイボーム腺機能に影響していると考えられる。また，マイボーム腺は加齢に伴って萎縮することが知られている。

はじめに

マイボーム腺の解剖と生理については，近年の著作の中では2011年にInvestigative Ophthalmology and Visual Scienceに掲載されたMGDに関する国際ワークショップの報告[1]に最も詳しく記されており，その日本語訳はTear Film & Ocular Surface Society（TFOS）のホームページ上でも公開されている（http://www.tearfilm.org/mgdreportjapanese/anatomy.htm）。したがって，マイボーム腺の解剖と生理について広くかつ深く知りたい方はそちらを参照されることをお勧めする。一方，本稿では，マイボーム腺の解剖・生理に関して，マイボーム腺機能不全の病因と病態を理解するうえで必要となる事項の中から，基本的な要点を中心に述べることとし，器官発生や微細形態など，臨床への関連性の低い事項は割愛させていただく。

I マイボーム腺の解剖

1．眼瞼にある外分泌腺

マイボーム腺（meibomian gland）の名称は，1666年にドイツ人医師ハインリヒ・マイボーム（Heinrich Meibom）が初めて報告したことに因んでおり，疾患名にも付されているため眼科医には馴染みの用語であろう。しかしながら，解剖学用語としては「瞼板腺（tarsal glands；

表1 眼に付属する外分泌腺

	皮膚に開口	瞼縁付近に開口	結膜に開口
漿液腺	エックリン汗腺[1]	Moll腺[2]	涙腺[3] 副涙腺[4]
粘液腺			杯細胞[5]
皮脂腺		Zeis腺[6] マイボーム腺	

1) 眼瞼皮膚に付属する通常の汗腺の一種。
2) 上眼瞼睫毛の毛根に開口するアポクリン汗腺の一種。
3) 眼窩部と眼瞼部に分けられ，前者は眼窩前外上側の前頭骨涙腺窩内にあり，後者は上眼瞼外側の眼瞼挙筋腱下部にある。
4) Krause腺とWolfring腺があり，前者は上結膜円蓋部に20個程度，下結膜円蓋部に数個ある。後者は上眼瞼の瞼板上部に散在する。
5) 眼瞼結膜に広く存在する単細胞腺。
6) 睫毛付属の脂腺で，頭髪などに付属するものと同等。

Glandulae tarsales)」が正式である[2]。文字通り瞼板の中に存在する腺である。英語およびラテン語の名称が複数形であるのは，マイボーム腺が上下眼瞼に分布するのに加えて，小さな腺の集合体であることによる。

上下の眼瞼中には多くの外分泌腺がある（表1）。瞼板組織中にあるマイボーム腺のほかに，睫毛に付属する脂腺（Zeis腺），アポクリン汗腺の一種であるMoll腺，皮膚に付属する通常の汗腺であるエックリン汗腺，そして結膜側に開口する腺として，副涙腺（Krause腺・Wolfring腺）と，単細胞の粘液腺である杯細胞がある。さらに上眼瞼に隣接して涙腺（主涙腺；これはさらに眼窩部と眼瞼部に分けられる）があるが，眼に付属する脂腺としてマイボーム腺は最も大きい。

2. マイボーム腺は人体最大の脂腺で，独立脂腺の一種

マイボーム腺はすべての陸棲哺乳類に共通して，上下の眼瞼の瞼板中に縦に多数が長く配列している（図1，図4A）[3]。逆に，瞼板の外には存在しない。このため，ヒトでは眼瞼中央部のマイボーム腺は内外側の辺縁部のそれよりも長く，上眼瞼のマイボーム腺は下眼瞼のそれよりも長い。体積の総和も，上眼瞼が大きく，下眼瞼の約2倍である[4]。この腺の数は報告によって差が大きく，Bronらの研究では上眼瞼に約25個，下眼瞼に約20個[5]，Duke-ElderとWybarによる著書には上眼瞼に30〜40個，下眼瞼に20〜30個[6]と記載されているが，最近，東京大学の白川らが行った日本人幼児および成人を対象とした調査では，概ね後者の報告と同様の数のマイボーム腺が観察されている。多数の腺が縦に平行に配列している形状は「ひもに通した真珠[7]」や「吊るした玉ネギ[5]」などに例えられるが，筆者には「縄のれん」のように見えるのである。

マイボーム腺は脂腺としては人体最大である。脂質を分泌する大きな腺としては乳腺があるが，これはアポクリン腺の一種であり，脂腺ではない。通常，脂腺（皮脂腺）というと頭髪などの毛に付属するものを指し，それらは毛脂腺とも呼ばれ，その導管は毛包の管の上部（毛包頸）

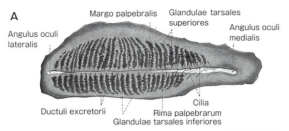

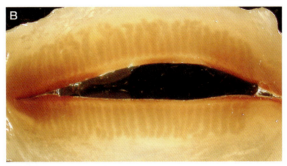

図1 マイボーム腺のマクロ像

A:文献3に描かれているマイボーム腺の全体像
解剖実習献体などから上下眼瞼を採取し、結膜側より上皮と結合組織を丁寧に除去するとこのような像が得られるが、染色や透明化処置なしで明瞭に観察することはなかなか困難である。
マイボーム腺はこのような分岐のすることのない中心導管の周囲に多数の小さな終末腺房をもった脂腺が概ね横一列に配列した集合体であり、腺の長さは瞼板の形に沿って、中央で長く、内・外側の辺縁部で短くなっている。このことはマイボーム腺が瞼板組織の内部でしか発生し得ないことを示唆している。
B:透明化したビーグル犬の眼瞼にみられるマイボーム腺
ビーグル犬の上下眼瞼から皮膚を除去した後、高張の糖液(ショ糖、果糖など)に組織を浸漬すると、コラーゲン線維を主成分とした結合組織は飴色に半透明となり、一方で脂質を充満したマイボーム腺組織は相対的に不透明のままである。これを落射光下で観察した。

に開口する(図2A, B)。一般に毛のない部位(手掌や足底)にはこのような脂腺は存在しないが、毛包に関係なく皮膚表面に開口する脂腺が口唇・陰茎・乳輪などにあり独立脂腺という。マイボーム腺はこの独立脂腺の一種といえる。

3. マイボーム腺は全分泌腺

　マイボーム腺における脂質の分泌様式は皮脂腺のそれと共通しており、そのメカニズムは細胞全体が分泌物として排出されることから、「全分泌(ホロクリン)」と呼ばれる。両者は組織像(図2A〜D)もよく似ている。腺房の辺縁部、すなわち基底部の細胞(基底細胞)は幼若な脂腺細胞であり、形態的にはより立方形で小さい。これら基底細胞は脂肪滴をほとんどもたない。光学顕微鏡では見えないが、この基底細胞層の外側は基底膜で覆われている。基底細胞層では活発な細胞増殖が起こり(図3A)、増殖した細胞は腺体の中央部へ、さらに導管側へ押しやられる。この間に細胞質中には脂肪滴が形成され、充満する。この過程で細胞は変性し、核は萎縮し、やがて崩壊した細胞は脂肪滴とともに導管に放出される。このため、腺房内部には常にさまざまな変性段階の細胞がみられる。この基底細胞の分裂活性はホルモンによる調節を受け

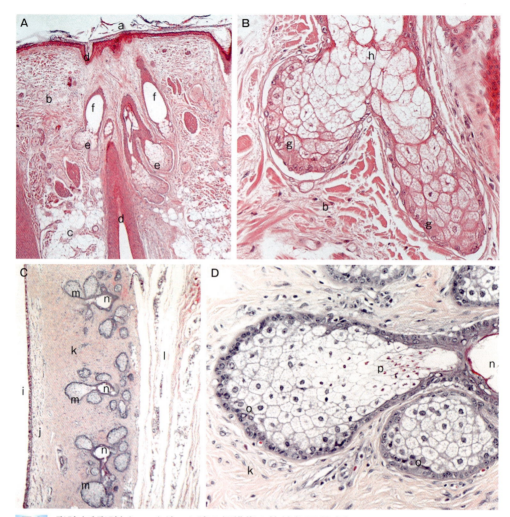

図2 脂腺（毛脂腺）とマイボーム腺の組織像の比較（HE 染色）

AとBは頭皮の皮膚面に対する垂直断面，CとDは上眼瞼の水平断面である。
A：頭皮（皮膚）の弱拡大
B：Aの表皮下にみられる脂腺部分の拡大
C：眼瞼（結膜側）の弱拡大
D：瞼板中にみられるマイボーム腺部分の拡大
(A, Bでは脂腺は縦断面，C, Dではマイボーム腺は横断面であるので，腺全体の大きさの比較はできない。)
a：表皮の角化重層扁平上皮（表層の角質層が剥がれ落ちている）
b：真皮（表皮直下の密な結合組織である）
c：皮下組織（疎な結合組織で皮下脂肪を伴っている）
d：毛包（毛そのもの＝毛根は脱落してしまって図中にはみられない）
e：脂腺の腺房
f：脂腺の導管（図では見えないが，上部で毛包に合流する）
g：脂腺腺房の基底層
h：変性した脂腺細胞
（gからhに向かって腺細胞が変性・崩壊してゆくのがわかる）
i：結膜上皮
j：結膜下の結合組織（眼瞼の皮下組織と比べてはるかに薄いことがわかる。）
k：瞼板組織（bの真皮よりもさらに密な結合組織である）
l：眼瞼皮膚の皮下組織（疎な結合組織である）
m：マイボーム腺の腺房
n：マイボーム腺の導管
o：マイボーム腺腺房の基底層
p：変性したマイボーム腺細胞（oからpに向かって腺細胞が変性してゆくのがわかる）

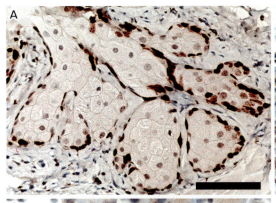
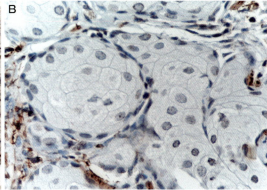
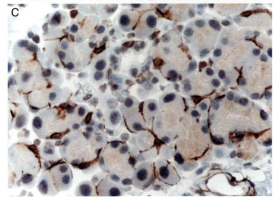

図3 マイボーム腺の免疫組織化学染色

A：マウスマイボーム腺を，細胞増殖のマーカーである Ki67 で染色した。
腺房の基底側に陽性細胞（核が焦げ茶色）が並んでいる。一方，腺房中心部で陽性細胞がないことから，細胞増殖は基底側で起こり，増殖した細胞は腺房の中心に向かって押し出されてゆくのがわかる。
B：マウス上眼瞼を，平滑筋のマーカーである平滑筋アクチン（SMA）で染色したが，マイボーム腺内に陽性細胞は認められない。
C：Bの陽性コントロールとして，マウス涙腺を SMA で染色した。SMA は腺房周囲の筋上皮細胞で陽性となり，突起が腺房を包むように取り囲んでいる。
BとCより，マイボーム腺は涙腺などと異なり，腺房自体が収縮して分泌物を排出する仕組みをもっていないことがわかる。

る（後述）。また，涙腺や唾液腺のような一般的な外分泌腺では腺房中央部に腺腔が無細胞性のスペースとして空いているが，マイボーム腺ではこれに相当する部分も変性した上皮細胞で満たされている。

　このような分泌形式をとる皮脂腺とマイボーム腺はいずれも表皮外胚葉由来の器官であり，重層上皮の基底側から細胞増殖が起こり，表層から剝がれ落ちるという共通の特徴を踏襲する（皮膚自体も全分泌のメカニズムでケラチンを分泌していると考えることができる）。

　一般に外分泌腺は腺房と導管より構成されるが，導管の分枝様式と腺房の形状から，いくつかに分類される[8]。マイボーム腺は，腺房終末部が嚢状で分枝しているものの，それより下流の中心導管と排出導管は1本に連なり，枝分かれしないことから，「分枝単一胞状腺」に分類される。マイボーム腺の導管は部位によって小導管，中心導管，排出導管の3つからなる。腺房から中心導管へ移行する短い部分が小導管，多くの腺房から分泌物を集めるのが中心導管で，瞼縁の開口部に近い部位の導管が排出導管である。主たる導管である中心導管と排出導管は1本に連なっているため，腺の数と開口部の数は一致する。中心導管から排出導管の導管壁の上皮は重層扁平上皮である。排出導管は眼瞼縁の睫毛より後方の皮膚に開口する。排出導管の壁は開口部周辺の皮膚と同等に角化している場合が多い。

　角化の本態はケラチンの生成であることはよく知られているが，一般に皮膚や腺などの上皮細胞は多種類のケラチン（サイトケラチン：CK）を細胞骨格として産生している。ケラチンには20種類のサブタイプ（CK1〜CK20）があり，それらの発現パターンの組み合わせがそれぞれ

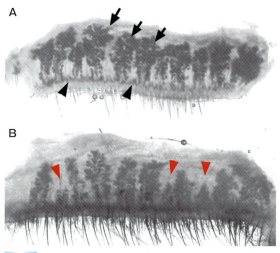

図4　マウスマイボーム腺の加齢に伴う形態変化
A：8週齢マウス上眼瞼のマイボーム腺のシルエット像
図1Bと同様の方法で透明化した8週齢マウス上眼瞼に強い透過光を当てて撮影した。マイボーム腺（矢印）は，毛に付属する脂腺（黒矢頭）に比してはるかに大きいことがわかる。
B：1年齢マウス上眼瞼のマイボーム腺のシルエット像
8週齢の上眼瞼と比較して，腺の数には変化はないが，末梢部分に萎縮・欠落のあるものが複数みられる（赤矢頭）。

の上皮組織を特徴付けているが，Tektaşら[9]は，ヒト眼瞼を用いた免疫組織化学的な検討により，CK8，10，14がマイボーム腺で陽性であることを報告している。さらに，同じ研究の中で，膜型ムチンの一種であるMUC1もマイボーム腺で陽性であることが報告されている。MUC1は角・結膜上皮で発現し眼球表面の潤滑に機能していることがよく知られているが，これがマイボーム腺でも産生されていることは興味深い（ここで産生されるMUC1が眼表面で機能しているのか否かは不明である）。

また，Parfittら[10]は，マウスマイボーム腺におけるケラチン発現の加齢変化に関する報告のなかで，皮膚（表皮）に発現するCK1は眼瞼結膜と皮脂腺では発現せず，マイボーム腺でも，開口部付近を除いて発現していないこと，一方，CK6はマイボーム腺上皮と眼瞼結膜に陽性であることを報告している。

マイボーム腺は涙腺や唾液腺などの一般の外分泌と異なり，筋上皮細胞をもたない（図3B）。筋上皮細胞は籠細胞とも呼ばれる収縮能をもった細胞（図3C）で，腺房周囲を竹籠のように包み込む形で配置し，分泌刺激を受けては収縮して腺房内部にたまった分泌物を排出する機能がある。しかし，マイボーム腺の腺房ではこの筋上皮細胞がないことから，分泌物の排出は基底細胞の増殖や細胞の成熟による体積増加による押し出しと，外部からの圧迫に依存することになる。外部からの圧迫は，主として眼瞼運動に伴って瞼板に及ぶ圧力によるもので，これは主に眼輪筋の作用による。特に，眼輪筋の一部であり瞼板に隣接して瞼縁近くに分布するリオラン筋の収縮がマイボーム腺の開口部近傍の排出導管を圧迫して，分泌物の排出に働いている[11)12)]。

表2 マイボーム腺分泌脂（meibum）の機能

・涙液表層を油性の膜で覆って水分の蒸発を防ぐ
・眼瞼縁において涙液が皮膚へ流れ出るのを防ぐ
・潤滑油として瞬目時の眼瞼−角結膜間の摩擦を減らす
・涙液の伸展性と安定性を増す
・睡眠時に眼瞼縁間の蓋となる
・感染を防ぐ

II マイボーム腺の生理

1．マイボーム腺分泌物の性状と機能

　献体などから採取した眼瞼を指でつまんで圧迫すると，練り歯磨きがチューブの口から「にゅるり」と出てくるように，マイボーム腺開口部から脂性の分泌物が出てくる。マイボーム腺の分泌物は，皮脂腺分泌物がsebumと呼ばれるのに対し，「マイバム（meibum）」と名付けられている[13]。献体の場合，眼瞼は室温まで温度が低下しているのに加えて，長期間ホルマリンで固定されているため，固体として圧出されるマイバムは生理的なものではない。健常人では，眼瞼の圧迫によって出てくるマイバムは透明な液体である。マイバムの大部分は瞬目によって眼球表面に広がり，一部は瞼縁にとどまる。前者は涙液表層に油性の膜を作って水分の蒸発を防ぎ，後者は瞼縁に疎水性の土手を作ることで涙液が眼裂から容易に溢れ出ないようにしている。これら2つを含むマイバムの機能を表2にまとめた。

2．分泌脂質の成分と分泌調節

　マイバムの生化学的な組成は脂質のほかに，蛋白質・核酸・ミネラル類など多彩である。それは全分泌のゆえに壊れた細胞の成分がすべて分泌されるからにほかならない。しかし，機能的に重要な部分は脂質である。マイバムを構成する脂質成分には，ワックス（ワックスエステル；脂肪酸と脂肪族アルコールのエステル），ステロールエステル，トリグリセリド（中性脂肪），ジグリセリド・モノグリセリド，遊離脂肪酸などが含まれる。これら脂質の組成と比率などに関する生化学的解析はButovichらのグループによって詳しくなされている[14)〜16)]。これらの脂質の大半はマイボーム腺細胞中で合成されるものと思われるが，腺房周囲の毛細血管から供給された脂質がそのまま分泌されたものがある可能性も否定できない。

　一般の皮脂腺において，細胞増殖を亢進させる因子として，ホルモンとしては，副腎皮質刺激ホルモン（ACTH），男性ホルモン（アンドロゲン），成長ホルモン，コルチゾール，インスリン，甲状腺刺激ホルモン（TSH）などが，また，成長因子としては，塩基性線維芽細胞増殖因子（basic FGF），表皮増殖因子（EGF），TGFαなどが報告されている。一方，女性ホルモンであるエストロゲンは細胞増殖も脂質分泌も抑制することが報告されている[1]。これらすべてがマイボーム腺でも同様に作用しているとは限らないが，多くの因子が増殖と分泌に関与していることが示唆される。なかでも，性ホルモンの影響は大きく，アンドロゲンはマイボーム腺の分泌活性の維持に働いており，女性では閉経や月経周期がマイボーム腺の生理学的機能に関与している可能性もある[17)〜20)]。

また，マイボーム腺への神経の分布は豊富で，三叉神経および，自律神経（交感神経と副交感神経）の線維が分布しているが，それぞれの分泌に関する機能分担と，どのようにマイボーム腺に接続し，腺分泌の調節に働いているかなどについては未解明の点が多い．

3．マイボーム腺の加齢変化

　マイボーム腺の加齢に伴う変化については，Ding と Sullivan による総説に詳しくまとめられているので，興味のある人はこれを参照されたい[21]．

　マイボーム腺は加齢とともに萎縮することが知られており[22]，2歳から80歳で半減するという報告もある[23]．加齢によりマイバムにも量的・質的な変化が生じる．高齢者の眼瞼の圧迫によって出てくるマイバムはしばしば白濁している．加齢に伴うマイボーム腺萎縮の機序の中心は，開口部近傍の導管の過剰な角化[1]とアンドロゲン作用の低下によるもの[24]と考えられているが，マイボーム腺が全分泌腺であることを考えると，基底層における組織幹細胞の減少も影響しているものと思われる．

　このような加齢変化は実験動物でもみられ，筆者らが行った8週齢と1年齢のマウス上眼瞼マイボーム腺の比較では，1年齢で明らかに一部の腺の末梢部に萎縮がみられた（図4）．

文献

1) Knop E et al：The international workshop on meibomian gland dysfunction：report of the subcommittee on anatomy, physiology, and pathophysiology of the meibomian gland. Invest Ophthalmol Vis Sci　52：1938-78, 2011
2) 日本解剖学会（監修），解剖学用語委員会（編集）：解剖学用語 改訂13版．医学書院，東京，2007
3) 西 成甫：人体局所解剖図譜．IV 感覚器．13，金原出版，東京，1974
4) Greiner JV et al：Volume of the human and rabbit meibomian gland system. Adv Exp Med Biol　438：339-43, 1998
5) Bron A et al：The ocular appendages：eyelids, conjunctiva and lacrimal apparatus. In; Wolff's Anatomy of the Eye and Orbit, 8th edition. 30-47, Chapman & Hall Medical, London, 1997
6) Duke-Elder S et al：The Anatomy of the Visual System. 577, Henry Kimpton, London, 1961
7) Williams PL et al（eds.）：Gray's Anatomy, 36th edition. 1185, Churchill Livingstone, London, 1980
8) 藤田尚男ほか：標準組織学 総論，第4版．120-34，医学書院，東京，2002
9) Tektaş OY et al：Characterization of the mucocutaneous junction of the human eyelid margin and meibomian glands with different biomarkers. Ann Anat　194：436-45, 2012
10) Parfitt GJ et al：Absence of ductal hyper-keratinization in mouse age-related meibomian gland dysfunction（AR-MGD）. Aging　5：825-34, 2013
11) Linton RG et al：The meibomian glands：An investigation into the secretion and some aspects of the physiology. Br J Ophthalmol　45：718-23, 1961
12) Kakizaki H et al：Tarsal elastic fiber distribution：an anatomic study. Ophthal Plast Reconstr Surg　27：128-9, 2011
13) Nicolaides N et al：Meibomian gland studies：comparison of steer and human lipids. Invest Ophthalmol Vis Sci　20：522-36, 1981
14) Butovich IA et al：Lipids of human meibum：mass-spectrometric analysis and structural elucidation. J Lipid Res　48：2220-35, 2007
15) Butovich IA：Lipidomics of human Meibomian gland secretions：Chemistry, biophysics, and physiological role of Meibomian lipids. Prog Lipid Res　50：278-301, 2011
16) Butovich IA：Tear film lipids. Exp Eye Res　117：4-27, 2013
17) Suzuki T et al：Estrogen's and progesterone's impact on gene expression in the mouse lacrimal gland. Invest Ophthalmol Vis Sci　47：158-68, 2006
18) Wickham LA et al：Identification of androgen, estrogen and progesterone receptor mRNAs in the eye. Acta Ophthalmol Scand　78：146-53, 2000
19) Mathers WD et al：Menopause and tear function：the influence of prolactin and sex hormones on human tear production. Cornea　17：353-8, 1998

20) 鈴木 智：マイボーム腺への性ホルモンの影響. あたらしい眼科 28：1099-102, 2011
21) Ding J et al：Aging and dry eye disease. Exp Gerontol 47：483-90, 2012
22) Arita R et al：Noncontact infrared meibography to document age-related changes of the meibomian glands in a normal population. Ophthalmology 115：911-5, 2008
23) Norn M：Expressibility of meibomian secretion. Relation to age, lipid precorneal film, scales, foam, hair and pigmentation. Acta ophthalmol（Copenh） 65：137-42, 1987
24) Azcarate PM et al：Androgen deficiency and dry eye syndrome in the aging male. Invest Ophthalmol Vis Sci 55：5046-53, 2014

第1部 総論

第4章

マイボーム腺の病理

自治医科大学眼科学講座　小幡博人
Hiroto OBATA

Summary

マイボーム腺の重要な病理組織学的変化は，導管上皮の過角化と腺房の萎縮である。角化物の増加によりマイボーム腺の分泌物（脂質）の排出が低下する。マイボーム腺の萎縮により分泌が低下すると考えられる。萎縮の原因は，1次的な要因と2次的な要因に分かれると推測される。1次的な要因とは，加齢などにより腺細胞が萎縮することである。2次的な要因とは，角化物の停滞によって導管内圧が上昇し，圧により腺細胞が萎縮するものである。炎症による変化は，肉芽腫性炎症と肉芽組織の2つがある。これらの病理組織学的変化を生じるメカニズムに関してはまだ不明な点が多い。

I マイボーム腺の病理組織学的変化

剖検例におけるヒトマイボーム腺の病理組織学的変化には，導管の拡張，腺房の萎縮，基底膜の肥厚，肉芽腫性炎症，肉芽組織などがある[1,2]。

II 導管の拡張と過角化

マイボーム腺の重要な病理組織学的変化は，導管上皮の過角化 hyperkeratinization である[1,2]。マイボーム腺の腺房で作られた脂質は，小導管を介して，中心導管へ排出される[3]。中心導管の上皮は角化型重層扁平上皮で，皮膚の表皮とほぼ同様の分化を示す。この角化型上皮に過角化が生じると，導管の内腔に角化物が脱落する。角化物と脂質が混じり合うと，脂質が開口部から排出されない。また，導管開口部の上皮も過角化を生じ，狭窄や閉塞を起こす。これらの結果，導管内腔に角化物が貯留し，導管が拡張する（図1）。これが閉塞性マイボーム腺機能不全（MGD）の主たる病態であると考えられている[4]。この変化は年齢と関連がなく，加齢とは無関係に生じるものと考えられる[1]。

歴史的にみると，1959年 Straatsma[5] が，眼瞼腫瘍の術後の標本で，導管が閉塞されるために拡張が生じるとした。その後，1980年代になると，Jester[6] や Gutgesell[7] が導管上皮の角化の異常が導管拡張の原因であると報告した。

過角化による導管の拡張は古くから動物実験でも観察されている。ウサギに2%エピネフリ

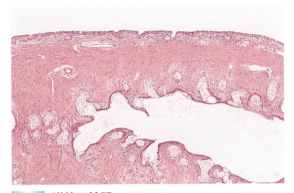

図1　導管の拡張
中心導管が著しく拡張している。腺房との介在部である小導管も拡張している。導管の上皮は扁平化し萎縮している。

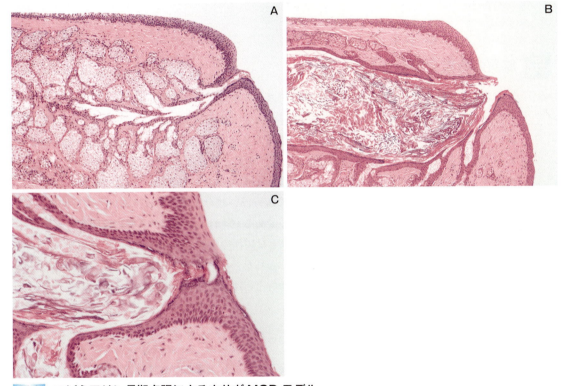

図2　エピネフリン長期点眼によるウサギMGDモデル
A：コントロールの正常マイボーム腺，B：MGDモデルでは導管内に角化物が充満し，導管が拡張している。C：導管開口部の上皮も過角化を生じ，狭窄や閉塞を起こす。

ンを長期点眼する[8)〜11)]，サルにポリ塩化ビフェニル（polychlorinated biphenyl：PCB）を全身投与する[12)]，ウサギに isotretinoin（ビタミンA誘導体，難治性ニキビの治療薬で日本未承認）を全身投与する[13)]，などである。エピネフリン点眼によるウサギのMGDモデルの病理組織写真を図2に示す。導管内に角化物が充満し，導管が拡張していること，また，導管開口部の上皮も過角化を生じ，閉塞に関与していることがわかる。

第 1 部　総論

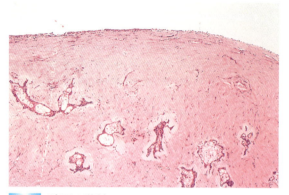

図 3　腺房の萎縮
腺房が金平糖のような形で萎縮し，小さくなっている。

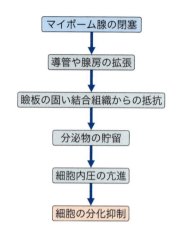

図 4　2 次的な腺房萎縮の機序
閉塞により導管の内圧が亢進し，2 次的に腺房が萎縮するという Straatsma[5] の仮説。

III　腺房の萎縮

　萎縮とは，正常に発育した臓器や組織が何らかの原因により容積を減少する状態である。マイボーム腺の腺房が萎縮すると，球状の腺房から金平糖のような形になる（図 3）。腺細胞の萎縮は低分泌を示唆する所見である。腺房の萎縮の原因は，1 次的な変化と 2 次的な変化の 2 つあると考えられる。1 次的な変化の原因として，加齢，循環不全，神経機能不全，性ホルモンの影響などが推測される。2 次的な変化とは，Straatsma[5] が 1959 年の論文で推測したように，腺の閉塞により導管や腺房が拡大するが，瞼板の固い結合組織の抵抗にあい，内圧が亢進し，細胞の分化が障害され，萎縮するというものである（図 4）。マイボーム腺は瞼板という固い結合組織の中に存在し，同じ脂腺である皮脂腺とは周囲の環境が違うということがわかる。
　腺房の萎縮という変化は加齢との関連がみられた[1]。マウスによる実験でも，加齢により腺房が萎縮することが知られており，それは過角化とは無関係であると報告されている[14,15]。

IV　基底膜の肥厚

　基底膜の肥厚は，腺房の萎縮に伴って観察されることがほとんどである（図 5）。基底膜の肥厚は PAS 染色で明瞭となるが，基底膜が肥厚する機序は不明である。基底膜の肥厚が生じると栄養が失われ腺房が萎縮するのか，腺房が萎縮したために基底膜が肥厚して見えるのかは不明である。導管の拡張，腺房の萎縮，基底膜の肥厚は同時に観察されることがある（図 6）。

V　肉芽腫性炎症

　肉芽腫性炎症とは，マクロファージ，類上皮細胞，多核巨細胞の増生からなる慢性炎症である。マイボーム腺では頻度は高くないが，瞼板内に肉芽腫性炎症を認めることがある（図 7）。

第 4 章　マイボーム腺の病理

これは，マイボーム腺の脂質に対する異物性の炎症反応であると考えられる。霰粒腫と同様の反応であるが，霰粒腫との違いは不明である。

VI 肉芽組織

肉芽組織の定義は，炎症細胞浸潤，線維芽細胞の増生，血管の増生である。マイボーム腺では頻度は高くないが，瞼板内に肉芽組織を認めることがある（図8）。マイボーム腺が何らかの原因で消失した後に起こる変化と考えられるが，詳細は不明である。

VII 血管の異常

眼瞼腫瘍などで眼瞼の全層切除を行うと，皮下組織や眼輪筋からの出血は多いが，瞼板からほとんど出血しないのは，瞼板内に太い血管が存在しないからである。組織学的に瞼板内の血

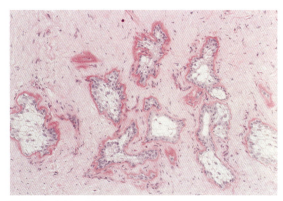

図 5　腺房の萎縮と基底膜の肥厚
萎縮した腺房を取り囲むように肥厚した基底膜が観察される。基底膜はPAS染色陽性で赤紫色を示す。

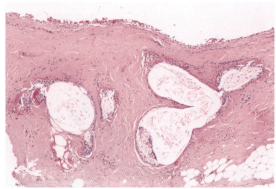

図 6　導管の拡張，腺房の萎縮，基底膜の肥厚
導管の拡張，腺房の萎縮，基底膜の肥厚が同時に観察される。PAS染色。

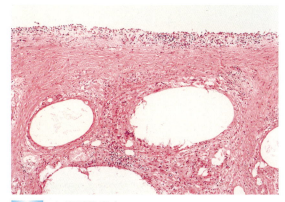

図 7　肉芽腫性炎症
腺房が拡張し，腺組織の破壊とともに，リンパ球，マクロファージ，多核巨細胞（矢印）の浸潤が観察される。

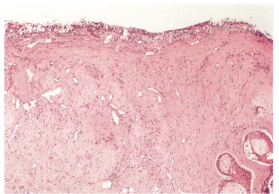

図 8　肉芽組織
瞼板内に，炎症細胞浸潤，線維芽細胞の増生，血管の増生がみられる。

第 1 部　総論

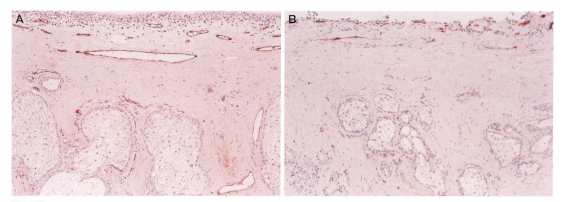

図 9　血管の変化
A：正常マイボーム腺の周囲には細い毛細血管が取り囲む，B：萎縮したマイボーム腺の周囲には血管が少ない。第 VIII 因子関連抗原による免疫染色。

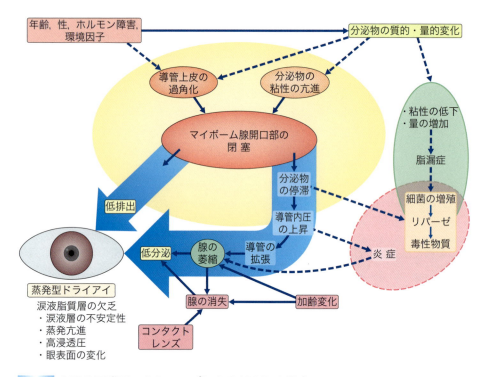

図 10　MGD 国際ワークショップによる MGD の機序
導管上皮の過角化と分泌物の変化による粘性の亢進により開口部が閉塞する。閉塞はさらに腺房の萎縮も引き起こす。文献 4 より筆者が日本語に改変。

管は HE 染色だと認識しにくいが，血管内皮細胞の免疫染色を行うと瞼板内の血管の存在が明瞭となる。正常マイボーム腺の周囲には細い毛細血管が取り囲むように存在する（図 9A）。しかし，萎縮したマイボーム腺の周囲には血管が少なく，マイボーム腺の異常と血流障害は何らかの関係があると考えられる（図 9B）。

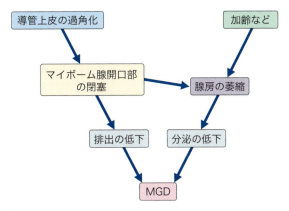

図 11 病理組織学的変化からみる MGD の機序
病理組織学的には，導管上皮の角化と腺房の萎縮が MGD の病因となる。腺房の萎縮は，加齢などによる 1 次的要因と閉塞による圧の亢進に伴う 2 次的要因が考えられる。閉塞により分泌物の排出が低下し，腺房の萎縮により分泌の低下が起こる。

VIII 病理組織学的変化からみた MGD の機序

MGD 国際ワークショップ[4]による MGD の機序の図を日本語に訳したものを図 10 に示す。導管上皮の過角化と分泌物の粘性の亢進により開口部が閉塞し，排出が低下すること，また，開口部の閉塞は腺房の萎縮を引き起こし，分泌が低下することがコアメカニズムとして書かれている。国際ワークショップの図は大変良くできているが，複雑で少々わかりにくい。病理組織学的見地から MGD の機序を簡単に表したものが図 11 である。過角化や腺房の萎縮の原因など上流のメカニズムは，年齢，ホルモン異常，環境因子などが考えられているものの不明な点が多い。

文献

1) 小幡博人ほか：剖検例 72 例におけるマイボーム腺の病理組織学的検討．日眼会誌　98：765-71, 1994
2) Obata H：Anatomy and histopathology of human meibomian gland. Cornea　21(7 Suppl)：S70-4, 2002
3) 小幡博人：マイボーム腺の構造と機能．横井則彦（編）：専門医のための眼科診療クオリファイ 19 ドライアイ スペシャリストへの道．24-29, 中山書店，東京，2013
4) Knop E et al：The international workshop on meibomian gland dysfunction：report of the subcommittee on anatomy, physiology and pathophysiology of the meibomian gland. Invest Ophthalmol Vis Sci　52：1938-78, 2011
5) Straatsma BR：Cystic degeneration of the meibomian glands. Arch Ophthalmol　61：918-27, 1959
6) Jester JV et al：Meibomian gland studies：histologic and ultrastructural investigations. Invest Ophthalmol Vis Sci　20：537-47, 1981
7) Gutgesell VJ et al：Histopathology of meibomian gland dysfunction. Am J Ophthalmol　94：383-7, 1982
8) Jester JV et al：In vivo biomicroscopy and photography of meibomian glands in a rabbit model meibomian gland dysfunction. Invest Ophthalmol Vis Sci　22：660-7, 1982
9) Lambert R et al：Hyperkeratinization in a rabbit model of meibomian gland dysfunction. Am J Ophthalmol　105：703-5, 1988
10) Jester JV et al：Meibomian gland dysfunction. II. The role of keratinization in a rabbit model of MGD. Invest Ophthalmol Vis Sci　30：936-45, 1989
11) Nicolaides N et al：Meibomian gland dysfunction. III. Meibomian gland lipids. Invest Ophthalmol Vis Sci　30：946-51, 1989

12) Ohnishi Y et al：Polychlorinated biphenyls poisoning in monkey eye. Invest Ophthalmol Vis Sci　18：981-4, 1979
13) Lambert RW et al：Pathogenesis of blepharoconjunctivitis complicating 13-cis-retinoic acid (isotretinoin) therapy in a laboratory model. Invest Ophthalmol Vis Sci　29：1559-64, 1988
14) Nien CJ et al：Age-related changes in the meibomian gland. Exp Eye Res　89：1021-7, 2009
15) Parfitt GJ et al：Absence of ductal hyper-keratinization in mouse age-related meibomian gland dysfunction (AR-MGD). Aging　5：825-34, 2013

第5章

涙液層における油層と液層の関連（正常状態と異常）

京都府立医科大学眼科学教室　横井則彦
Norihiko YOKOI

Summary

　油層は，開瞼後に液層の表面を上方に伸展しながら，液層を引き上げ，角膜上の涙液層の形成に働く。油層の上方伸展速度（V）は，液層の厚み（T），ひいては，涙液メニスカスの曲率半径（R）に比例し，TやRが大きいとVは大きくなる。一方，油層は，液層を足場として伸展するため，涙液減少眼では，油層の上方伸展が制限されてその機能障害を合併する。油層の上方伸展，ひいては，涙液層の形成は，油層の表面圧勾配と粘弾性特性に基づいて起こり，正常では，瞬目ごとに再現性よく涙液層が形成される。油層の機能として，液層の水分の蒸発抑制が重要と考えられてきたが，それ以外の可能性もある。油層の障害原因として，マイボーム腺機能不全や外界からの界面活性剤などの影響がある。

I　涙液層の最新モデル

　20世紀中頃，Wolffによって提唱された涙液層のモデル[1]，すなわち，涙液層が油層，水層，ムチン層の3層からなるというモデルは，その後の発見によってリバイスされてきている。現在，涙液層は，油層および分泌ムチンと水分を主な構成要素とする液層（ムチンゲル）の2層からなると考えるのが適当で（図1），液層には，aqueous/mucin gel layer[2,3]，mucoaqueous layer[4]，mucoaqueous subphase[5]といったさまざまな呼称がある。
　油層は，表層の非極性脂質層と直下の両親媒性脂質層の2層からなり，最新の報告によれば，非極性脂質層は，コレステロールエステル（油層全体の45％）とワックスエステル（35％）を主体とし，両親媒性脂質層は，ホスファチジルコリン，ホスファチジルエタノールアミンといったリン脂質（4％），OAHFA〔(O-acyl)-ω-hydroxy fatty acid family〕（2.5％），スフィンゴ脂質（1.8％）からなるとされる[2]。マイボーム腺の脂質（meibum）は，非極性脂質層を形成するが，腺組織からホロクラインで分泌された後，導管を通って開口部に至り，導管の弾性，あるいは，眼輪筋の一部であるRiolan筋の収縮により開口部から分泌され，いったん，眼瞼縁に貯留した後，開瞼時に油層として利用される。一方，油層の排出経路としては，閉瞼時に皮膚側に圧出される経路[6]と，開瞼後，メニスカスの涙液の流れにより，涙点から排出される経路が考えられるが，前者は，涙液減少眼で油層が厚くなること[7]，後者は，涙点プラグ挿入眼で涙液層が厚くなることが，その説明になり得る。

第1部 総論

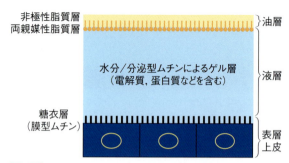

図1 最新知見に基づく眼表面の構築
眼表面は油層と液層からなる涙液層と表層上皮から構成される。油層は非極性脂質層と両親媒性脂質層の2層からなり、液層は水分と分泌型ムチンによりゲル構造を成す。また、糖衣層には、表層上皮が発現する膜型ムチンが含まれ、表層上皮の水濡れ性やバリアー機能の一部を維持している。

液層は、ゲルとしての特性を有することで、開瞼維持時の涙液層の安定性を維持していると考えられるが[5]、これは、ゲル形成ムチンである分泌型ムチンがそのネットワーク内に水分を保持することによると考えられる。一方、液層には、水分、分泌型ムチン以外に、Na^+、K^+、Ca^{2+}、HCO_3^-、Cl^- などの電解質、ラクトフェリン、リポカリン、IgA、成長因子、サイトカイン、リゾチーム、ビタミンなどが含まれ、これらは、抗菌、上皮の分化・増殖・保護に働きながら、眼表面の健常性を維持している。

II 涙液層の安定性

涙液層の最も重要な機能のひとつは、開瞼維持時に、角膜上で容易に破壊することなく広がり、安定していることであり、これにより、眼の快適性および視機能の一部が維持される。そして、この機能の維持には、至適な水分量、油層および分泌型ムチンの健常性、および上皮の良好な水濡れ性が必須であり、これらのいずれかが欠けても、涙液層の安定性が失われ、涙液層の容易な破壊、ひいては、ドライアイの原因となる。

III 涙液油層、液層の低侵襲的・定量的評価法

涙液は、量と質の2つの視点から診ることができ、涙液層を層別に考える場合には、量の視点からは、眼表面における涙液貯留量、涙液層の各層の厚み、質の視点からは、角膜上の涙液層の安定性が重要である。液層は、涙液層の厚みの主体を成し、正常眼では、油層の厚みが100 nm[8] 程度であるのに対し、液層の厚みは3μm[8] 程度とされる。角膜上の液層の厚み(T)は、涙液メニスカスの曲率半径(R)に一次相関し、Rが大きいとTはそれに比例して厚くなる[9]。開瞼維持により、液層は水分の蒸発によって菲薄化し(図2上)、菲薄化した部位はフルオレセインのクエンチング現象(フルオレセイン濃度の増加により蛍光強度が減少する現象)によりdark spotとして観察される(図3上)。そして、このdark spotの出現までの時間は、フルオレセイン破壊時間として、涙液層の安定性の指標となる。一方、涙液層の全層破壊(図2中、

第5章　涙液層における油層と液層の関連（正常状態と異常）

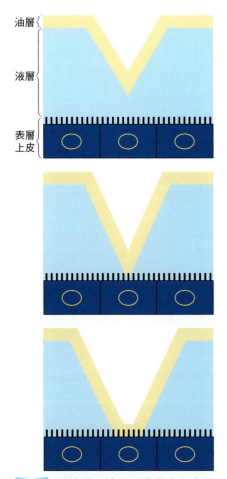

図2　涙液層の液層の菲薄化と全層破壊の違いを示すための模式図

涙液層の菲薄化は（上）は，dark spotとしてフルオレセインで観察でき，涙液層の全層破壊（中，下）は，ビデオインターフェロメーターで直接的に観察でき（中），ビデオトポグラファーで間接的に観察される（下）（プラチドリングの乱れは，一般に，全層破壊が生じてから観察されるため，全層破壊がさらに広がった状態が想定される）。

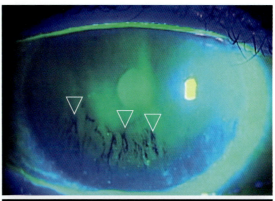
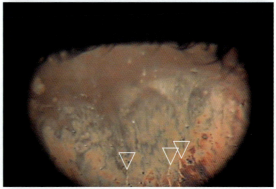
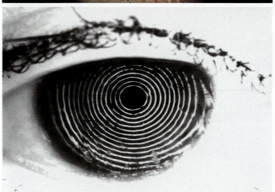

図3　涙液層の液層の菲薄化と全層破壊の観察所見

フルオレセインは，液層を可視化し，その菲薄化はdark spotとして観察でき（上，白△），その出現までの時間はフルオレセイン破壊時間として，涙液層の安定性の指標となる。ビデオインターフェロメーターでは，涙液層の全層破壊を直接観察でき，その出現（中，▽）までの時間（非侵襲的涙液層破壊時間）を測定でき，これも涙液層の安定性の指標となる。ビデオトポグラファーでは，涙液層の全層破壊をプラチドリングの乱れとして観察できるが，ビデオインターフェロメーターのような直接観察ではないため，その出現（下，黒三角）までの時間（非侵襲的涙液層破壊時間）は長くなる傾向がある。

下）は，液層の菲薄化に続いて生じるが，全層破壊が生じるまでの時間は，非侵襲的涙液層破壊時間（non-invasive breakup time：NIBUT）として，これも，涙液層の安定性の指標となる。NIBUT は，ビデオインターフェロメーター（図 3 中）[7]やビデオトポグラファー（図 3 下）などで測定し得るが，前者が涙液層を観察しながら行う直接的な方法であるのに対し，後者はプラチドリングの乱れとして観察する間接的な評価方法である。

涙液層の量的評価は，直接的には，インターフェロメトリーによる涙液層の厚み測定[8]，間接的には，T と R の比例関係に基づいて，メニスコメトリー法[13]〜[15]による R の測定で評価でき，さらに，R と涙液メニスカスの高さ（H）の有意な相関に基づいて[16]，前眼部光干渉断層計[12]による H の測定によっても評価できる。ここに，R は眼表面全体の貯留涙液量（V）と一次相関するため[14]，T，R，H のいずれにも，涙液層の量的評価としての意義があるとともに，V の評価としての意義がある。ただし，角膜表面の水濡れ性が悪いと T と R および H の関係に乖離

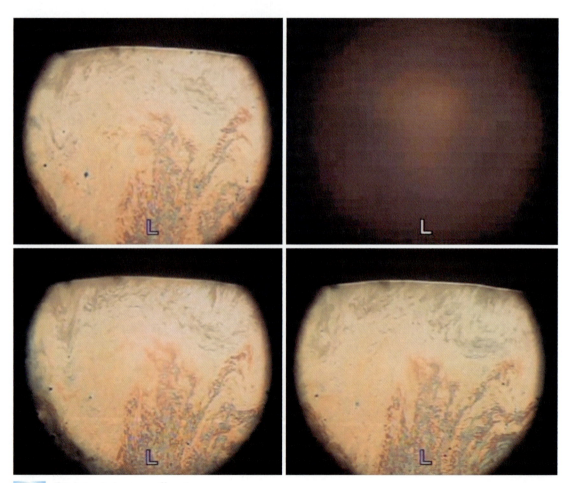

図 4 Pleated drape effect
連続する開瞼時（左上），閉瞼時（右上），開瞼時（左下），次の開瞼時（右下）において，涙液油層の干渉像は，ほとんど変化しないことがわかる。数回の瞬目後，この干渉像は，大きく変化し，それに続く，数回の瞬目において干渉像は，再びほとんど変化しない。急激な干渉像の変化は，油層の置き換わりを意味すると考えられている。

が生じるためドライアイをはじめとする眼表面疾患においては，その解釈に注意が必要である．

Ⅳ 健常眼における涙液油層の動態

　油層は，閉瞼により圧縮され，開瞼により上方に伸展するが，この上方伸展動態は，非常に再現性が高いことが知られ，pleated drape effect[17]（ヒダのついたカーテンを開閉する状況に類似）と呼ばれる（図4）．油層を構成する非極性脂質と両親媒性脂質は，ともに閉瞼時に圧縮されるため，この際，両親媒性脂質はミセルを形成して液層に溶け込み液層のターンオーバーによって失われる可能性がある（図5）．しかし，pleated drape effect は，この可能性を否定している．すなわち，閉瞼時の圧縮により，非極性脂質と両親媒性脂質は，ともに密度が高くなるが，非極性脂質が両親媒性脂質を溶かす溶媒として働くこと（図5）で，油層の圧縮・伸展の動態の再現性が維持されていると考えられる[18]．

　開瞼後の涙液油層の上方伸展動態に meibum の粘弾性特性が関与することが，*in vitro* と *in vivo* の両方の研究で明らかにされている．すなわち，Langmuir-Blodgett trough と Brewster angle microscope（BAM）を用いた *in vitro* の研究（図6）（生理食塩水を満たして，meibum を浮かべ，両側のバリアーを開閉しながら，その表面圧を測定したり，油層像を BAM で観察する界面化学の手法による研究）では，バリアーを閉じる（meibum を圧縮する）と meibum の表

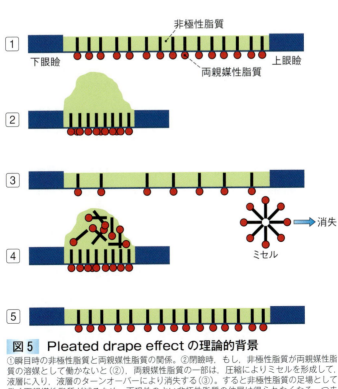

図5　Pleated drape effect の理論的背景
①瞬目時の非極性脂質と両親媒性脂質の関係．②閉瞼時，もし，非極性脂質が両親媒性脂質の溶媒として働かないと（②），両親媒性脂質の一部は，圧縮によりミセルを形成して，液層に入り，液層のターンオーバーにより消失する（③）．すると非極性脂質の足場として働く両親媒性脂質が減るため，再現性のよい非極性脂質の伸展は得られなくなる．つまり，再現性のよい油層の伸展（⑤）は，非極性脂質が両親媒性脂質の溶媒として働く（④）ことによると考えられる（④において，非極性脂質中に溶け込んでいる両親媒性脂質はミセルを形成している可能性がある）．

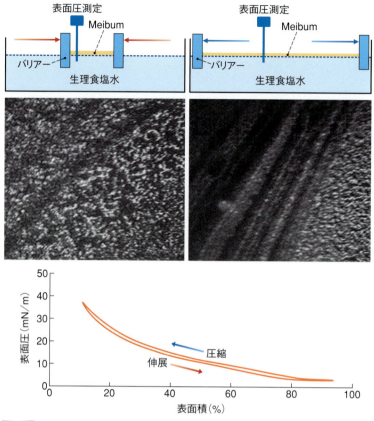

図6 界面化学の手法を用いた涙液油層の *in vitro* 研究

Langmuir-Blodgett trough に生理食塩水を満たし，meibum を浮かべて，両側のバリアーを閉じたり（左上），開いたり（右上）すると，それぞれ，油層の密度が高くなったり（左中），低くなったり（右中）する様子が Brewster angle microscope で観察される。また，meibum の表面積ー表面圧の関係は，バリアーを閉じると急峻な上昇，バリアーを開くと緩徐な下降を示しながら，圧差のないループを描くことから，meibum が粘弾性物質としての特性を有することがわかる。

面圧は急峻に上昇し，バリアーを開く（meibum を伸展させる）とそれが緩徐に下降することが示されるとともに，meibum の表面積と表面圧の関係のプロファイルから，meibum が粘弾性物質としての特性を有することが明らかにされている[17)18)]。そして，バリアーの開閉の繰り返しにおいて，meibum の表面圧が hysteresis（圧差）のないループを描くことは，油層の粘弾性特性の再現性そのものも pleated drape effect の背景になっていることを示していると考えられる。一方，インターフェロメトリー法を用いた *in vivo* の研究は，開瞼後の油層の上方伸展動態が，粘弾性物質の動態を解析し得るレオロジーの Voigt model で記述できること，すなわち meibum が粘弾性特性を有することを明らかにしている[5)11)20)]。また，油層の上方伸展速度が，理論上，液層の厚み（T）に比例すること[21)]や，涙液貯留量（V）と一次相関する[14)]R と有意な相関を示す[11)]ことから，油層の上方伸展速度は V とも相関があると言え，油層の早い伸展は，直下の液層の T が厚いことや V が多いことを意味する指標となる。したがって，油層に付着した浮遊塵の開瞼後の上方移動に着目[22)]すれば，それが速く動くことは，涙液減少がないことを保証してくれるものであり，フルオレセイン染色をその上の涙液層の動態観察に用

いることのできないソフトコンタクトレンズ(SCL)上の涙液層の健常性を推定するうえで役立つ。すなわち，開瞼後，SCL 上の浮遊塵が速く上に動くことは，その SCL 装用眼における涙液量の条件が良好であることを意味している[23]。

V 眼球運動における油層動態

涙液メニスカスの断面は凹面であるが，これは，メニスカスが陰圧(毛管圧)を持つことによる。そして，この陰圧は，Young-Laplace の式〔$\Delta p = \gamma/R$(Δp：毛管圧，γ：涙液の表面張力，R：涙液メニスカス曲率半径)〕で与えられる。開瞼後，角膜上に涙液層が完成すると，上・下の涙液メニスカスに隣接してフルオレセインの蛍光強度が減弱した black line (図7) と呼ばれる帯状の領域が認められるようになる[23)〜25)]。Black line が形成されると，それを境に，瞼裂部の涙液は，下方のメニスカスの涙液，瞼裂部の涙液層，上方のメニスカスの涙液の3つにコンパートメント化されるとともに，ムチンのネットワークが水を捕捉してゲルとしての液層が形成され，角膜上の涙液層は安定化する (perched tear film[24])。その後は，水分の蒸発により，液層は菲薄化しながら破壊に至る。

興味深いことに，開瞼後，水平方向の衝動性眼球運動 (saccade) を行わせても，油層像にはほとんど変化がないが，フルオレセインで観察できる液層には，saccade 位から正面位に戻る際に，black line (dark arc[5]と呼んでいる) の形成が認められる (図8上右)[5)23)]。この所見は，液層を水層と考えると理解できず，開瞼後の液層がゲルとしての性質を持つと考えることに

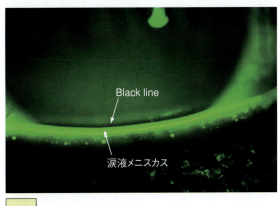

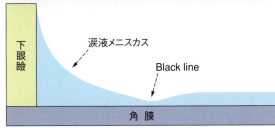

図7 Black line
Black line は，涙液メニスカスに隣接する液層の菲薄化 (meniscus-induced tear film thinning[25]) を意味し，メニスカスの陰圧(毛管圧)が関係する。

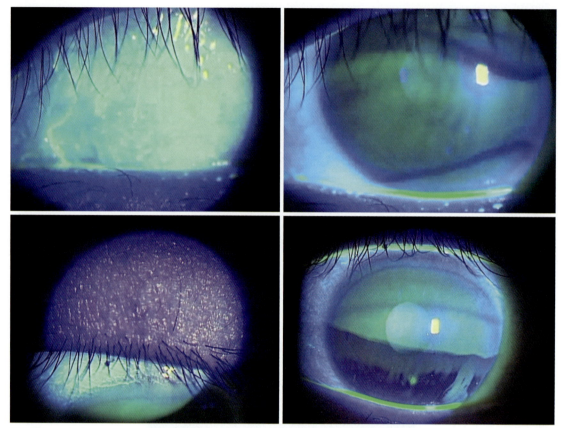

図8 眼球運動による涙液層の変化
水平方向のsaccade（左眼の耳側へのsaccade位：左上）や上方へのsaccadeでは，saccade位から正面位に戻ったところで，液層の菲薄化を反映するフルオレセインの蛍光の減弱領域が認められる（右上）。それが下方へのsaccade（左下）では，経時的に大きく広がり，涙液破壊につながる（右下）。

よって初めて理解でき，液層がゲルであることを示す間接証拠となり得る[5]。これは，saccade位で出合った眼瞼縁のメニスカスの影響を受けて，ゲルの液層が菲薄化し（meniscus-induced tear film thinning[25]），それが正面位に戻っても菲薄化されたまま刻印のごとく残ることによると考えられる[5]。ところが，下方へのsaccade位から正面位に戻る眼球運動では，驚いたことに，液層に急激な菲薄化が生じて涙液層は破壊に至り，視機能にも影響する可能性があることがわかってきた（図8右下）。しかも，これは，水平方向のsaccadeや上方へのsaccadeではみられない現象であった。下方へのsaccadeは，ドライアイのリスクになっている可能性も考えられ，今後のメカニズムの解明が期待される。

VI 涙液油層における水分蒸発抑制以外の機能

ヒトの涙液油層は，液層の水分蒸発を抑制する働きを持つと考えられてきたが，それは，ウサギの涙液油層あるいはmeibumの機能をヒトに当てはめたものであり，ウサギでの水分蒸

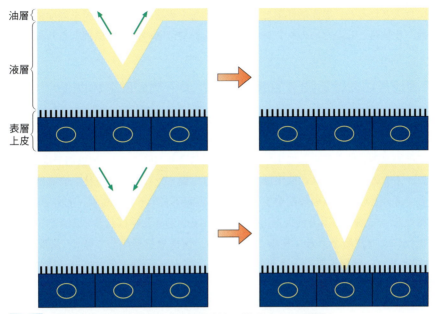

図9 涙液油層の弾性特性と涙液層破壊の推定される関係
開瞼維持により，その水分が蒸発し，液層にはそれに続いて破壊が生じようとする（左上）が，油層に弾性が優位であると破壊に抵抗して，もとの涙液層に戻そうとする（右上）．一方，油層に粘性が優位であると，容易に破壊が生じてしまうと考えられる（左下，右下）．

発抑制率は93％とされる[26]．しかし，ヒトのmeibumを用いた近年の研究によれば，その蒸発抑制率は6～8％[27]と小さく見積もられ，ヒトの油層での水分蒸発抑制機能に疑問が投げかけられはじめている[20)27)28]．先に述べたように，健常なヒトの涙液油層やmeibumは，粘弾性特性[11)19)20]を有するが，Langmuir-Blodgett troughを応用した新しいレオロジーの方法で解析すると，マイボーム腺機能不全（meibomian gland dysfunction: MGD）のmeibumでは，その弾性特性が低下し，粘性特性が主体になっていることが明らかにされた[20]．そして，この事実は，涙液層にまさに破壊が生じようとする時，涙液油層が健常であるとその弾性特性により破壊に抵抗できるのに対し，MGDのmeibumでは粘性特性を主体とするため破壊が生じやすくなっていることを意味している（図9）．そして，このmeibumの弾性特性は，ウサギに比べて，開瞼時間が短いイヌやネコのmeibumにおいても証明されている[29]．しかし，このヒトでの涙液油層の新たな機能は，ドライアイの分類，診断，治療にも大きなパラダイムシフトをもたらす可能性があり，慎重な検討が必要と思われる．ただし，涙液減少眼では，水分を足場とする油層の上方伸展が得られにくいため，この油層の機能さえ得られていない可能性がある．

VII 涙液油層の機能異常

MGD以外に，涙液油層の機能を障害する要因として，各種の界面活性剤がある．点眼液によく含まれる塩化ベンザルコニウム（BAK）は，特に涙液油層への影響が大きく[19]，BAKが涙

液層に点入されると，界面活性剤として涙液油層や表層上皮の細胞膜を濃度依存性に障害する．その他，化粧落としのためのクレンジング剤も涙液油層の障害の原因となり得る[30]．

Ⅷ 涙液層形成における涙液油層の役割と涙液層の破壊の関係

開瞼に伴う涙液層の形成に，涙液油層は重要な役割を果たしている[8]．すなわち，開瞼時に上方の涙液メニスカスの陰圧（毛管圧）によって眼表面に貯留した涙液の水分が上方に引き上げられ，その水濡れ性を利用して水分が角膜表面に塗りつけられる（涙液層形成の第1ステップ）．ここに，上方のメニスカスの陰圧は，液層のみに働くため，開瞼直後，涙液油層には下方で厚く上方で薄いという厚みの勾配が生じ（油層の表面圧も，下方で高く，上方で低い），その勾配が契機となって油層の上方伸展（Gibbs-Marangoni 効果と呼ばれる）が始まり，油層は，その粘性抵抗により液層を上方に移動させながら，涙液層を形成してゆく（涙液層形成の第2ステップ）．また，伸展油層の先進部の手前には，窪み（dimple）が生じる．しかし，油層の上方伸展に伴って dimple は次第に消失してゆき，角膜上に涙液層が完成する（図10）．そして，油層の上方伸展，涙液層の形成は，健常眼では2秒以内に終了する[8]．以上のように，涙液油層はその上方伸展により角膜上の涙液層の形成を促すが，ひとたび涙液層が形成されると，液層の水分の蒸発を防ぎ，先に述べたように，その弾性特性によって涙液層の安定性を維持する働きを持つようになると考えられる．

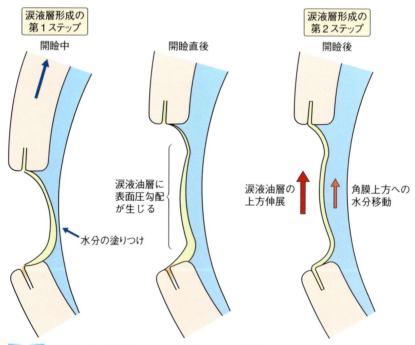

図10　開瞼に伴う涙液層の層別動態と涙液層形成
開瞼に伴い，涙液層は，2つのステップを経て形成される．まず，開瞼時に水分が角膜に塗りつけられ（左），次に，その表面圧勾配に基づく涙液油層の上方伸展が生じて，水分が上方へと移動して，涙液層は完成する．

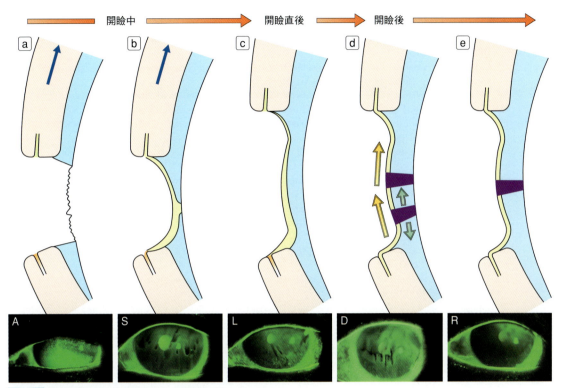

図11 涙液層の形成過程とその破壊パターン
涙液層の形成前（a～d）と形成後（e）において，5つの涙液層の破壊のチャンスがあり，それぞれにフルオレセインで認められる涙液層の破壊パターンの表現型が異なる（Area break：aおよびA；Spot break：bおよびS；Line break：dおよびL；Dimple break：dおよびD；Random break：eおよびR）。一般に，AreaおよびLine breakは，涙液減少型ドライアイにみられ，Spot，Dimple，およびRandom breakは，BUT短縮型ドライアイでみられる。

　ところが，涙液層の形成後のみならず，涙液層が形成される前に4つもの涙液層の破壊のチャンスがある[31]。まず，眼表面に涙液が極端に少ない重症の涙液減少型ドライアイにおいては，開瞼時，角膜に塗りつけられる水分が乏しいため，開瞼時に，涙液層を欠く領域ができる（Area breakと呼んでいる：図11aおよびA）。また，涙液量が十分でも，角膜表面の水濡れ性が悪いと，水分の塗りつけ過程で涙液層の破壊が生じ得る（Spot break：図11bおよびS）。また，開瞼後，油層の上方伸展に伴って，液層の水分が角膜上方に向けて移動するが，この時，同時に，下方の涙液メニスカスの陰圧を受けて，角膜下方で液層の菲薄化が生じ，それが破壊につながる場合がある（Line break：図11dの下方の紫色の矩形領域およびL）。特に中等症までの涙液減少型ドライアイでは，角膜上に塗りつけられる水分が少ないこと，および，下方のメニスカスの陰圧が高い（涙液減少ではRが小さいため）ことのために，涙液破壊が生じやすい。さらに，角膜表面の水濡れ性が低下したところをdimpleが通過する際にも，涙液層の破壊が生じ得る（Dimple break：図11dの上方の紫色の矩形領域およびD）。そして，最後に涙液層が形成された後，液層の水分蒸発の結果，生じ得る涙液層の破壊があり（Random break：図11eおよびR）これは，健常眼でもみられるが，分泌型ムチンの水分保持能が低下していたり，油層の量が少なかったり，その弾性特性が不良であると，涙液破壊が促進されると推察される。

文献

1) Wolff E : The muco-cutaneous junction of the lid margin and the distribution of the tear fluid. Trans Ophthalmol Soc UK 66 : 291-308, 1946
2) Lam SM et al : Extensive characterization of human tear fluid collected using different techniques unravels the presence of novel lipid amphiphiles. J Lipid Res 55 : 289-98, 2014
3) Gipson IK : Distribution of mucins at the ocular surface. Exp Eye Res 78 : 379-88, 2004
4) Cher I : Another way to think of tears : blood, sweat, and…"dacruon". Ocul Surf 5 : 251-4, 2007
5) Yokoi N et al : The precorneal tear film as a fluid shell : the effect of blinking and saccades on tear film distribution and dynamics. Ocul Surf 12 : 252-66, 2014
6) Yokoi N et al : Assessment of meibomian gland function in dry eye using meibometry. Arch Ophthalmol 117 : 723-9, 1999
7) Yokoi N et al : Correlation of tear lipid layer interference patterns with the diagnosis and severity of dry eye. Am J Ophthalmol 122 : 818-24, 1996
8) King-Smith PE et al : The thickness of the tear film. Curr Eye Res 29 : 357-68, 2004
9) Creech JL et al : In vivo tear-film thickness determination and implications for tear-film stability. Curr Eye Res 17 : 1058-66, 1998
10) Nichols JJ et al : The use of fluorescent quenching in studying the contribution of evaporation to tear thinning. Invest Ophthalmol Vis Sci 53 : 5426-32, 2012
11) Yokoi N et al : Rheology of tear film lipid layer spread in normal and aqueous tear-deficient dry eyes. Invest Ophthalmol Vis Sci 49 : 5319-24, 2008
12) Ibrahim OM et al : Application of visante optical coherence tomography tear meniscus height measurement in the diagnosis of dry eye disease. Ophthalmology 117 : 1923-9, 2010
13) Yokoi N et al : Reflective meniscometry : a new field of dry eye assessment. Cornea 19(3 Suppl) : S37-43, 2000
14) Yokoi N et al : Relationship between tear volume and tear meniscus curvature. Arch Ophthalmol 122 : 1265-9, 2004
15) Yokoi N et al : Non-invasive methods of assessing the tear film. Exp Eye Res 78 : 399-407, 2004
16) Oguz H et al : The height and radius of the tear meniscus and methods for examining these parameters. Cornea 19 : 497-500, 2000
17) Bron AJ et al : Functional aspects of the tear film lipid layer. Exp Eye Res 78 : 347-60, 2004
18) Yokoi N et al : Tear dynamics and dry eye disease. In ; Benitez-del-Castillo JM et al(eds) : Ocular Surface Disorders. 47-53, JP Medical Ltd, London, 2013
19) Georgiev GA et al : Surface chemistry study of the interactions of benzalkonium chloride with films of meibum, corneal cells lipids, and whole tears. Invest Ophthalmol Vis Sci 52 : 4645-54, 2011
20) Georgiev GA et al : Surface relaxations as a tool to distinguish the dynamic interfacial properties of films formed by normal and diseased meibomian lipids. Soft Matter 14 : 5579-88, 2014
21) Berger RE et al : A surface tension gradient mechanism for driving the pre-corneal tear film after a blink. J Biomech 7 : 225-38, 1974
22) Owens H et al : Spreading of the tears after a blink : velocity and stabilization time in healthy eyes. Cornea 20 : 484-7, 2001
23) 横井則彦：涙液からみたコンタクトレンズ．日コレ誌 57 : 222-35, 2015
24) Miller KL et al : Black-line formation and the "perched" human tear film. Curr Eye Res 25 : 155-62, 2002
25) McDonald JE et al : Meniscus-induced thinning of tear films. Am J Ophthalmol 72 : 139-46, 1971
26) Mishima S et al : The oily layer of the tear film and evaporation from the corneal surface. Exp Eye Res 1 : 39-45, 1961
27) Cerretani CF : Water-evaporation reduction by duplex films : application to the human tear film. Adv Colloid Interface Sci 197-198 : 33-57, 2013
28) Bhamla MS et al : Instability and breakup of model tear films. Invest Ophthalmol Vis Sci 57 : 949-58, 2016
29) Eftimov P et al : Surface properties and exponential stress relaxations of mammalian meibum films. Eur Biophys J 2016 Jun 21 [Epub ahead of print]
30) 横井則彦：目元専用化粧品およびクレンジング剤が涙液層に及ぼす影響．日コレ誌 55 : 補遺 S19-S25, 2013
31) 横井則彦：ドライアイの治療方針：TFOT．あたらしい眼科 32 : 9-16, 2015
32) Yokoi N et al : Tear-film-oriented diagnosis and therapy for dry eye. In ; Yokoi N (ed) : Dry Eye Syndrome : Basic and Clinical Perspectives. 96-108, Future Medicine Ltd, London, 2013

第6章

MGDの疫学（全身疾患を含めて）

慶應義塾大学医学部眼科学教室　**内野美樹**
Miki UCHINO

Summary

　MGDの有病率は報告によりばらつきはあるものの，比較的高いことが証明されている．MGDの有病率，地理的分布，危険因子，眼表面への影響などはようやくわかるようになってきた．ドライアイも15年前に研究が不足しているという指摘を受け，その後に急速に研究が進んだ歴史がある．ドライアイと同様にMGDも今後研究が進み，新たな発見とともに，予防と治療の手段が開発されてくることが期待される．

I 自覚症状

　MGDに特異的な自覚症状に関して，世界基準となる確立したものは存在しない．MGD Work Shop（2010）[1]では，搔痒感，灼熱感，眼瞼の腫れ，乾燥感，違和感，流涙，午前中に生じる睫毛上の痂皮，午前中に生じる開瞼しにくさ，眼瞼および眼球結膜の充血がMGDで生じるケースがあることが報告された．しかしながら，これらの症状はMGDだけではなく，ドライアイでも生じるのでMGDの自覚症状として確定はできないと述べている．

　一方，日本の分泌減少型MGDの診断基準のひとつには自覚症状が含まれている．日本におけるMGDの代表的な自覚症状は眼不快感，異物感，乾燥感，圧迫感の4つの症状である[2]（表1）．

表1　MGDの自覚症状

MGD Work Shop	日本の診断基準
搔痒感	眼不快感
灼熱感	異物感
眼瞼の腫れ	乾燥感
乾燥感	圧迫感
違和感	
流涙	
睫毛上の痂皮（午前中）	
開瞼しにくさ（午前中）	

MGD Work Shop の結論としては，入手可能なエビデンスが限定されていること，MGD の症状と涙液減少型ドライアイおよび蒸発亢進型ドライアイ患者の症状は重なり合う部分が大きいことから，MGD に特異的な症状に対する調査を開発できるかどうかは確信を持てないとしている。

II 有病率

MGD に特異的な自覚症状は，世界基準として確立したものが存在しないために，住民を対象とした有病率の研究の多くは自覚症状を用いたものではなく，臨床所見を指標として実施されてきた。主に使用されている項目はマイボーム腺開口部の plugging（図1），眼瞼毛細血管拡張（図2），マイボーム腺消失，マイボーム腺分泌物の圧出，涙液層破壊時間（Tear film Break Up Time：TBUT）とさまざまであり，各々の研究が選択した臨床所見を MGD の診断確定のために使用していた。

そのため，今までに世界で発表された有病率の研究において，MGD の有病率は 3.5 ％～70 ％と非常に大きな幅がある（表2）。興味深いことにアジア人を対象にした研究では有病率が高い結果となっており，ヒスパニック，白人になるにつれその有病率が低下している。アジア人の研究を詳細にみてみると Beijing Eye Study[3] が 69.3 ％と高く，Japanese Study[4]（61.9 ％），Shihpai Eye Study[5]（60.8 ％），Singapore Malay Eye Study[6]（56.3 ％）となっている。また，ヒスパニックを対象にした Spain Study[7] は MGD の臨床症状があるものは 30.5 ％，白人を対象にした 2 研究（Melbourne Visual Impairment Project[8]，Salisbury Eye Evaluation[9]）はいずれもその有病率が 19.9 ％，3.5 ％と非常に低い。これらの研究は，診断基準も対象年齢も異なるために比較の際には注意が必要である。

2010 年に世界の MGD Work Shop が実施され，MGD の診断における統一基準ができたものの，その後地域住民を対象としたこの基準を用いた研究の発表はまだなされていない。

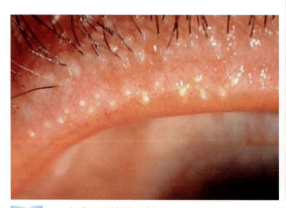

図1　マイボーム腺開口部の plugging
マイボーム腺開口部の閉塞所見
（文献2図4より許諾を得て転載）

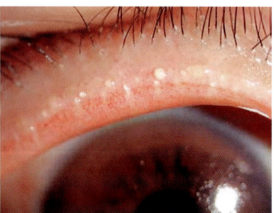

図2　眼瞼毛細血管拡張

（文献2図1より許諾を得て転載）

表2 MGDの有病率

スタディ	人数	年齢	人種	パラメータ	有病率(%)(95% CI)
Bankok Study	550		タイ人	血管拡張/腺開口部閉塞所見	46.2(42-51)
Beijing Eye Study	1,957	>40	中国人	血管拡張(症状あり)	68(65.6-70.4)
				血管拡張(ドライアイ様症状なし)	69.3(64.5-73.8)
Japanese Study	113	>60	日本人	腺開口部閉塞所見/マイボーム腺から油脂	61.9(52.1-70.9)
Shihpai Eye Study	1,361	>65	台湾人	血管拡張/腺開口部閉塞所見	60.8(59.5-62.1)
Singapore Malay Eye Study	3,271	40-79	シンガポールマレー人	血管拡張/腺開口部閉塞所見	56.3(53.3-59.4)
Spain Study	619	40-96	ヒスパニック	血管拡張/腺開口部閉塞所見/症状あり	21.9(18.8-25.3)
				血管拡張/腺開口部閉塞所見/症状なし	8.6
Melbourne Visual Impairment Project	926	40-97	白人	TBUT<1SD(約10秒)	19.9(17.4-22.7)
				TBUT<1.5SD(約8秒)	8.6(6.9-10.7)
Salisbury Eye Evaluation	2,482	>65	白人	腺開口部閉塞所見(Clinical grade 2, 3)	3.5(2.8-4.4)

TBUT；Tear film Break Up Time，涙液層破壊時間，95% CI；95%信頼係数
SD；standard deviation，標準偏差

III 住民研究間での比較

　MGDに該当する症状について検討すると，Shihpai Eye Study[5]ではひとつ以上の自覚症状をしばしばまたは常に有していたのは全体の33.7%（1,361例中459例）であったのに対し，毛細血管拡張または開口部のpluggingの臨床所見により定義されるMGDを有していたのは61.7%（459例中283例）であった。この研究において使用された自覚症状調査票は，眼乾燥感，異物感，灼熱感，べたつき感，流涙，充血，痂皮形成，開瞼困難のそれぞれの頻度を調査する8個の質問から構成されていた。

　Bangkok Study[10]ではSalisbury Eye Evaluation[9]のために開発された自覚症状調査票の修正版を使用し，有病率を報告した。この研究では，「顕著な症状」（6つの「ドライアイ」症状のうち1項目以上をしばしばまたは常に有する）を有していた187例（34%）のうち63%において，毛細血管拡張，睫毛に付着したcollarettes（MGDではなく前部眼瞼炎の所見），マイボーム腺のpluggingといった臨床所見により，MGDが定義された[10]。これに対し，Beijing Eye Study[3]ではマイボーム腺のcollarettesおよび眼瞼毛細血管拡張といったMGDの2項目を指標とし，これらと自覚症状の間には関連がないことを示した。これら研究およびその他の研究の要約を表2に示す。

　MGDの定義に用いられた臨床所見においては，研究間でかなりの相違が認められた。Beijing Eye Study[3]は眼瞼縁の毛細血管拡張を MGD の基準として用い，Shihpai Eye Study[4]では毛細血管拡張またはマイボーム腺の plugging を MGD と見なした。一方，Melbourne Visual Impairment Project[8]では TBUT が MGD の副次的ないし代替的測定値であることより，MGD の指標としての特異性は低いと報告した[3)5)8)]。MGD はその重症度をどのように定義するかについてコンセンサスがなく，同様に MGD の自然経過に関する情報が不足していることを考えると，これらの異なる定義が MGD の有病率にどのような影響を及ぼすかを予測することは困難である。

もうひとつの問題として，MGD の自覚症状および臨床所見の評価に関する普遍的な基準がないことが挙げられる。たとえば，眼瞼毛細血管拡張またはマイボーム腺の plugging の分類に関する一連の標準的な基準は存在しない。基準が存在しないため，研究間の比較は困難である。最後に，MGD の他覚所見または自覚症状の多くは，コンタクトレンズ装用[3)11)〜15)]や前部眼瞼炎[16)〜19)]のような MGD 以外の要因に影響されることがあり，アレルギー性眼表面疾患にも影響される可能性もある。

また，研究間の有病率を比較する際に考慮に入れるべきもうひとつの要因として，さまざまな研究の対象症例の年齢分布により生じ得る影響が挙げられる。ドライアイ疾患の場合と同様に，MGD の有病率が加齢に伴い上昇するのであれば，被験者の平均年齢が低い研究と比べて，高齢集団を対象とした研究では推定有病率が高くなると予測される。**表2**に要約を示した研究のうち Japanese Study[4]は 60 歳以上の日本人を研究対象者として組み入れたのに対し，Bangkok Study では 40 歳以上の症例を対象としていた[10]。MGD の有病率が加齢に伴い高くなると予想されたとおり MGD の有病率は Japanese Study のほうが Bangkok Study より高かった[4]。これまでのところ，MGD の年齢別有病率について公表された報告はない。

Ⅳ MGD における危険因子

MGD の危険因子についてその原因を，眼科関連疾患，全身疾患，薬剤性の 3 つに分けた。Dry Eye Work Shop（DEWS）のようにエビデンスの強さに基づいて各々の危険因子を分類することが有用な手段であるが，特定の要因と MGD との間に存在し得る関連について現在までに調べた研究がきわめて少数であるために，エビデンスの強さでの分類は難しいと考えられているため試行していない。

眼科関連の要因としては，前部眼瞼炎，コンタクトレンズ装用，ニキビダニ（*Demodex folliculorum*），ドライアイが挙げられる。全身疾患に関しては，特にアンドロゲン欠乏症，閉経，加齢，シェーグレン症候群，高コレステロール，乾癬，アトピー，酒皶，高血圧，前立腺肥大症がある。薬剤関連の要因としては，抗アンドロゲン薬，前立腺肥大症治療薬，閉経後のホルモン療法（エストロゲンとプロゲステロン），抗ヒスタミン薬，抗うつ薬などがある[1]（**表3**）。

表3 MGDの危険因子

眼科関連疾患	全身疾患	薬剤性
Floppy Eyelid Syndrome	アンドロゲン欠乏症	抗アンドロゲン薬
コンタクトレンズ	閉経	閉経後のホルモン療法
ニキビダニ	加齢	エストロゲン
ドライアイ	シェーグレン症候群	プロゲストロン
眼瞼入墨	高コレステロール	前立腺肥大症治療薬
無光彩症	乾癬	抗うつ剤
慢性眼瞼炎	アトピー	抗ヒスタミン薬
巨大乳頭結膜炎	酒皶	
魚鱗癬	高血圧	
ザルツマン結節状角膜変性	前立腺肥大症	
トラコーマ		

V 眼科関連疾患

1. ドライアイ

　ドライアイ疾患は涙液減少型および蒸発亢進型の2つのサブタイプに分類されており，蒸発亢進型ドライアイの主な病因のひとつにMGDがあると考えられている。シェーグレン症候群のように，涙腺の機能が低下し，涙液減少型ドライアイに伴うMGDとして診断されることが多い[20]。この因果関係は証明されてはいないが，シェーグレン症候群に伴うMGDは，シェーグレン症候群の二次的障害と考えるのが妥当である。一方，原因が不明な涙液減少型ドライアイ症例においてさえ，眼表面に生じた長期変化の結果としてMGDが発症することがある。この点に関し，重度の涙液減少型ドライアイ患者では涙液油層が障害され，涙液減少型ドライアイの増悪に伴い涙液油層の伸展が漸減することが研究で示されている。油層のこのような障害および蒸発亢進型ドライアイが特にMGDに起因するものであるのか，あるいは全く正常なマイボーム腺に発生するのかについてはいまだに解明されていない。

2. コンタクトレンズ

　最大の研究はHomら[14]が実施したものであり，特にMGDの頻度について，コンタクトレンズ装用者とコンタクトレンズ非装用者を比較した。本研究のMGDの診断基準は，眼瞼縁を指で強く圧迫して分泌物を圧出しようと試みたときに，マイボーム腺からの分泌物が混濁，あるいは分泌物が認められなかったものと定義した。MGDを有する被験者の割合は，コンタクトレンズ装用群（41%）のほうがコンタクトレンズ非装用群（38%）よりわずかに高かったものの，統計学的に有意な差はなく，少数の患者群を対象としたMarren[12]の研究でも，同様に有意差は認められなかったが，MGDの発症頻度はコンタクトレンズ装用群（60%）とコンタクトレンズ非装用群（57%）の両方で高かった。Marren[12]は下眼瞼マイボーム腺開口部の下方を指で軽

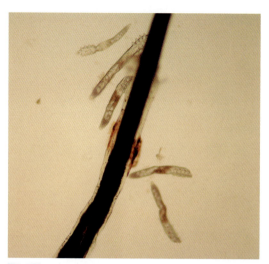

図3 難治性眼瞼炎患者の睫毛から見つかったニキビダニ
(小島隆司:眼科54:1436, 2012より引用)

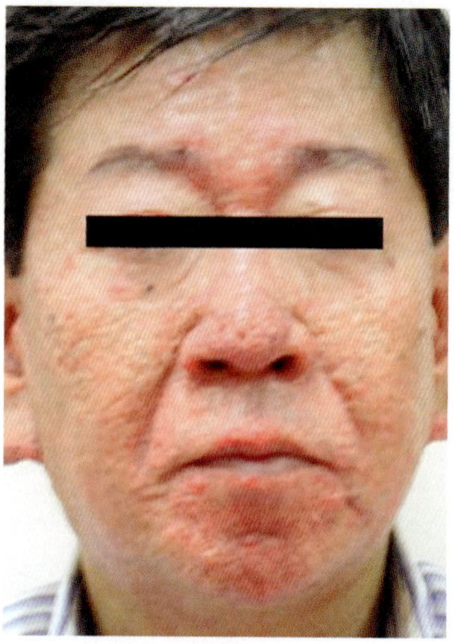

図4 酒皶患者の顔面所見
(川上秀昭ほか:眼科56:907, 2014より引用)

度圧迫したときにマイボーム腺開口部が閉塞している状態をMGDと定義した。Ong[11]の報告によると，MGDを有していた被験者の割合は，コンタクトレンズ装用者では43％であったのに対し，コンタクトレンズ非装用者では35％であった。この研究でも有意差は認められなかった。Stanek[21]の報告によると，コンタクトレンズ装用者におけるMGDの割合が明らかに高く，若年被験者（大部分はコンタクトレンズを装用している男性）の100％がMGDに罹患していた。また，翻転した眼瞼のマイボーム腺を描出するためにマイボグラフィーを使用した研究によると，マイボスコア（0〜3）でマイボーム腺消失を分類した。本分類ではマイボスコアが高いほどマイボーム腺消失の程度が大きいとされている。コンタクトレンズ装用者はレンズの種類（ハード，ソフト）にかかわらずマイボスコア（1.72±0.24，平均±95％CI）がコンタクトレンズ非装用者（0.96±0.23）に比較して有意に高かった。コンタクトレンズ装用期間とマイボスコアとの間には低い相関が認められた[15]。

3．後部眼瞼炎

眼瞼炎とは，さまざまな病因により眼瞼全体に炎症性変化を及ぼす疾患を意味する用語であり，MGDは後部眼瞼炎の原因のひとつと考えられていることから，眼瞼炎とMGDは重なり合う部分が非常に大きい。ある種の後部眼瞼炎は，最初はマイボーム腺の脂質産生過剰に関連していることがある脂漏が病因のひとつであるように思われる。慢性眼瞼炎の多様な臨床所見および自覚症状を有する患者57例を対象とした研究では，42例（74％）がマイボーム腺の圧迫およびマイボグラフィーにより示されたマイボーム腺消失のエビデンスがあったのに対し，何らかのマイボーム腺の脱落を有していた正常患者は4例（20％）に過ぎなかった[16]。

4．ニキビダニ（*Demodex folliculorum*）

顔面の皮膚へ寄生するニキビダニ（図3）について，最近の研究ではニキビダニ寄生患者6例

中5例においてMGDが確認された[22]。さらに，顔面皮膚へのニキビダニ寄生は，炎症性眼表面障害を引き起こすことの多い慢性皮膚疾患である酒皶(図4)の発症への関与が示唆されている[23]。

VI 全身疾患

1．加齢

加齢性または全身性要因はマイボーム腺の構造および機能に影響を及ぼすことがある。加齢が眼表面に及ぼす影響に関し，Denら[24]は被験者177例354眼を対象に眼瞼縁の生体構造，マイボーム腺，眼表面上皮，涙液の機能の評価を行った横断研究について報告した。それによると，眼瞼縁またはマイボーム腺の顕著な異常が認められた患者は，50歳以下では少数に過ぎなかったのに対し，50歳超では異常の頻度が激増した。HykinとBron[25]は5歳から87歳までの被験者80例を対象とした横断研究において，眼瞼縁の血管分布，角化，毛細血管拡張，マイボーム腺分泌物の混濁といった所見が加齢に伴い増加したことを報告している。Sullivanら[26]の研究でも，高速液体クロマトグラフィーまたは質量分析法を用いることにより，高齢者におけるマイボーム腺分泌物の極性・中性脂質プロファイルは若年者のものと比べて有意に変化していることが示された。そうした知見はドライアイ疾患の発症率および有病率が加齢に伴い上昇することを示した報告と一致するものであるように思われる[27]。

2．アンドロゲン欠乏症

アンドロゲンなどの性ステロイドホルモンは，全身の皮脂腺の発達，分化，脂質産生を調節することが知られており，マイボーム腺にも類似の作用を及ぼすことが示されている[28]。したがって，アンドロゲン・マイボーム腺間の相互作用はMGDの病態発生における病因的因子を構成する可能性がある。完全型アンドロゲン不応症患者を対象にマイボーム腺分泌物の質量分析を実施した研究では，中性・極性脂質分画中の多数の分子種の出現が顕著に変化していることが確認された。これらの生化学的変化は涙液油層の不安定性，MGDまたドライアイ所見に関与していた[28]。

3．酒皶

米国では1,300万人も酒皶に罹患していると推定されているが，日本での有病率は非常に低いと考えられている。米国の1,300万人のうち，眼病変を伴う患者の割合は8%から50%までの幅がある[29)30]。AlvarengaとMannis[31]は酒皶関連の総説を報告し，眼酒皶患者の最大90%においてMGDを含む眼瞼の変化が認められ，50%において前部眼瞼炎が認められると報告している。

4．シェーグレン症候群(Sjögren syndrome：SS)

シェーグレン症候群は唾液腺および涙腺を含む外分泌腺に影響する自己免疫性疾患であり，涙液減少型ドライアイを引き起こす。マイボーム腺の量的評価を実施し，重症マイボーム腺閉

塞の頻度について調べた研究によると，SS を有するドライアイ患者（38.9％）のほうが SS を有しない（非 SS）ドライアイ患者（11.1％）よりマイボーム腺閉塞が高い[20]。しかしながら，MGD が SS において一次的に発症するものなのか，涙液減少および眼表面障害に伴い二次的に発症するのかについては明らかにされていない。

5．スティーブンス・ジョンソン症候群

スティーブンス・ジョンソン症候群は薬剤やウイルス感染，マイコプラズマ感染などが契機となり，免疫学的な変化が生じ，高熱や全身倦怠感などの症状を伴って，口唇・口腔，眼，外陰部などを含む全身に紅斑，びらん，水疱が多発する疾患である。スティーブンス・ジョンソン症候群の患者を対象にした Sotozono らの研究によると，138 眼中 111 眼（80.4％）において MGD が存在していることが報告された[32]。

6．慢性移植片対宿主病（graft versus host disease：GVHD）

GVHD とはドナー（臓器提供者）の臓器が，免疫応答によってレシピエントの臓器を攻撃することによって起こる症状の総称である。今までに同種・自己幹細胞移植を受けた患者の前向き研究において，ドライアイを発症したものは同時に重症 MGD を合併することが高いことが報告されている[33]。

7．外胚葉形成不全症候群

歯，毛髪，爪，汗腺などの外胚葉由来器官の 2 つ以上の器官欠如または機能不全により特定されるかなりまれな遺伝的疾患である。Kaercher[34] の報告によると，患者 22 例中 21 例（95.5％）においてマイボーム腺の変化が認められ，徹照法による観察では，マイボーム腺の部分的な消失，腺房の拡張，マイボーム腺の完全な欠損などが認められた。

VII 薬剤関連

薬剤を MGD のリスク因子として評価したいくつかの研究があり，ドライアイと MGD の重なり合いを考慮すると，これらの研究から得られた情報は妥当なものであると考えられる。

1．抗アンドロゲン薬

上記に記載したようにアンドロゲンなどの性ステロイドホルモンは，全身の皮脂腺の発達，分化，脂質産生を調節し，マイボーム腺にも類似の作用を及ぼすことが知られている。この見解に一致するものとして，Sullivan ら[28] の報告によると，抗アンドロゲン療法を受けているアンドロゲン欠乏症患者は，MGD，涙液層の不安定性，ドライアイの自覚症状を経験している。

2．閉経後ホルモン療法（postmenopausal hormone therapy：PMH）

25,000 例を超える女性を対象とした大規模コホート研究では，エストロゲンを単独使用した女性はドライアイの発症リスクが約 70％高く，エストロゲンとプロゲステロンまたはプロゲ

スチンを併用した女性はリスクが約 30％高いことが示された[35]。この説明としては，PMH がマイボーム腺に影響を及ぼし，MGD および蒸発亢進型ドライアイの発症をもたらしたということが考えられる。Erdem ら[36]は閉経後の女性 40 例（ドライアイ患者 20 例，非ドライアイ患者 20 例）を対象とした前向き研究を実施し，PMH 開始後のドライアイ発症および進行について評価した。3 か月間の PMH 施行後，ベースライン時にドライアイを有していたすべての患者が依然としてドライアイに罹患しており，新たに 11 例（61.1％）がドライアイを発症したことがわかった（P＝0.003）。研究デザインが非盲検・非無作為化であったことから，研究成果を確定的なものとしてみなすことはできないが，本研究データは PMH によりドライアイのリスクが上昇するという仮説を支持している。また 3,500 人を対象とした Blue Mountains Eye Study においても，PMH 施行中の患者はドライアイの有病率が統計学的に有意に高い（60％高い）ことが示された[37]。

3．他の薬剤でドライアイに影響を与えると知られているもの
1）前立腺肥大症治療薬，抗うつ薬

　Physicians' Health Studies（年齢範囲：50〜80 歳，被験者 25,433 名）に参加した男性から得られたデータを最近解析したところ，前立腺肥大症の治療薬を使用していた男性はドライアイのリスクが有意に高かった（オッズ比：1.35，95％信頼係数：1.01-1.80）。また，Physicians' Health Studies の参加者 6,034 名の中で，抗うつ薬を使用した男性のドライアイの有病率は 2 倍近く高かった[38]。Beaver Dam Eye Study（年齢範囲：43〜86 歳，被験者 5,924 名）の結果を解析したところ，10 年間の追跡期間中の抗うつ薬の使用はドライアイ発症の危険因子であることが確認された（オッズ比：1.54，95％信頼係数：1.05-2.27）[39]。同様に，Blue Mountains Eye Study でも，抗うつ薬を使用した患者においてドライアイの有病率の有意な上昇が認められた[37]。

2）抗ヒスタミン薬

　ドライアイと関連があると思われるもうひとつの薬剤として抗ヒスタミン薬が挙げられる。Beaver Dam Eye Study の前向き解析[39]において，また季節性アレルギー性結膜炎の患者の中で 抗ヒスタミン薬の全身投与はドライアイのリスクを上昇させることが確認されている。しかし，後者の研究では TBUT の変化は認められなかったので，MGD とは直結しない可能性も秘めている。

　以上のように薬剤には MGD を引き起こす可能性があるものが存在する。そのため MGD の患者の治療の際には全身内服薬の詳細についても考慮すべきである。

文献

1) Schaumberg DA et al：The international workshop on meibomian gland dysfunction：report of the subcommittee on the epidemiology of, and associated risk factors for, MGD. Invest Ophthalmol Vis Sci　52：1994-2005, 2011
2) 天野史郎ほか（マイボーム腺機能不全ワーキンググループ）：マイボーム腺機能不全の定義と診断基準．あたらしい眼科　27：627-31, 2010
3) Jie Y at al：Prevalence of dry eye among adult Chinese in the Beijing Eye Study. Eye（Lond）　23：688-93, 2009

4) Uchino M et al：The features of dry eye disease in a Japanese elderly population. Optom Vis Sci　83：797-802, 2006
5) Lin PY et al：Prevalence of dry eye among an elderly Chinese population in Taiwan：The Shihpai Eye Study. Ophthalmology　110：1096-101, 2003
6) Siak JJ et al：Prevalence and risk factors of meibomian gland dysfunction：the Singapore Malay eye study. Cornea　31：1223-8, 2012
7) Viso E et al：The association of meibomian gland dysfunction and other common ocular diseases with dry eye：a population-based study in Spain. Cornea　30：1-6, 2011
8) McCarty CA et al：The epidemiology of dry eye in Melbourne, Australia. Ophthalmology　105：1114-9, 1998
9) Schein OD et al：Prevalence of dry eye among the elderly. Am J Ophthalmol　124：723-8, 1997
10) Lekhanont K et al：Prevalence of dry eye in Bangkok, Thailand. Cornea　25：1162-7, 2006
11) Ong BL et al：Meibomian gland dysfunction：some clinical, biochemical and physical observations. Ophthalmic Physiol Opt　10：144-8, 1990
12) Marren SE：Contact lens wear, use of eye cosmetics, and meibomian gland dysfunction. Optom Vis Sci　71：60-2, 1994
13) Molinari JF et al：Meibomian gland status and prevalence of giant papillary conjunctivitis in contact lens wearers. Optometry　71：459-61, 2000
14) Hom MM et al：Prevalence of meibomian gland dysfunction. Optom Vis Sci　67：710-2, 1990
15) Arita R et al：Contact lens wear is associated with decrease of meibomian glands. Ophthalmology　116：379-84, 2009
16) Mathers WD et al：Meibomian gland dysfunction in chronic blepharitis. Cornea　10：277-85, 1991
17) Jackson WB：Blepharitis：current strategies for diagnosis and management. Can J Ophthalmol　43：170-9, 2008
18) McCulley JP et al：Classification of chronic blepharitis. Ophthalmology　89：1173-80, 1982
19) Auw-Haedrich C et al：Chronic blepharitis：pathogenesis, clinical features, and therapy. Ophthalmologe　104：817-26；quiz 827-8, 2007［Article in German］
20) Shimazaki J et al：Meibomian gland dysfunction in patients with Sjögren syndrome. Ophthalmology　105：1485-8, 1998
21) Stanek S：Meibomian gland status comparison between active duty personnel and U.S. veterans. Mil Med　165：591-3, 2000
22) Kheirkhah A et al：Corneal manifestations of ocular demodex infestation. Am J Ophthalmol　143：743-9, 2007
23) Basta-Juzbašić A et al：*Demodex folliculorum* in development of dermatitis rosaceiformis steroidica and rosacea-related diseases. Clin Dermatol　20：135-40, 2002
24) Den S et al：Association between meibomian gland changes and aging, sex, or tear function. Cornea　25：651-5, 2006
25) Hykin PG et al：Age-related morphological changes in lid margin and meibomian gland anatomy. Cornea　11：334-42, 1992
26) Sullivan BD et al：Influence of aging on the polar and neutral lipid profiles in human meibomian gland secretions. Arch Ophthalmol　124：1286-92, 2006
27) Epidemiology Subcommittee of the International Dry Eye WorkShop：The epidemiology of dry eye disease：report of the Epidemiology Subcommittee of the International Dry Eye WorkShop(2007). Ocul Surf　5：93-107, 2007
28) Sullivan DA et al：Androgen deficiency, meibomian gland dysfunction, and evaporative dry eye. Ann N Y Acad Sci　966：211-22, 2002
29) Zuber TJ：Rosacea. Prim Care　27：309-18, 2000
30) Zuber TJ：Rosacea：beyond first blush. Hosp Pract(1995)　32：188-9, 1997
31) Alvarenga LS et al：Ocular rosacea. Ocul Surf　3：41-58, 2005
32) Sotozono C et al：New grading system for the evaluation of chronic ocular manifestations in patients with Stevens-Johnson syndrome. Ophthalmology　114：1294-302, 2007
33) Ogawa Y et al：Dry eye after haematopoietic stem cell transplantation. Br J Ophthalmol　83：1125-30, 1999
34) Kaercher T：Ocular symptoms and signs in patients with ectodermal dysplasia syndromes. Graefes Arch Clin Exp Ophthalmol　242：495-500, 2004
35) Schaumberg DA et al：Hormone replacement therapy and dry eye syndrome. JAMA　286：2114-9, 2001
36) Erdem U et al：Dry eye in post-menopausal women using hormone replacement therapy. Maturitas　56：257-62, 2007
37) Chia EM et al：Prevalence and associations of dry eye syndrome in an older population：the Blue Mountains Eye Study. Clin Exp Ophthalmol　31：229-32, 2003
38) Schaumberg DA et al：Prevalence of dry eye disease among US men：estimates from the Physicians' Health Studies. Arch Ophthalmol　127：763-8, 2009
39) Moss SE et al：Prevalence of and risk factors for dry eye syndrome. Arch Ophthalmol　118：1264-8, 2000

第2部
診断編

マイボーム腺機能不全(MGD)の診断と治療

第 7 章

MGD の診断総論

東京歯科大学市川総合病院眼科　島﨑　潤
Jun SHIMAZAKI

Summary

マイボーム腺の機能と異常

マイボーム腺は瞼板腺ともいわれ，人体で最大の皮脂腺である。マイボーム腺の機能は涙液中に脂質を分泌することにあり，この機能が正常に保たれるためには，①正常な脂質がマイボーム腺で産生される，②産生された脂質が瞼縁に分泌される，そして③涙液層に脂質が供給され油層を形成する，ことが必要である。マイボーム腺機能不全（MGD）は，これらのプロセスのいずれかが障害された状態であり，各段階に応じた診断がなされる[1]。

MGD の診断

1．自覚症状

　MGD によって生じる自覚症状は，上記の部位別異常に対応して，①マイボーム腺内に脂質が貯留することによって生じる圧迫感，②マイボーム腺開口部周辺の炎症によって生じる熱感，灼熱感，③ MGD に起因する涙液層の不安定化によって生じるもの，に分けられる。最後の涙液層の不安定化は，いわゆる「蒸発亢進型ドライアイ」によるものであり，涙液減少型ドライアイの症状とかなりの部分がオーバラップする。しかし，MGD による蒸発亢進型ドライアイではそれほど強い上皮障害を生じることは少ないので，疼痛，異物感といった強い症状よりは，乾燥感，眼の疲れなどを訴える割合が高いことが推測される。これらの症状の特徴は，臨床的経験より推測されているものであり，厳密な検討は行われていない。MGD に特異性の高い自覚症状の検出が可能であるかについても不明な点が多く，今後の発展が期待される。

2．マイボーム腺の診断

1）形態学的診断

　マイボーム腺構造の大まかな様子は，細隙灯顕微鏡でも観察することができる（図1）。正常者では，瞼縁の垂直に白色の腺構造が認められるが，瞼結膜の肥厚や充血を伴うような場合は観察が難しくなる。より詳細な形態学的診断としては，①マイボグラフィーと②コンフォーカルマイクロスコピーがある。各々の詳細については，第 8 章および第 10 章を参照してほしい。マイボグラフィーでは，これが形態学的診断のみであるのか，マイボーム腺の機能も反映して

第 2 部　診断編

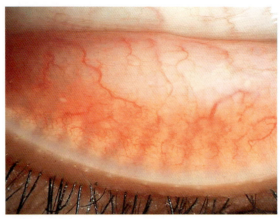

図1　正常者のマイボーム腺所見
瞼結膜側よりしばしばマイボーム腺構造が透見できる。

いるのかに留意すべきである。古典的なマイボグラフィー，すなわち眼瞼の皮膚側から光を当ててその透過光を瞼結膜側より観察する方法では，マイボーム腺の構造が検出される。つまり，腺房などの腺構造が保たれている部分は黒く（暗く）観察され，腺構造が破壊されて線維組織で置き換わっている部分（gland dropout）は白く（明るく）描写される[2]。これに対して近年広く用いられるようになった赤外線光による non-contact infrared meibography は，マイボーム腺内の脂質からの蛍光を観察しているので，脂質で満たされている腺腔や腺房は明るく観察される。この方法では，腺構造が消失している部分だけでなく脂質で満たされない腺腔も暗く描写され，必ずしも腺構造の破壊を反映していない可能性がある[3]。近年の報告で散見されるマイボーム腺面積の改善は，形態ではなくて機能的な側面を測定している可能性があり，この点については今後の研究の発展をまちたい[4]。

　マイボーム腺構造の観察に用いられているもうひとつの方法が，コンフォーカルマイクロスコピーである。この方法は，マイボグラフィーに比べると観察範囲が狭いという欠点はあるものの，腺房や腺腔，さらには炎症細胞も含んだマイボーム腺構造の詳細な観察が可能であるという大きな利点がある。MGD 患者では，腺房密度の低下，腺房断面積の拡大が生じることが報告されている[5]（詳細については第 10 章を参照のこと）。

2）脂質の質的解析

　マイボーム腺から産生される脂質の解析も古くから行われており，正常者と MGD 患者では脂質の組成が異なることが報告されている。詳細については第 12 章に譲るが，脂質の性状には個体差がかなり大きいことが明らかとなっている[6]。さらに，マイボーム腺から産生される脂質と，涙液油層を形成する脂質とはその成分が必ずしも一致しないことも最近報告されており，瞼縁の脂質分析の MGD 診断としての有用性も今後さらに検証される必要がある。

3. 瞼縁の変化

1）形態学的診断

　MGD によって生じるマイボーム腺開口部および瞼縁の形態学的変化は，細隙灯顕微鏡で観

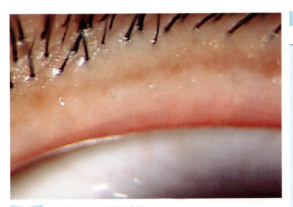

図2　正常者の瞼縁所見
マイボーム腺開口は，睫毛の結膜側に整然と並んでおり，透明な内容物が容易に圧出される．

表1　マイボーム腺機能不全で認められる瞼縁の解剖学的異常

瞼縁の所見
- 厚さ
- 眼瞼後方縁の丸み
- 瞼縁不整
- 血管拡張
- 睫毛脱落
- 睫毛乱生
- 上下瞼縁の不一致
- 前部眼瞼炎
- 粘膜皮膚移行部の変化

開口部の所見
- 中央部での開口部の数(/1 cm)
- 中央部での機能している開口部の数(/1 cm)
- 閉塞，隆起
- 狭細化
- 混濁，瘢痕化
- 血管侵入
- 後方移動

腺腔の所見
- 腺腔露出
- 嚢胞状拡張

腺房の所見
- 透見性
- 結石
- 霰粒腫

(文献1より改変)

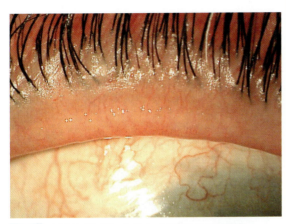

図3　MGD患者にみられた瞼縁の血管拡張

察し得る簡便な診断法として古くより採用されており，疫学調査にも用いられている．正常者では，睫毛根部の結膜側に整然と腺開口部が並ぶ所見が認められる(図2)．MGDにおける瞼縁の解剖学的異常の詳細としては，表1に挙げた所見の観察が推奨されており，半定量的にスコアリングすることが提唱されている[6)7)]．これらのうち，vascular engorgement(瞼縁の血管拡張)は，通常では瞼縁をまたぐような血管は観察されないのに対し，MGDではしばしばこうした血管が観察されることを応用している(図3)．この所見はMGDに伴う炎症性変化を反映してのものと考えられる．これに対し，マイボーム腺開口部のplugging(開口部が固形物で閉塞されている所見)やpouting(開口部から閉塞物が隆起している所見)は，マイボーム腺開口部の閉塞所見を表す所見と考えられる(図4)．また，瞼縁不整(irregularity)は，長期にわたるMGDにより腺構造に線維化が生じ，その結果腺開口部が凹んだ所見を表わしており，不可逆的な形態的変化を反映していると考えられる(図5)．

　もうひとつ瞼縁に生じる変化でMGDの診断に有用と考えられているのが，粘膜皮膚移行部の移動である．瞼縁には瞼結膜から連続する結膜(＝粘膜)と皮膚が隣接しており，マイボー

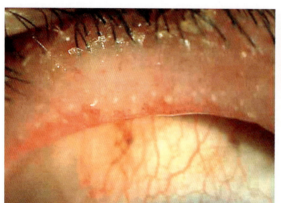

図4 マイボーム腺開口部の plugging

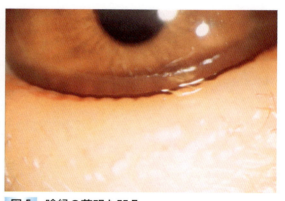

図5 瞼縁の著明な凹凸
マイボーム腺の萎縮と線維化を表す。

腺から分泌される脂質が涙液の皮膚側への移動を防いでいると考えられる。この移行部（Marx's line またはマイボライン）は，フルオレセインやリサミングリーンなどの生体染色によって観察することができる[8]。MGD では，この移行部の移動を高率に伴うことが報告されており，その詳細については第9章を参照されたい。

2）マイボーム腺脂質の分泌状態の観察

マイボーム腺で産生された脂質（= meibum）が瞼縁に運搬される機能が保たれるかどうかについては，瞼縁圧迫による開口部よりの脂質分泌の程度を観察することが広く行われている。簡便な方法としては，瞼板周囲を指で圧迫して開口部からの排出状況を観察するが，圧を一定にするための機器も開発されている[9]。正常者では圧迫により透明な脂質が排出され，その程度は隣接する開口部との距離の半分程度まで及ぶとされる。閉塞性 MGD では，meibum の混濁，黄色化，あるいは液状ではなくて粒状，あるいは筒状に固化した脂質の圧出（tooth pasting）が観察される（図6）。さらに閉塞が高度になると，圧迫によっても全く脂質の排出が観察されない。これらの異常は，研究者によってさまざまにグレーディングされている。大きく分けて，排出される meibum の性状を記録するものと，圧出されやすさ（expressibility）を記録するもの，およびこの両者を組み合わせたもので半定量的に解析されている[10)11)]（表2）。

また，眼瞼中央に位置するマイボーム腺から圧迫によって脂質が分泌される開口部の数を記録することによって定量化を試みる方法もあり，Meibomian Glands Yielding Liquid Secretion（MGYLS）スコアとして評価に用いられている[9]。これまでの報告によると，マイボーム腺からの脂質の分泌状態には個人差が多く，正常者においても必ずしもすべての腺が持続的に脂質を分泌しているわけではない。おそらく，瞼縁に脂質を適量貯留させるのにちょうどよい分泌量が保たれているものと推測される。また，閉塞性 MGD とは逆に，脂質が過剰に分泌されるタイプもある（図7）。閉塞性に比べると若年者で瞼縁の炎症を伴い，脂漏性皮膚炎を合併しているものが多い。分泌された脂質に質の変化が生じると，瞼縁の泡形成（foaming）がみられることもある（図8）。

また，臨床に広く用いられてはいないが，瞼縁に貯留している脂質量を定量化する「マイボ

第7章 MGDの診断総論

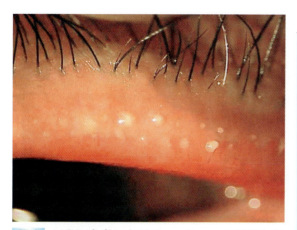

図6 MGD患者におけるmeibumの混濁と軽度の固化

表2 マイボーム腺分泌物圧出状態の判定

- Meibumの分泌量によるスコアリングの例[10]
 0：圧迫により腺開口部を覆うくらいの量が排出される
 1：正常の2～3倍の量が分泌される
 2：正常の3倍以上の量が分泌される
 3：正常の10倍以上の量が分泌される
- Meibumの性状によるスコアリングの例[10]
 1：圧迫により透明なmeibumが排出される
 2：混濁しているが正常な粘性のmeibumが排出される
 3：混濁して粘性が増加したmeibumが排出される
 4：練り歯磨き状のmeibumが排出される
- Meibumの圧出の容易さ (expressibility) によるスコアリングの例[11]
 0：圧迫により透明なmeibumが容易に圧出される
 1：圧迫により混濁したmeibumが容易に圧出される
 2：強い圧迫により混濁したmeibumが圧出される
 3：強い圧迫によってもmeibumは圧出されない

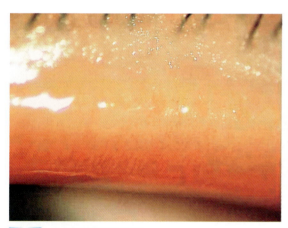

図7 分泌過剰型MGD
過剰な量のmeibumが圧出される。

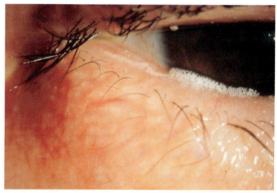

図8 瞼縁の泡形成

メトリー」と呼ばれる検査法があり，正常者や涙液減少型ドライアイと比較すると，MGD患者では瞼縁の脂質量が減少していることが認められている[12)13)]。

4. 涙液油層の観察

涙液層の油層の診断としては，干渉像の観察が用いられ，その測定装置はinterferometryと呼ばれている。油層の厚みによって干渉像の色が変わることが報告されている。また涙液油層の構造，たとえば極性脂質と非極性脂質の割合やそのinteractionによっても干渉像が変わると考えられており，油層の量的および質的状態を直接観察する検査法といえる。わが国で開発されたDR-1（興和）は，臨床応用可能な機器としては最も早く発売された（図9, 10）。一時製造が中止されたが，近年の涙液層別解析の進歩に呼応して再発売され，今後より広く利用さ

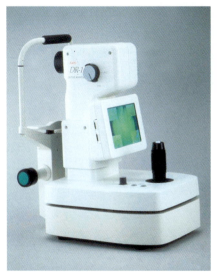

図9 涙液干渉像観測装置（DR-1®，興和）の外観

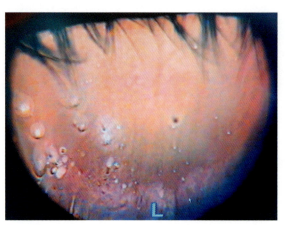

図10 MGD患者でみられた涙液干渉像の一例

れることが期待される[14]。また最近では，油層の厚みを定量化するタイプのinterferometryも市場に登場した[15]。

さらに涙液干渉像の観察は，瞬目後の涙液層の動態観察にも利用されている。瞬目直後には，眼瞼の上方移動に伴って水層と油層が上方に引き上げられるが，この動きを観察することで，涙液層の形成とその破綻の過程を見ることができる。干渉像の観察によってみられる瞬目後の涙液の上方移動の速さは，涙液水層の量に比例することが報告されており，涙液油層の観察が間接的に水層の観察にも応用できることが示されている[16]。

5. MGDによって生じる眼表面の変化の観察

1）涙液蒸発量の測定

涙液油層の機能のひとつに，涙液の過剰な蒸発を抑制することが挙げられている。眼表面からの水分蒸発量の測定は，さまざまな施設から異なる機器を用いて行われている。涙液減少型ドライアイでの蒸発量の変化については，増えるとするもの，減るとするものなど意見の一致を見ておらず，これはドライアイの診断やタイプ，重症度の違いを反映している可能性が高い。一方で，MGDでは蒸発亢進が認められることはほとんどの報告で一致している[17]。

2）涙液層破壊時間

MGDでは涙液層の安定性が低下するが，その最も簡便な検出法は涙液層破壊時間（BUT）の短縮である。涙液減少を伴わない純粋な閉塞性MGDでは，開瞼後に涙液層がいったん形成されてからbreak-upが生じるパターンをとることが多く，その部位は角膜下方であることが一般的である（図11）。

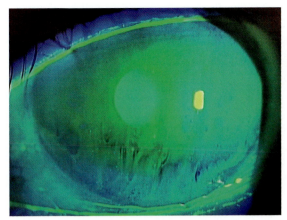

図11 蒸発亢進型ドライアイでの涙液層破壊の一例

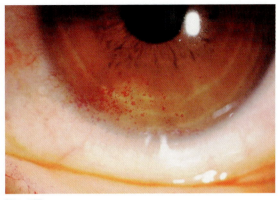

図12 MGD患者でみられた上皮障害（ローズベンガル染色）
角膜下方に強い。

3) 眼表面上皮障害

MGDではそれほど強い上皮障害をきたすことは比較的少ない。涙液層の破綻が頻繁に生じる場合は，その部位（多くは角膜下方）に点状表層角膜症を生じることがある。また，眼瞼炎を併発している場合には，瞼縁や瞼結膜と接する部位に上皮障害を認めることもある（図12）。

文献

1) Tomlinson A et al：The international workshop on meibomian gland dysfunction：report of the diagnosis subcommittee. Invest Ophthalmol Vis Sci 52：2006-49, 2011
2) Mathers WD et al：Video imaging of the meibomian gland. Arch Ophthalmol 112：448-9, 1994
3) Arita R et al：Noncontact infrared meibography to document age-related changes of the meibomian glands in a normal population. Ophthalmology 115：911-5, 2008
4) Arita R et al：Topical diquafosol for patients with obstructive meibomian gland dysfunction. Br J Ophthalmol 97：725-9, 2013
5) Matsumoto Y et al：The application of in vivo laser confocal microscopy to the diagnosis and evaluation of meibomian gland dysfunction. Mol Vis 14：1263-71, 2008
6) Bron AJ et al：The meibomian glands and tear film lipids. Structure, function, and control. Adv Exp Med Biol 438：281-95, 1998
7) Foulks GN et al：Meibomian gland dysfunction：a clinical scheme for description, diagnosis, classification, and grading. Ocul Surf 1：107-26, 2003
8) Norn M：Meibomian orifices and Marx's line. Studied by triple vital staining. Acta Ophthalmol 63：698-700, 1985
9) Korb DR et al：Meibomian gland diagnostic expressibility：correlation with dry eye symptoms and gland location. Cornea 27：1142-7, 2008
10) Mathers WD et al：Meibomian gland dysfunction in chronic blepharitis. Cornea 10：277-85, 1991
11) Shimazaki J et al：Ocular surface changes and discomfort in patients with meibomian gland dysfunction. Arch Ophthalmol 113：1266-70, 1995
12) Chew CK et al：The casual level of meibomian lipids in humans. Curr Eye Res 12：255-9, 1993
13) Yokoi N et al：Assessment of meibomian gland function in dry eye using meibometry. Arch Ophthalmol 117：723-9, 1999
14) Yokoi N et al：Correlation of tear lipid layer interference patterns with the diagnosis and severity of dry eye. Am J Ophthalmol 122：818-24, 1996
15) Finis D et al：Evaluation of lipid layer thickness measurement of the tear film as a diagnostic tool for Meibomian gland dysfunction. Cornea 32：1549-53, 2013

16) Goto E et al : Differentiation of lipid tear deficiency dry eye by kinetic analysis of tear interference images. Arch Ophthalmol 121：173-80, 2003
17) Goto E et al : Tear evaporation dynamics in normal subjects and subjects with obstructive meibomian gland dysfunction. Invest Ophthalmol Vis Sci 44：533-9, 2003

第8章

マイボグラフィーの理論と実践

伊藤医院（さいたま市）/慶應義塾大学医学部眼科学教室/東京大学医学部眼科学教室　有田玲子
Reiko ARITA

Summary

　従来のマイボグラフィーは侵襲的で一般外来での応用は困難だったが，非侵襲的マイボグラフィーは非侵襲的で観察時間も1分以内と短く，一般診療の一部に組み込める．これを用いればさまざまなocular surface疾患やマイボーム腺関連疾患のマイボーム腺形態変化が評価できる．マイボグラフィー画像の定量化は，治療法の評価にも有用である．またその形態変化やサーモグラフィーによる所見からマイボーム腺機能不全（MGD）の病態に末梢血流障害が関与していることもわかった．

　さらに最近では，涙液量とマイボーム腺消失面積の関係から，涙液のhomeostasisの存在が提唱された．まだまだ謎の多いMGDの病態解明，診断，治療の評価と非侵襲的マイボグラフィーの可能性は無限に広がっている．

I　マイボグラフィーとは？

　マイボグラフィーとはマイボーム腺を皮膚側から透過することによりマイボーム腺の構造を生体内で形態学的に観察する方法である．30年以上前 Tapie[1] によって初めての報告があって以来，さまざまな改良がなされてきたが，光源プローブが患者の眼瞼に直接接触することによる，疼痛や不快感を解消することはできなかった．また，従来の光源プローブの照射範囲も狭く，上下眼瞼耳側から鼻側まで全体を把握するためには時間と苦痛を伴う侵襲的検査と位置づけられ，一般外来で普及することはなかった．そこで，Aritaらは，非侵襲的にマイボーム腺を観察できるマイボグラフィーの開発を行った[2,3]．

II　非侵襲的マイボグラフィー

　現在，日本では三種類の非侵襲的マイボグラフィーを入手することが可能である．いずれも静止画，動画の記録が可能である．

1．スリットランプ付属式非侵襲的マイボグラフィー（図1左）

　Aritaらによって2008年に発表された世界初の非侵襲的マイボグラフィー[2]で，この後，何

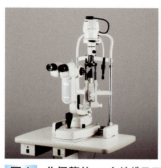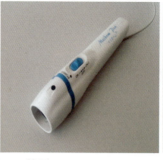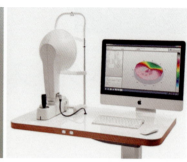

図1　非侵襲的マイボグラフィー装置
左：スリットランプ付属式
スリットランプに赤外線透過フィルターとCCDカメラを付属させている。眼表面診察の一連の流れのなかにマイボーム腺形態観察を組み込むことが可能。
中央：持ち運び式
赤外線LED光源とCMOSカメラよりなる。120gと軽量でポケットに入るサイズ。
右：ケラトグラフ付属型
角膜形状解析装置に赤外線モードがあり，マイボーム腺を観察できる。

　種類かのマイボグラフィーが国際的に発売されているが原理はすべて同じである。スリットランプ付属式マイボグラフィーは，赤外線透過フィルター（波長840nm以上）とCCDカメラをスリットランプに付属させたもの。スリットランプ付属式マイボグラフィー（ノンコンタクトマイボグラフィー，DC-4，トプコン社）の利点は，一般外来で患者を診察する流れのなかにマイボグラフィーを自然に組み込むことが可能なことである。マイボーム腺開口部周辺や眼瞼の状態を細隙灯顕微鏡の散乱光を用いて観察したのち，フルオレセイン染色をして，ブルーフィルター（もしくはブルーフリーフィルター）で角結膜上皮障害の観察，涙液層破綻時間（BUT）の計測を行う。その後，さらにフィルターを赤外線透過フィルターにし，患者の上下眼瞼の瞼結膜を翻転しながら，観察用モニターでマイボーム腺を観察，評価する（図2）。このとき，倍率は細隙灯顕微鏡の範囲内であれば自由に変更できるので，まず弱拡大で眼瞼全体を観察し，マイボーム腺の脱落，短縮，途絶，拡張，歪曲などの異常所見を見つけたら，その部分を強拡大にして腺房まで詳細に観察する。ここまで通常3分以内で終了する。

2. 持ち運び式非侵襲的マイボグラフィー（図1中央）

　赤外線LED（波長940nm），CMOSカメラよりなる[3]。持ち運び式マイボグラフィー（マイボペン，JFC社）の利点はまさに持ち運び可能なことである。往診，手術室，検診，海外などポケットに入るサイズで重さも120gと軽量なためどこでもマイボーム腺を観察することができる。細隙灯顕微鏡の顎台に顔を乗せられない乳児[4]や重症の全身疾患を抱えた入院患者のマイボーム腺も観察可能である。

3. ケラトグラフ付属型（図1右）

　Keratograph® 5M（Oculus社）は角膜形状解析（トポグラフィ）という基本機能に加え，赤外線モードによりマイボーム腺を評価することができる[5]。

第8章 マイボグラフィーの理論と実践

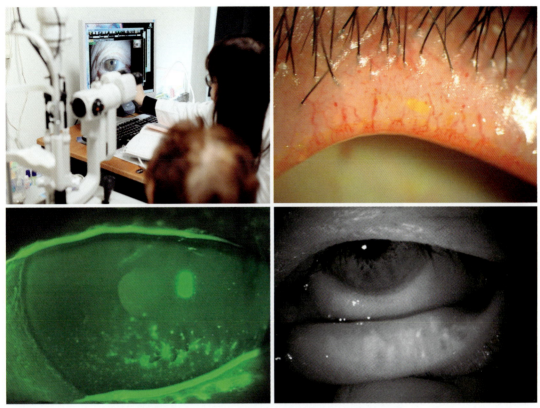

図2 マイボーム腺観察の流れ
78歳女性。スリットランプ付属式マイボグラフィーを用いての診察風景（左上），フルオレセイン染色をして角結膜上皮障害，涙液破壊時間，メニスカスの観察（左下），眼瞼縁の所見観察（血管拡張，不整，開口部閉塞，皮膚粘膜移行部の移動）（右上）のあと，マイボーム腺の形態を非侵襲的に観察する（右下）。

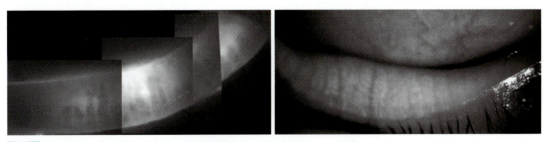

図3 従来のマイボグラフィーと非侵襲的マイボグラフィーの違い
従来のマイボグラフィーは接触式で皮膚の裏側からプローブにて赤外光を透過させ，マイボーム腺を観察するため，マイボーム腺は黒く映る（左）。非侵襲的マイボグラフィーは赤外光を眼瞼結膜側からあててその反射光で観察しているためマイボーム腺は白く映る（右）。

III 従来のマイボグラフィーと非侵襲的マイボグラフィーの見え方の違い

　従来のマイボグラフィーは皮膚側にプローブを接触させ，透過光でマイボーム腺を観察するためマイボーム腺は黒く見える（図3左）。非侵襲的マイボグラフィーは結膜側からの反射光によりマイボーム腺を観察するためマイボーム腺は白く見える（図3右）（表1）。

第 2 部　診断編

表 1　従来のマイボグラフィーと非侵襲的マイボグラフィーの違い

従来のマイボグラフィー	非侵襲的マイボグラフィー
プローブが直接接触 疼痛，羞明，侵襲的	非接触 非侵襲的
特別な技術，熟練が必要	スリットランプが使えれば誰でもできる
光源が必要	スリットランプの光源で利用可能 / 倍率の変更も自由
ほぼ下眼瞼中央部しか見えない	上下眼瞼，耳側から鼻側まで全部簡単に見える

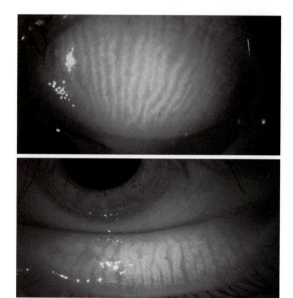

図 4　非侵襲的マイボグラフィーによる正常眼の所見

32 歳女性。白いほうがマイボーム腺。上に 30 本前後，下に 20 本前後の直線的なマイボーム腺がきれいに並ぶ。

Ⅳ　非侵襲的マイボグラフィーは何を見ているか？

　非侵襲的マイボグラフィーで白く映る部分はマイボーム腺分泌脂（meibum）の自発蛍光を反映していると考えられている（図 4）。黒く映る部分は meibum の充填されていないところなので，①腺構造が破壊された dropout と②腺構造は破壊されておらず角化物が堆積しただけの部分や meibum の成分や量が変化，減少した部分と考えられる。マイボーム腺の消失面積に従ったグレード分類がある（マイボスコア）[2]（図 5）。

Ⅴ　マイボグラフィーと油層の関係

　マイボグラフィーはマイボーム腺の構造の検査であり，インターフェロメトリー法で得られるような涙液油層の検査ではない。しかし，非侵襲的マイボグラフィーを用いて観察したマイ

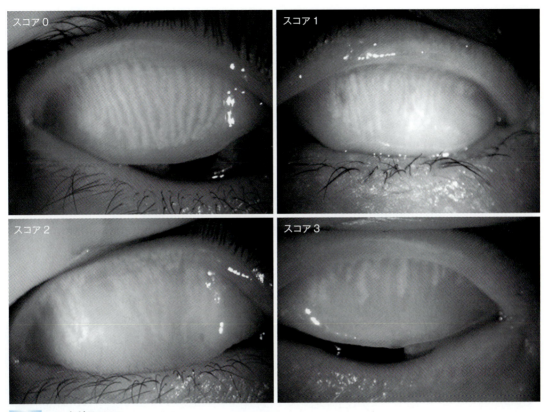

図5 マイボスコア
マイボーム腺消失面積にしたがって以下の4段階のグレード分類がある。
スコア0：マイボーム腺の消失面積なし
スコア1：マイボーム腺の消失面積が全体の1/3以下
スコア2：マイボーム腺の消失面積が全体の1/3以上2/3以下
スコア3：マイボーム腺の消失面積が全体の2/3以上

ボーム腺消失面積と自覚症状，涙液油層の厚み，NIBUT（non-invasive breaku-up time）と相関があった，との報告がされている[6]。

VI Ocular surface 疾患とマイボーム腺の形態変化

1．正常眼の加齢
加齢によりマイボーム腺は消失していく[2]。

2．乳幼児
生後3か月でも大人同様のマイボーム腺形態であることがわかった（図6）[4]。

3．MGD
マイボーム腺の脱落，短縮，途絶，屈曲，拡張と多彩な所見を呈す。マイボーム腺の脂も変質しているせいか白黒のコントラストも悪い（図7）[7]。MGDを診断するうえで客観性，再現性

第 2 部　診断編

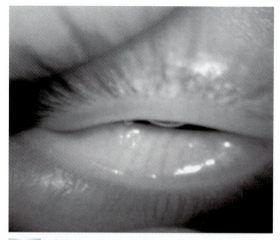

図 6　乳児のマイボーム腺
生後 3 か月の乳児のマイボーム腺を持ち運び式マイボグラフィーで観察したところ，成人同様のマイボーム腺が観察された。（写真提供：白川理香先生）

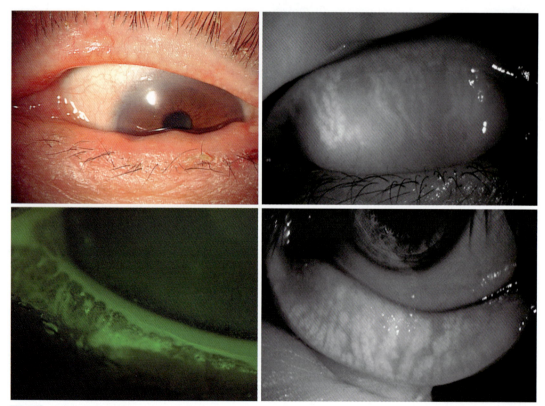

図 7　MGD 眼の所見
78 歳男性。眼瞼縁に不整，血管拡張，開口部閉塞所見がある（左上）。皮膚粘膜移動所見を認める（左下）。角結膜上皮障害はなく，涙液層破壊時間は 5 秒だった。シルマー検査は 8 mm。涙液メニスカスが高い。非侵襲的マイボグラフィーの画像（右上，右下）を観察すると，脱落（黒い部分），短縮，屈曲，途絶などさまざまな所見が得られる。

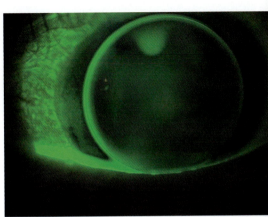
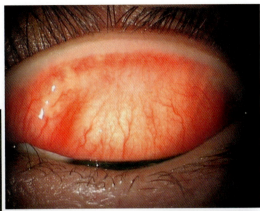
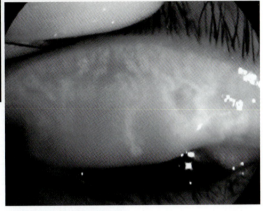

図8　ハードコンタクトレンズ装用眼
31歳女性。ハードコンタクトレンズを16年間装用している。ドライアイ症状が強い。3時9時ステイニングがある（左）。BUTは2秒，シルマー検査は5mm。上眼瞼結膜に充血を認める（右上）。非侵襲的マイボグラフィーで上眼瞼のマイボーム腺に高度の短縮，屈曲を認める（右下）。

が高い検査であるマイボグラフィーは自覚症状，眼瞼縁所見の次に診断力の高い検査であることが報告されている[7]。AritaらはMGDと涙液減少型ドライアイの鑑別にもマイボグラフィーとシルマー検査が有用であることを報告しており[8]，これをもとにLempらがMGDの疫学調査を行ったところ，ドライアイ全体の86％がMGDであることが明らかになった[9]。

4. コンタクトレンズ（CL）装用者

　開口部より遠位端から短縮がみられる。ハードコンタクトレンズでは上耳側の変化が著しい傾向にあり（図8），ソフトコンタクトレンズでは下眼瞼のマイボーム腺が一列に短縮するという特徴がある（図9）[10]。そのメカニズムは不明だが，瞬目による機械的摩擦，眼瞼圧，マルチパーパスソリューションの影響が考えられている。

5. アレルギー性結膜炎

　上眼瞼のマイボーム腺で屈曲が認められる（図10）[11]。メカニズムは不明だが慢性的掻痒感からくる物理的刺激によるものと考察されている。

第 2 部　診断編

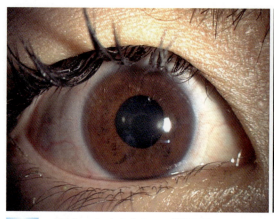
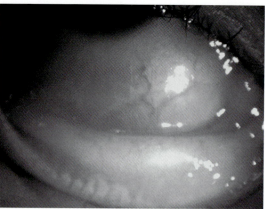

図 9　ソフトコンタクトレンズ装用眼
28 歳女性。2 週間使い捨てタイプのソフトコンタクトレンズを 11 年装用している（左）。ドライアイ症状が強い。下眼瞼のマイボーム腺が一列すべて，高度に短縮（従来あるべき長さの 1/7 程度）している（右）。

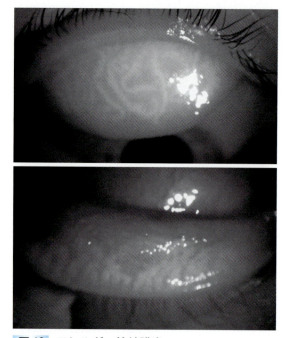

図 10　アレルギー性結膜炎
35 歳男性。通年性アレルギー性結膜炎。上下眼瞼のマイボーム腺に屈曲と短縮を認める。

6. 抗緑内障点眼

　抗緑内障薬の長期点眼により ocular surface にダメージを与えることがわかっているが，マイボーム腺への影響も報告された[12)13)]。防腐剤の濃度や点眼基剤別の検討はまだ行われていない。

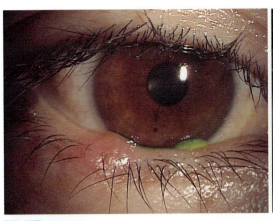
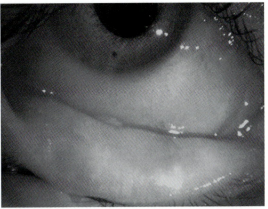

図 11　霰粒腫
42 歳女性。右下眼瞼に霰粒腫を認める(左)。同部位は非侵襲的マイボグラフィーでは黒く抜けて映る(右)。腺構造の破壊が考えられる。

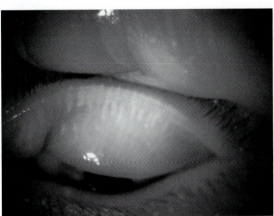
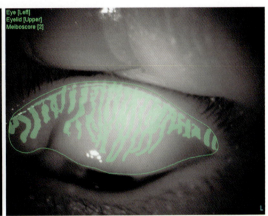

図 12　マイボグラフィーの定量化プログラム
非侵襲的マイボグラフィーの画像(左)から眼瞼領域を決定し,マイボーム腺領域を抽出(右)できる定量化プログラムが開発されている。

7. 霰粒腫,脂腺癌

　霰粒腫では腺構造の破壊により黒く抜け(図 11),脂腺癌では境界不明瞭の白い塊が観察される[14]。

VII　非侵襲的マイボグラフィーを用いたマイボーム腺の定量化

　マイボーム腺の消失面積は半定量的にマイボスコア[2]が用いられてきたが,治療前後での評価にはさらに詳細なマイボーム腺領域の定量化が必要であった。Arita らは DC-4(トプコン社)で撮影したマイボーム腺領域を自動で解析するソフトウエアをトプコン社と共同開発した[15]。これを用いれば,点眼による MGD 治療,温罨法による MGD 治療(図 12),点眼薬[16],内服薬による MGD 治療前後での評価を容易にすることができる。

第 2 部　診断編

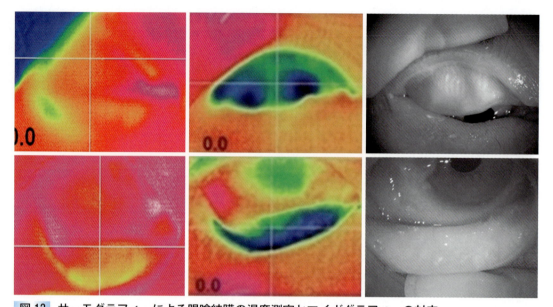

図 13　サーモグラフィーによる眼瞼結膜の温度測定とマイボグラフィーの対応
正常眼では角膜中央部，上下眼瞼結膜の温度は 34℃で一定である（左）。MGD 眼では上下眼瞼結膜の温度が 32℃と有意に低い（中央）。温度の低い部位はマイボグラフィーでマイボーム腺消失部分と一致している（右）。

VIII　MGD の病態の解明に役立つマイボグラフィー

　MGD 患者の眼瞼結膜温度をサーモグラファー（トーメー社）で測定したところ，正常眼に比べて 2℃も温度が低いことがわかった[17]（図 13）。MGD の病態の一部に末梢血流障害が関与している可能性が示唆された。

IX　涙液の homeostasis（compensation theory）の証明

　人間の体液にはどこでも homeostasis 機構があり，正常のバランスを整えることがわかっているが，涙液での homeostasis は証明されていなかった。最近，Lid and Meibomian Gland Working Group（LIME 研究会，www.lime.jp）が多施設研究を行い，涙液にも homeostasis があることを証明した[18]。
　MGD 患者ではマイボーム腺の消失面積（マイボスコア）が大きければ大きいほど，涙液量（シルマー値）が多くなるというもので，脂が足りなくなった分を，水で補てんしている（compensation）と示唆された（図 14）。

X　マイボグラフィーの今後

　マイボーム腺機能不全の患者数の多さからその重要性は再認識されているが，病態の解明が十分に進んでいないのが現状で，治療法も根本的なものはまだない。非侵襲的マイボグラ

第8章　マイボグラフィーの理論と実践

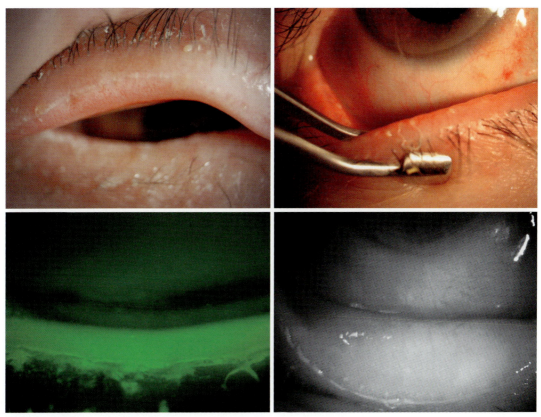

図14　涙液の homeostasis
58歳女性。眼瞼縁異常所見（血管拡張，開口部閉塞）を認める（左上）。フルオレセイン染色すると涙液メニスカスが非常に高い（左下）。シルマー値は 15 mm。マイボーム腺の脂を有田式鑷子で圧出すると tooth-paste like の meibum が観察された（右上）。非侵襲的マイボグラフィーでは下眼瞼のマイボーム腺がほとんど消失していた（右下）。

フィーの開発により，少しずつ病態が明らかになるにつれ有用な治療法の開発が進みつつある。しかし，どんなにいい治療法が開発されようとも，最も重要なのは，早期に診断し早期に治療することである。ドライアイ関連症状を訴える患者がいた場合，涙液検査や角結膜上皮障害の観察だけでなく，マイボーム腺の形態観察（マイボグラフィー）をぜひおすすめしたい。マイボグラフィーは客観的で再現性が高く，ドライアイ層別診療においても油層診断のキーとなる検査である。ドライアイ症状の原因が液層にあるのか油層になるのか鑑別するうえでは必須の検査といえる。マイボーム腺領域を定量することによって治療の効果も判定できる。今後，マイボグラフィーは一般臨床医にとってなくてはならない"routine examination"になるものと考える。

文献

1) Tapie R：Biomicroscopial study of Meibomian glands. Ann Ocul（Paris） 210：637-48, 1977［Article in French］
2) Arita R et al：Noncontact infrared meibography to document age-related changes of the meibomian glands in a normal population. Ophthalmology 115：911-5, 2008
3) Arita R et al：A newly developed noninvasive and mobile pen-shaped meibography system. Cornea 32：242-7,

2013
4) Shirakawa R et al：Meibomian gland morphology in Japanese infants, children, and adults observed using a mobile pen-shaped infrared meibography device. Am J Ophthalmol　155：1099-103, 2013
5) Srinivasan S et al：Infrared imaging of meibomian gland structure using a novel keratograph. Optom Vis Sci　89：788-94, 2012
6) Eom Y et al：Correlation between quantitative measurements of tear film lipid layer thickness and meibomian gland loss in patients with obstructive meibomian gland dysfunction and normal controls. Am J Ophthalmol　155：1104-10, 2013
7) Arita R et al：Proposed diagnostic criteria for obstructive meibomian gland dysfunction. Ophthalmology　116：2058-63.e1, 2009
8) Arita R et al：Efficacy of diagnostic criteria for the differential diagnosis between obstructive meibomian gland dysfunction and aqueous deficiency dry eye. Jpn J Ophthalmol　54：387-91, 2010
9) Lemp MA et al：Distribution of aqueous-deficient and evaporative dry eye in a clinic-based patient cohort：a retrospective study. Cornea　31：472-8, 2012
10) Arita R et al：Contact lens wear is associated with decrease of meibomian glands. Ophthalmology　116：379-84, 2009
11) Arita R et al：Meibomian gland duct distortion in patients with perennial allergic conjunctivitis. Cornea　29：858-60, 2010
12) Arita R et al：Effects of long-term topical anti-glaucoma medications on meibomian glands. Graefes Arch Clin Exp Ophthalmol　250：1181-5, 2012
13) Arita R et al：Comparison of the long-term effects of various topical antiglaucoma medications on meibomian glands. Cornea　31：1229-34, 2012
14) Nemoto Y et al：Differentiation between chalazion and sebaceous carcinoma by noninvasive meibography. Clin Ophthalmol　8：1869-75, 2014
15) Arita R et al：Objective image analysis of the meibomian gland area. Br J Ophthalmol　98：746-55, 2014
16) Arita R et al：Topical diquafosol for patients with obstructive meibomian gland dysfunction. Br J Ophthalmol　97：725-9, 2013
17) Arita R et al：Decreased surface temperature of tarsal conjunctiva in patients with meibomian gland dysfunction. JAMA Ophthalmol　131：818-9, 2013
18) Arita R et al (LIME working group)：Increased tear fluid production as a compensatory response to meibomian gland loss：A multi-center, cross-sectional study. Ophthalmology　122：925-33, 2015

第9章

Marx's line（マルクスライン）観察の有用性

愛媛県立中央病院眼科（松山市） 山口昌彦，愛媛大学 大橋裕一
Masahiko YAMAGUCHI, Yuichi OOHASHI

Summary

　Marx's line（マルクスライン，ML）によるマイボーム腺機能評価法は，従来のマイボーム腺機能評価法（マイボグラフィ，マイボーム腺圧出物の性状）と相関性があり，ML評価スコアは非MGDよりもMGDで有意に高い（悪い）。MLによるマイボーム腺機能評価は，細隙灯顕微鏡とフルオレセイン染色があれば，いかなる施設においても実施できるため，さまざまな眼疾患に関与しているマイボーム腺の異常をきわめて早い段階でスクリーニングできる有用性の高い検査法である。

はじめに

　マイボーム腺を中心とする眼瞼縁の疾患は，眼表面の状態と密接に関係しており，マイボーム腺の状態を適確に評価することは，眼表面疾患の診療においてきわめて重要である。マイボーム腺から分泌される脂質は涙液油層形成を担うことによって涙液層の安定化に寄与するが，マイボーム腺脂質に異常をきたすマイボーム腺機能不全（meibomian gland dysfunction: MGD）では，涙液層の不安定化を招いて蒸発亢進型ドライアイを発症する原因となる（図1A）。また，感染性マイボーム腺疾患であるマイボーム腺炎は，角膜の感染アレルギー疾患である角膜フリクテン（図1B）やマイボーム腺炎角膜上皮症（図1C）と密接に関連し，さらにマイボーム腺炎の起炎菌のひとつである *Propionibacterium acnes* が白内障手術中に眼内に侵入して，まれに術後眼内炎（図1D）を招くこともあり得る。このように，マイボーム腺の異常はさまざまな眼疾患と関連しているため，日常臨床においてマイボーム腺の状態を常に監視しておくことは非常に重要である。
　マイボーム腺の状態は，マイボーム腺開口部や圧出物の観察，マイボグラフィによるマイボーム腺構造の観察，マイボメトリーによるマイボーム腺分泌物の定量，高速クロマトグラフィによるマイボーム腺脂質分析など種々の方法を用いて評価される。これらの手法の中で，Marx's line（ML）によるマイボーム腺機能評価法は，フルオレセイン染色を行うだけで簡便にマイボーム腺機能をスクリーニングする方法である。MLによるマイボーム腺機能評価法の実際と有用性について解説する。

第 2 部　診断編

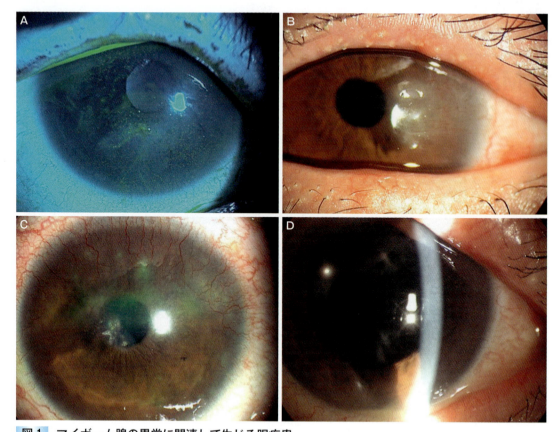

図1　マイボーム腺の異常に関連して生じる眼疾患
A：MGDによる蒸発亢進型ドライアイ，B：角膜フリクテン，C：マイボーム腺炎角膜上皮症，D：*Propionibacterium acnes*による遅発性眼内炎

I　眼瞼縁の解剖

　眼瞼には軟骨組織である瞼板があり，その瞼板内には皮脂腺であるマイボーム腺(瞼板腺)が上眼瞼に30～40個，下眼瞼に20～30個存在している．正常なマイボーム腺開口部の形状はフラットで同心円状のfluid cuff構造になっており，通常一列構造をとるが，ときにpiano key patternと呼ばれる二列構造をとることがある(図2)．正常では，マイボーム腺開口部の並びよりも眼球側に粘膜皮膚移行部(muco-cutaneous junction：MCJ)が存在し，MCJから瞼板下溝までの眼表面と最も密接している部分は，近年Korbらによってlid wiperと命名され，同部位と眼表面とは常に瞬目によって摩擦が発生し，その摩擦が過度になると眼瞼縁の結膜上皮障害(lid wiper epitheliopathy)をきたす．

II　Marx's line(ML)

　1924年，オランダの眼科医Eugen Marxは，眼瞼縁にフルオレセインやローズベンガルで

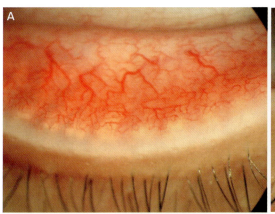
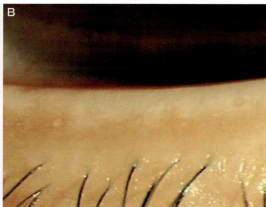

図2　正常マイボーム腺開口部所見
開口部はフラットかやや陥凹しており，同心円状の fluid cuff 構造をとる．通常，開口部は一列（A）であるが，ときに piano key pattern と呼ばれる二列構造（B）になることがある

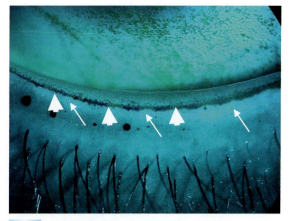

図3　若年正常者の Marx's line（矢頭）
マイボーム腺開口部（細矢印）よりも後方（眼球側）において，スムースで眼瞼縁に平行な line として観察される．

染色される line が存在することを発見した[1]．この line は，若年正常者ではマイボーム腺開口部（meibomian gland orifices：MO）よりも後方（眼球側）において眼瞼縁に平行の smooth な line として観察され（図3），MCJ の結膜側（眼球側）に生じるある一定の幅を持った結膜上皮障害の line であることが証明されている[2,3]．Norn は，正常若年者の ML は図2のように観察されるが，加齢とともに irregular になり，眼瞼縁炎や結膜炎など炎症性の眼瞼および眼表面疾患でも irregular になることを報告している[4]．

III　マイボーム腺脂質の眼瞼縁における役割

　マイボーム腺脂質には，①涙液水層の表面張力を低下させて眼表面に拡散させる作用，②涙液水層の表面を覆うことによって涙液の蒸発を抑制する作用，③眼瞼縁において涙液メニスカ

第 2 部　診断編

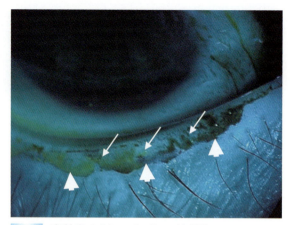

図 4　高齢者の Marx's line（矢頭）
マイボーム腺開口部（細矢印）の line を越えて皮膚側へ前方移動している。

スとの間に疎水性のバリアを築いて涙液が皮膚側へ溢れるのを防止する作用，などがある．このうち，MGD によってマイボーム腺脂質の分泌が悪化して③の機能が低下すると，涙液メニスカスの涙液が皮膚側へ溢れ出しやすくなる可能性がある．このような状態に陥っている高齢者の ML を観察してみると，ML は MO の line を越えて皮膚側へ前方移動（図 4）しており，MGD による眼瞼縁での疎水性バリア機能の低下と ML の前方移動が関連している可能性が推測される．

Ⅳ　ML scoring system

ML は，加齢や疾患によってマイボーム腺開口部との位置関係に相違が生じる可能性があるため，マイボーム腺開口部と ML との位置関係を 4 段階で scoring してみることにした[4]（図 5A）．scoring は，下眼瞼を内側（鼻側），中央，外側（耳側）の 3 か所に分割して行い，それぞれの sectional ML score: 0-3 と total ML score: 0-9（図 5B）とした．なお，下眼瞼と上眼瞼の ML score は，個々の眼においてよく相関（$r^2=0.794$, $p<0.0001$）することが確認されたため，下眼瞼の ML score のみで検討した．

Ⅴ　ML の加齢性変化

ML scoring system を用いて，ML の加齢性変化を検討したところ，total ML score は，性別に関係なく加齢とともに有意に上昇（男：t-MLs $=2.887+0.109 \times$ age, $r^2=0.548$，女：t-MLs $=3.142+0.112 \times$ age, $r^2=0.588$）することがわかった．sectional ML score は，内側（鼻側）と外側（耳側）において，男女とも加齢に伴い有意に上昇がみられ，中央においても性差に関係なく弱い相関関係をもって上昇がみられた．つまり，ML は加齢に伴い前方移動（皮膚側へ移動）し，中央よりも内側や外側においてその変化は大きいと考えられた．

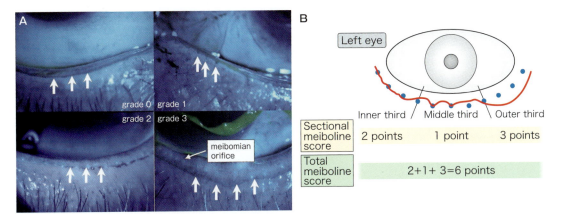

図5 Marx's line (ML) scoring system
A：grade 0；ML がマイボーム腺開口部（MO）のラインよりも眼球側に存在し，どの部位においても MO に接触しない，grade 1；ML の一部が MO に接触する，grade 2；ML がほぼすべての MO に一致して走行する，grade 3；ML がすべての MO を越えて皮膚側に形成される。
B：眼瞼の部位によって ML と MO の位置関係が異なる場合があるため，眼瞼を内側，中央，外側の 3 つのパートにわけ，ML scoring system に準じてそれぞれの部位を scoring した。この場合，sectional score は内側 2 点，中央 1 点，外側 3 点となり，この眼の下眼瞼の total score は 6 点になる。

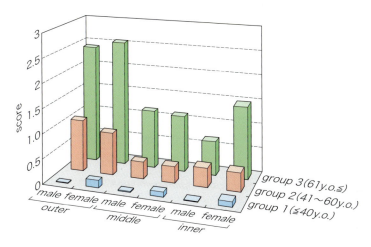

図6 各年齢群の内側／中央／外側の ML score
各年齢群とも，内側，中央，外側各部位のスコアに性差はなかったが，男女ともに 61 歳以上の群では外側の score が特に高かった。

VI ML の部位別変化

ML は内側，外側では中央よりも加齢性変化を受けやすい傾向がみられたため，さらに年代別でそれぞれの部位の ML score を比較した。各年齢群とも各部位の score に性差はみられなかったが，男女とも 61 歳以上の群では外側の score がきわめて高く（図6），40 歳以下では男女とも各部位で差はなかったが，41～60 歳では男性が中央と外側，女性が中央と外側および内側と外側で，61 歳以上では女性の中央と内側以外の組み合わせにおいて差がみられた（表1）。

表1 年代別の下眼瞼部位別における Marx's line score の相違

Group	Group 1 (≦40 years)	Group 2 (41-60 years)	Group 3 (≧61 years)
Men			
Inner vs middle	NS	NS	<.005
Inner vs outer	NS	NS	<.0001
Middle vs outer	NS	<.05	<.0001
Women			
Inner vs middle	NS	NS	NS
Inner vs outer	NS	<.05	<.0001
Middle vs outer	NS	<.0001	<.0001

Inner=Marx line score for the inner lower eyelid region;Middle=Marx line score for the middle lower eyelid region;Outer=Marx line score for the outer lower eyelid region;ns=no significant difference.
＊Scheffé F test.

VII ML score によるマイボーム腺機能評価

ML scoring system をマイボーム腺機能評価に応用するため，従来のマイボーム腺機能評価法との相関性を検討した。

1．Meibography との相関

下眼瞼の内側，中央，外側において meibography を施行し，各部位の ML score と比較した。Meibography score は既報[6]に従い，0：腺構造の喪失なし，1：腺構造の喪失は半分以下，2：腺構造の喪失は半分以上，とした。ML score と Meibography score はよく相関(Spearman rank correlation analysis, $r=0.643$, $p<0.0001$)した。

2．Meibomian gland expression との相関

下眼瞼の中央を指で圧迫し，選択されたひとつの MO の meibomian gland expression を下記のように scoring し，その選択された MO の ML score（図7）と比較した。Meibomian gland expression score は，0：透明で速やかに出る，1：やや黄色味を帯びているが速やかに出る，2：黄白色でやや粘性が高い，3：練歯磨き粉様に出る，4：全く出ない，とした。ML score と Meibomian gland expression score はよく相関(Spearman rank correlation analysis, $r=0.599$, $p<0.0001$)した。

3．MGD と non-MGD における ML score の比較

年齢をマッチさせた MGD 群と non-MGD 群において，内側，中央，外側3か所の total ML score を比較したところ，MGD 群：5.93 ± 1.55，non-MGD 群：2.77 ± 1.59（$p<0.001$）と MGD 群において有意に ML score は高かった。なお，MGD の診断基準は，MO の plugging がびまん性に存在し，その plug 部分の expression score が2以上のものとした。

第9章 Marx's line(マルクスライン)観察の有用性

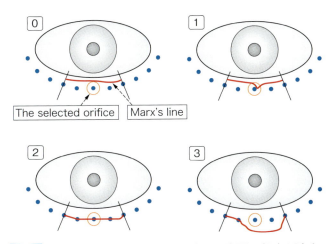

図7 選択されたひとつのマイボーム腺開口部(MO)とそのML score

図4のML scoreに準じて，選択されたMOとMLとの位置関係により，grade 0から3に分類した．

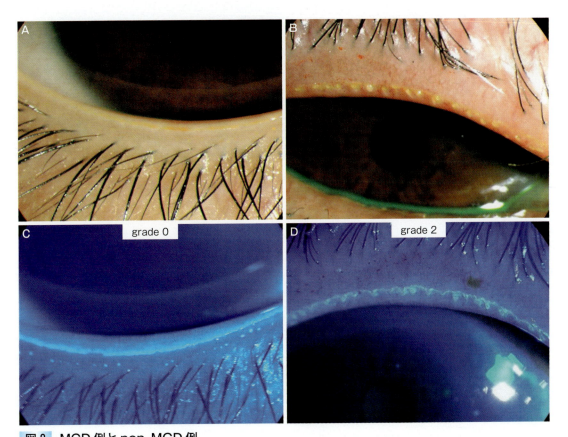

図8 MGD例とnon-MGD例

40歳男性，MGDを有さない症例(A)では，ML scoreは0を示す(C)．60歳男性，MGDの症例(B)では，ML scoreは2を示している(D)．

第2部　診断編

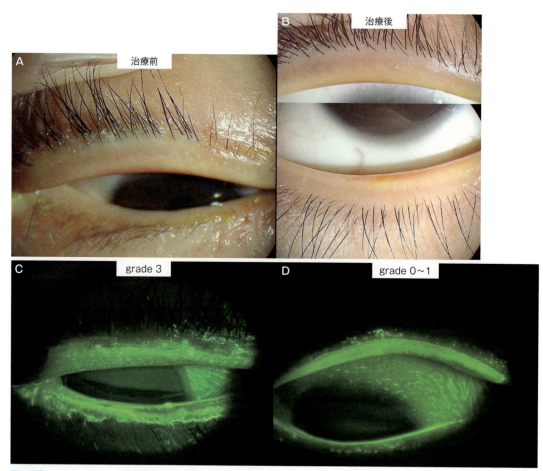

図9　17歳女性，眼瞼結膜炎にマイボーム腺炎を合併している症例（A）
治療前の上下 ML は grade 3 を示す(C)が，治療後，マイボーム腺炎は軽快し(B)，ML score は grade 0-1 に改善している(D)。

4. ML scoring system の有用性を示す症例

　40歳男性，non-MGD の症例では，ML は全体にわたって grade 0 を示すのに対し，60歳男性，MGD の症例では，ML は全体にわたって grade 2 を示した（図8）。また，17歳女性，眼瞼結膜炎にマイボーム腺炎を合併している症例であるが，治療前の上下 ML は grade 3 を示すが，抗菌薬およびステロイド点眼と眼瞼縁の清拭を行い治療したところ，マイボーム腺炎は軽快し ML score は grade 1 に改善した（図9）。この例は，ML がマイボーム腺機能と関連して可逆的に変化する可能性を示している。

　以上，ML score が Meibography score および Meibomian gland expression score と相関していること，さらに MGD と non-MGD では ML score に差があることから，ML score によるマイボーム腺機能評価の可能性が示唆された。

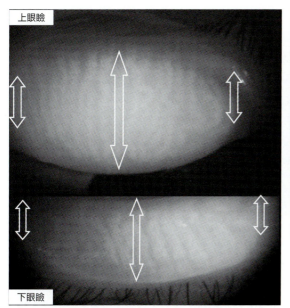

図10 赤外線マイボグラフィでの観察
上下眼瞼ともに中央ではマイボーム腺組織はよく発達して長いが、内外側へいくにしたがい短くなっている。

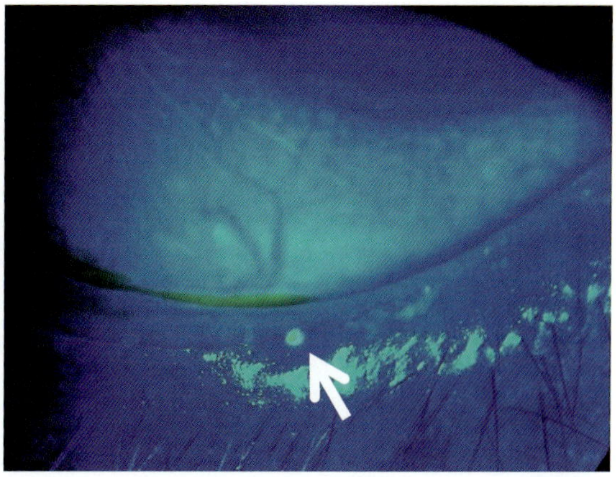

図11 MOがspot状に染色されている例（矢印）
このようなMOの圧出物は量・質ともに低下していることが多い。

Ⅷ MLによるマイボーム腺機能評価についての考察

MLは加齢に伴い前方（皮膚側）へ移動することを示したが、マイボーム腺機能も加齢に伴い低下することが報告されている[7]。また、外側（耳側）においてMLは有意に前方移動するが、これは外側のマイボーム腺組織が中央や鼻側と比較すると短く（図10）、余剰能力が低いために機能低下を起こしやすくなり、MLも有意に前方移動するのではないかと考えられる。さらに、Korbらもカスタムメイドの装置を用いて下眼瞼の内側、中央、外側においてmeibomian expressionの量を比較し、外側ではexpressibilityが有意に低下していることを報告している[8]。これらの事象を総合的に解釈すると、マイボーム腺機能の低下とMLの前方移動との相関性は、より確実になるのではないかと思われる。

MLの前方移動に関しては、結膜弛緩症との関連性が報告されている[9]。広谷らは、加齢に伴うMCJ（＝ML）の前方移動と結膜弛緩症の重症度に相関があり、さらに内側、中央、外側それぞれのMCJの部位別変化も結膜弛緩症の重症度と相関するとしている。その理由として、結膜弛緩症の重症化が涙液の皮膚側へのシフトを招き、眼瞼縁における疎水性バリアが崩壊し、conjunctivalizationの進行よってMCJが前方移動するのではないかと推察している。筆者らは、マイボーム腺異常によって眼瞼縁の疎水性バリアが崩壊し、MLの前方移動を招くのではないかと推察しているが、MGDに代表されるマイボーム腺異常と同様に、結膜弛緩症も眼瞼縁に接して起こる加齢性変化のひとつであるため、両方のメカニズムが働いている可能性は十分にあると思われる。

また、Bronらは、MCJと接する涙液メニスカスの涙液蒸発亢進が涙液浸透圧上昇を招き、

その結果生じる涙液メニスカス中の炎症性産物の濃縮も加わってMCJにおける上皮障害が生じるのではないかと推察している[3]。さらに，涙液メニスカスと接するMCJで生じるこれらの変化がマイボーム腺開口部やマイボーム腺導管上皮の障害を引き起こし，MGD発症の一因になっている可能性があるとしている[10]。MLの観察において，マイボーム腺開口部（MO）がときにspot状にフルオレセイン染色（図11）されていることがあり，そのMOのmeibomian expressibilityが低下していることを経験するが，これはBronらが提唱するMOにおける上皮障害の表現型のひとつといえるかもしれない。これらの仮説は，MLの不整な走行や前方移動とMGDの進行とを関連づけるうえで非常に興味深い。

まとめ

MLによるマイボーム腺機能評価法について解説した。もちろん，マイボーム腺機能を適確に評価するためには，MLの観察に加え，種々のマイボーム腺機能評価法を用いる必要がある。しかし，MLによるマイボーム腺機能評価は，細隙灯顕微鏡とフルオレセイン染色があれば，いかなる施設においても実施可能であり，さまざまな眼疾患と関連するマイボーム腺の異常をきわめて早い段階でスクリーニングできる汎用性の高い検査法であると考えられる。

文献

1) Marx E：Über vitale Färbung des Auges und der Augenlider. I. Über Anatomie, Physiologie und Pathologie des Augenlidrandes und der Tränenpunkte. Albrecht Von Graefes Arch Ophthalmol 114：465-82, 1924
2) Knop E et al：The lid wiper and muco-cutaneous junction anatomy of the human eyelid margins：an *in vivo* confocal and histological study. J Anat 218：449-61, 2011
3) Bron AJ et al：A solute gradient in the tear meniscus. I. A hypothesis to explain Marx's line. Ocul Surf 9：70-91, 2011
4) Norn MS：Meibomian orifices and Marx's line. Studied by triple vital staining. Acta Ophthalmol 63：698-700, 1985
5) Yamaguchi M et al：Marx line：fluorescein staining line on the inner lid as indicator of meibomian gland function. Am J Ophthalmol 141：669-75, 2006
6) Shimazaki J et al：Ocular surface changes and discomfort in patients with meibomian gland dysfunction. Arch Ophthalmol 113：1266-70, 1995
7) Mathers WD et al：Tear film changes associated with normal aging. Cornea 15：229-34, 1996
8) Korb DR et al：Meibomian gland diagnostic expressibility：correlation with dry eye symptoms and gland location. Cornea 27：1142-7, 2008
9) 広谷有美ほか：下眼瞼皮膚粘膜接合部及び結膜弛緩症の程度の加齢性変化と両者の関連. 日眼会誌 107：363-368, 2003
10) Bron AJ et al：A solute gradient in the tear meniscus. II. Implications for lid margin disease, including meibomian gland dysfunction. Ocul Surf 9：92-7, 2011

第10章

コンフォーカルマイクロスコピーによる MGD 診断

慶應義塾大学医学部眼科学教室　松本幸裕
Yukihiro MATSUMOTO

Summary

コンフォーカルマイクロスコピー(共焦点顕微鏡検査)は，マイボーム腺のミクロ的な解剖学的観察に有用である．マイボーム腺機能不全(MGD)においては，腺房の拡張，腺房密度の減少，結合組織における炎症細胞の増加や線維化が生じていることを観察することができる．MGD 診断におけるカットオフ値は，マイボーム腺腺房長径：65 μm，マイボーム腺腺房短径：25 μm，マイボーム腺腺房密度：70 腺房/mm²，炎症細胞密度：300 cells/mm² と算出されており，それらはいずれにおいても高い感度と特異度が得られている．

はじめに

　生体における角膜内細胞の形態を直接観察するための手段として，1960 年代後半に，共焦点顕微鏡検査(コンフォーカルマイクロスコピー)が開発された[1]．コンフォーカルマイクロスコピーでは，角膜内の組織や細胞の状態を，その瞬間(real-time)に，生きている状態(in vivo)で，非侵襲的(non-invasive)に，観察することが可能であるために，その有用性は高く評価されており，これまでに数多くの臨床的な応用が行われてきている[2〜5]．コンフォーカルマイクロスコープは，これまで多くの改良が行われてきている．その歴史的な経緯としては，まず，観察対象を円板上に並んだ多数のピンホール光で走査するタイプのタンデムスキャン式(Tandem [Advanced] Scanning Confocal Microscope®)が開発された．次に，スリット光で走査するタイプのスリットスキャン式(ConfoScan 4®)に改良されていった．最近では，レーザー光で走査するタイプのレーザースキャン式(Heidelberg Retina Tomograph II−Rostock Cornea Module®：以下，HRT II−RCM)が登場してきて，その有用性がますます注目されてきている．本稿では，生体レーザー共焦点顕微鏡である HRT II−RCM に絞り，そのマイボーム腺の観察によって得られる知見より，その病態と診断について述べることとする．

I　コンフォーカルマイクロスコープ

　コンフォーカルマイクロスコープは，前述のとおり，生体内の角膜組織を細胞レベルで直接観察するという目的にて開発された経緯がある．タンデムスキャン式やスリットスキャン式の

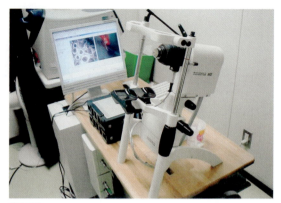

図1 コンフォーカルマイクロスコープ
（Heidelberg Retina Tomograph Ⅱ－Rostock Cornea Module）

レーザー生体共焦点顕微鏡である．Heidelberg Retina Tomograph Ⅱ（Heidelberg Engineering 社製，ドイツ）は，角膜観察用アタッチメントである Rostock Cornea Module（同上）を装着することにより，前眼部を観察することが可能となる．

（文献17より引用）

コンフォーカルマイクロスコープにおいても，角膜内の観察は十分可能であったものの，その解像度には問題が残っていた．レーザースキャン式コンフォーカルマイクロスコープである HRT Ⅱ－RCM は，光源としてダイオードレーザー（波長670 nm）を用いており，従来の可視光を用いたものに比べて，解像度が優れており，コントラストも良好である点が大きな特徴である[4)5)]．それによって得られる2次元画像は，384×384ピクセルの解像度であり，モニター上に描出される撮像範囲は，400×400 μm となっている（図1）．

コンフォーカルマイクロスコピーは，原理的には，光源から対物レンズを通過した光が角膜の焦点面を照射し，その反射光が同じ対物レンズを通り，ビームスプリッターで分かれた後に，検出部で観察されるというものである．

コンフォーカルマイクロスコピーにより，角膜内で観察されるものとしては，角膜上皮細胞，Bowman 膜，角膜神経，角膜実質細胞，Descemet 膜，角膜内皮細胞など多岐にわたる．最近では，角膜のみならず，結膜（眼球結膜，眼瞼結膜），マイボーム腺，涙腺などの眼組織に，コンフォーカルマイクロスコピーを応用した報告がなされてきている[6)〜12)]．現在では，眼表面（オキュラーサーフェス）全体が，コンフォーカルマイクロスコピーの応用可能範囲内であると考えている．

コンフォーカルマイクロスコープにおけるマイボーム腺の検査方法は，基本的には角膜などを検査する方法と変わらない．まず，コンフォーカルマイクロスコープの本体（HRT Ⅱ）に角膜観察用アタッチメント（RCM）を取り付ける．次に，患者の検査するほうの眼に点眼麻酔を施行する．そして，対物レンズの先端に専用のジェル（Comfort gel®）をつける．さらに，専用の Tomo-Cap® の装着を行った後，Tomo-Cap® の先端表面にも専用のジェルをつける．患者の顎を器械の顎台にのせた後，患者の（上下）眼瞼を翻転し，対物レンズを眼瞼結膜に接触させる．焦点を結膜表面に当てて，深度をゼロ調整する．そこから，徐々に焦点を深くしていって，マイボーム腺を観察する．モニター上には，マイボーム腺が動画として描出される．

Ⅱ マイボーム腺の観察

　マイボーム腺は，上下の眼瞼結膜下に存在する外分泌腺で，眼瞼縁に対して垂直に 30 本程度走行している。以前より，マイボーム腺の解剖学的構造の観察には，マイボグラフィーなどが知られていたが，最近では，コンフォーカルマイクロスコピーによるマイボーム腺の観察の有用性が報告されるようになってきている[8)〜11)]。実際には，コンフォーカルマイクロスコープの焦点を眼瞼結膜より大体 50 μm（〜100 μm）ほど深くしていくと，マイボーム腺がモニター上に描出されてくる。円形，楕円形，不整形のマイボーム腺の腺房構造とその内腔，および結合組織を確認することができる。ただし，マイボーム腺においては，角膜や結膜の観察で得られる画像と比べて，コントラストがやや不良となるために，その腺房細胞を詳細に観察することは困難である。

　正常のマイボーム腺は，各々の腺房のサイズが小さく，腺房の密度が高く，腺房構造が比較的明瞭に観察される。また，正常のマイボーム腺の結合組織には，炎症細胞や線維化の所見もほとんど認められない（図2）。それに対して，マイボーム腺機能不全（meibomian gland dysfunction：MGD）のマイボーム腺は，腺房が拡張し，腺房の密度が低く，腺房もやや粗雑に描出される（図3）。また，腺房間の結合組織には，炎症細胞が多数認められ，線維化を生じている（図4，5）。

　コンフォーカルマイクロスコピーを用いて，MGD 患者のマイボーム腺腺房の解剖学的変化について，健常者と比較したところ，マイボーム腺の腺房密度は明らかに減少していた（MGD

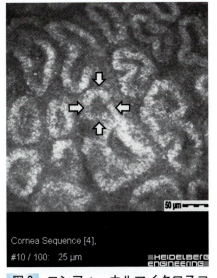

図2 コンフォーカルマイクロスコピーによる健常者のマイボーム腺画像

健常者のマイボーム腺では，腺房のサイズが小さく（矢印），腺房の密度が高い。

（文献 17 より引用）

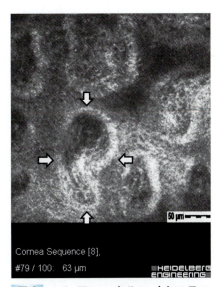

図3 コンフォーカルマイクロスコピーによる MGD 患者のマイボーム腺画像（1）

マイボーム腺機能不全（MGD）患者のマイボーム腺は，健常者に比べて，腺房のサイズは大きく（矢印），腺房の密度は低い傾向にある。

（文献 17 より引用）

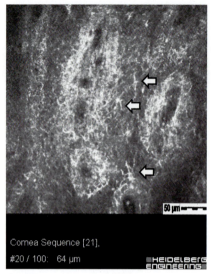 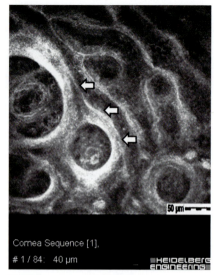

図4 コンフォーカルマイクロスコピーによるMGD患者のマイボーム腺画像（2）
高度に進行したマイボーム腺機能不全（MGD）患者のマイボーム腺では，萎縮した腺房の周囲には多くの樹状細胞（炎症細胞）を認めている（矢印）。
（文献17より引用）

図5 コンフォーカルマイクロスコピーによるMGD患者のマイボーム腺画像（3）
高度に進行したマイボーム腺機能不全（MGD）患者のマイボーム腺では，腺房の萎縮や腺房周囲の線維化を認めている（矢印）。
（文献17より引用）

患者：47.6 ± 26.6腺房/mm^2，健常者：101.3 ± 33.8腺房/mm^2）一方，マイボーム腺の長径は明らかに拡大していた（MGD患者：98.2 ± 53.3 μm，健常者：41.6 ± 11.9 μm），という。その他，高度に進行したMGDでは，腺房の萎縮と腺房周囲の線維化を認めていたとしている[9]。また，MGD患者においては，マイボーム腺周囲に多くの炎症細胞を認めており（1,216 ± 328 cells/mm^2），マイボーム腺に対する抗炎症治療を行うことによって，炎症細胞を有意に減少させる（700 ± 436 cells/mm^2）ことが可能であったと報告されている[10]。MGD患者のマイボーム腺周囲には少なからず炎症細胞を認めていることより，炎症という因子がMGDの病態悪化に関連していることを示唆させるものであると考えられる。

さらに，MGDの診断におけるコンフォーカルマイクロスコピーの有用性について詳細に検討した報告がある[11]。それによれば，マイボーム腺腺房長径，マイボーム腺腺房短径，マイボーム腺腺房密度，炎症細胞密度について，MGD患者と健常者とを比較検討したところ，MGDでは，マイボーム腺腺房長径および短径は明らかに拡大しており（MGD患者：長径86.3 ± 18.9 μm，短径34.8 ± 9.2 μm，健常者：長径56.3 ± 10.4 μm，短径17.4 ± 4.2 μm），炎症細胞密度は増加していた（MGD患者：1,026.1 ± 537.3 cells/mm^2，健常者：56.6 ± 32.1 cells/mm^2）一方，マイボーム腺腺房密度は明らかに減少していた（MGD患者：67.8 ± 15.1腺房/mm^2，健常者：113.7 ± 36.6腺房/mm^2）。さらに，それら各々について，receiver operating characteristic（ROC）curveを用いて，MGD診断におけるカットオフ値を，マイボーム腺腺房長径：65 μm，マイボーム腺腺房短径：25 μm，マイボーム腺腺房密度：70腺房/mm^2，炎症細胞密度：300 cells/mm^{2}と算出し，しかもそれらはいずれにおいても高い感度と特異度が

得られたとしている．また，それらのパラメータはいずれも，涙液蒸発率，フルオレセイン生体染色スコア，ローズベンガル生体染色スコア，涙液層破壊時間，マイボーム腺脱落度，マイボーム腺分泌物圧出度，と有意な相関を認めたものの，シルマー試験値とは相関を認めなかったとしている．以上の結果は，コンフォーカルマイクロスコピーが，MGD 診断において非常に有用な検査方法である，ということを明らかにしたものであるといえる．

また，炎症の関与が強いと考えられている，アトピー性角結膜炎や移植片対宿主病におけるマイボーム腺をコンフォーカルマイクロスコピーにより観察した報告がある[13)14)]．それによれば，マイボーム腺腺房密度は明らかに減少し，かつ，マイボーム腺腺房長径やマイボーム腺腺房短径は明らかに短縮していたとされている．さらに，アトピー性角結膜炎のマイボーム腺には，通常の閉塞性 MGD より明らかに多くの炎症細胞が描出されており，移植片対宿主病のマイボーム腺には，移植片対宿主病ではないマイボーム腺より明らかに多くの線維化の所見が認められたとしている．

以上の結果より，MGD の病態について，軽度の MGD においては，マイボーム腺腺房の拡大が生じるとともに，マイボーム腺腺房密度は減少していくが，炎症という因子が加わることにより，高度の MGD となると，マイボーム腺腺房の萎縮と瘢痕化が生じ，腺房が脱落消失していくということを，MGD 患者でのマイボーム腺の解剖学的変化の点より推察することができる．

最近では，コンフォーカルマイクロスコピーによるマイボーム腺の新しい評価方法として，マイボーム腺開口部の直径（μm），マイボーム腺房内の分泌液の輝度（grade 分類），マイボーム腺房間の不均質性（grade 分類），マイボーム腺房壁の不均質性（grade 分類），を新しいパラメータとしている報告もある[15)]．それによれば，MGD においては，健常者と比較して，いずれのパラメータにおいても有意な変化を認めたとしている．具体的には，MGD におけるマイボーム腺内の変化として，マイボーム腺房内の分泌液の輝度は上昇し，マイボーム腺房間やマイボーム腺房壁の不均質性（点状高輝度物質の存在）は高まっていたとしている．このように，MGD の診断と評価において，コンフォーカルマイクロスコピーの応用は高まり，さらに新しい知見が得られる可能性もあると思われる．

おわりに

コンフォーカルマイクロスコピーは，生体内の組織を細胞レベルまで観察することが可能な非常に有用な検査方法である．非侵襲的な検査でもあり，繰り返し検査をすることができ，疾患の診断目的のみならず，その経過観察や治療効果の評価などへの応用が可能である．

マイボーム腺の評価方法として，細隙灯顕微鏡検査（マイボーム腺開口部閉塞所見やその周囲の異常所見，角膜上皮障害の所見，涙液層破壊時間の短縮）のほか，マイボグラフィー，涙液スペキュラー，マイボメトリー，涙液蒸発率検査，コンフォーカルマイクロスコピーなどの検査が有用であり，それらから得られる所見が，わが国の MGD 診断基準やその診断に関する参考所見として挙げられている[16)]．その中で，マイボーム腺の解剖学的変化を評価する検査は，マイボグラフィーとコンフォーカルマイクロスコピーである．マクロ的な観察手段である

第2部 診断編

マイボグラフィーは，マイボーム腺全体の解剖学的評価に有用で，ミクロ的な観察手段であるコンフォーカルマイクロスコピーは，マイボーム腺の局所的な解剖学的評価に有用であると考えられる．そのような医療機器を上手く活用することにより，MGDの診断や病態の把握が可能となり，日常診療するうえにおいても大いに役立つものとなると考えられる．

文献

1) Petran M et al：Tandem-scanning reflected-light microscope. J Opt Soc Am　58：661-4, 1968
2) Mustonen RK et al：Normal human corneal cell populations evaluated by in vivo scanning slit confocal microscopy. Cornea　17：485-92, 1998
3) Kaufman SC et al：Confocal microscopy. A report by the American Academy of Ophthalmology. Ophthalmology　111：396-406, 2004
4) Eckard A et al：In vivo investigations of the corneal epithelium with the confocal Rostock Laser Scanning Microscope(RLSM). Cornea　25：127-31, 2006
5) Niederer RL et al：Age-related differences in the normal human cornea：a laser scanning in vivo confocal microscopy study. Br J Ophthalmol　91：1165-9, 2007
6) Efron N et al：In vivo confocal microscopy of the bulbar conjunctiva. Clin Experiment Ophthalmol　37：335-44, 2009
7) Wakamatsu TH et al：Conjunctival in vivo confocal scanning laser microscopy in patients with Sjögren syndrome. Invest Ophthalmol Vis Sci　51：144-50, 2010
8) Messmer EM et al：In vivo confocal microscopy in blepharitis. Klin Monbl Augenheilkd　222：894-900, 2005［Article in German］
9) Matsumoto Y et al：The application of in vivo laser confocal miroscopy to the diagnosis and evaluation of meibomian gland dysfunction. Mol Vis　14：1263-71, 2008
10) Matsumoto Y et al：The evaluation of the treatment response in obstructive meibomian gland disease by in vivo laser confocal microscopy. Graefes Arch Clin Exp Ophthalmol　247：821-9, 2009
11) Ibrahim OM et al：The efficacy, sensitivity, and specificity of in vivo laser confocal microscopy in the diagnosis of meibomian gland dysfunction. Ophthalmology　117：665-72, 2010
12) Sato EA et al：Lacrimal gland in Sjögren's syndrome. Ophthalmology　117：1055-1055.e3, 2010
13) Ibrahim OM et al：In vivo confocal microscopy evaluation of meibomian gland dysfunction in atopic-keratoconjunctivitis patients. Ophthalmology　119：1961-8, 2012
14) Ban Y et al：Morphologic evaluation of meibomian glands in chronic graft-versus-host disease using in vivo laser confocal microscopy. Mol Vis　17：2533-43, 2011
15) Villani E et al：In vivo confocal microscopy of meibomian glands in Sjögren's syndrome. Invest Ophthalmol Vis Sci　52：933-9, 2011
16) 天野史郎ほか（マイボーム腺機能不全ワーキンググループ）：マイボーム腺機能不全の定義と診断基準．あたらしい眼科　27：627-31, 2010
17) 松本幸裕：【マイボーム腺機能不全の考え方】5. コンフォーカルマイクロスコピーによる診断と病態．眼科　52：1781-4, 2010

第11章

涙液油層の成分とその評価

杏林大学医学部眼科学教室　山田昌和
Masakazu YAMADA

Summary

　涙液，マイボーム腺分泌物の組成は複雑であり，不明の部分が多い．最近，液体クロマトグラフィと質量分析計を組み合わせた方法（LC-MS）が脂質分析に応用されるようになった．LC-MSは感度が高く，脂質のクラスだけでなく，分子種まで分析できる点に特長がある．涙液油層の構造や機能を含めて，新しいテクノロジーにより新しい知見が積み上げられ，これまでの常識は大きく変わりつつある．ここでは涙液油層の二重構造，涙液油層の供給源としての涙腺，油層は涙液蒸発を抑制しないなどのトピックスを中心に涙液油層の成分とその評価について概説する．

I　脂質の種類と基本構造

1．脂質の分類

　脂質とは，生体または生物由来の物質のうち，水に溶けにくいものの総称である．日常生活で身近な油，オリーブ油や天ぷら油などは精製の過程で遊離脂肪酸がほとんどになっているが，生体内では脂肪酸が単独で存在することはまれであり，高級アルコールやグリセリン，コレステロールなどとエステル結合またはアミド結合した形で存在している．脂質の多くは細胞膜や核膜など生体膜の構成成分であり，生体内シグナル伝達やホルモン作用など特殊な生理作用を持つ場合もある．

　主な脂質のうち，グリセリド（glyceride）はグリセリンと脂肪酸のエステル，ワックスエステル（wax ester）は高級アルコールと脂肪酸のエステル，セラミド（ceramide）はスフィンゴシンと脂肪酸がアミド結合したものである．コレステロール（cholesterol）も生体内では遊離型よりも脂肪酸とのエステルとして存在することが多い．

　分子中にリン酸や糖などを含む脂質を複合脂質という．リン酸と脂肪酸が結合したものはリン脂質（phospholipid）と総称され，フォスファチジルコリン（phosphatidylcholine：PC），フォスファチジルエタノールアミン（phosphatidylethanolamine：PE），スフィンゴミエリン（sphingomyelin：SM）などの種類がある．糖脂質にはセレブロシド（cerebroside）やガングリオシド（ganglioside）などが挙げられる．

　上述した脂質のほとんどは量の多寡はともかくとして涙液またはマイボーム腺分泌物（meibum)中に存在することが知られており，その組成は複雑である[1)2)]。

2. 脂質の分子構造

　脂質の生成は基本的に酵素的に行われるが，生成された後にも酵素的あるいは非酵素的な分解を受けたり，生体内酸化によって修飾を受けたりする。また，脂質の構造に含まれる脂肪酸の種類は分子ごとに異なるために，同じ脂質クラスに分類され，分離された脂質には多様な分子が混在している。

　たとえば，リン脂質の代表である PC はコリン基に 2 つ脂肪酸が結合する基本構造を取るが，ひと口に PC といっても含有する脂肪酸の炭素数や飽和度，分鎖を有するかどうかなどさまざまであり，分子量はもちろん，物理化学的性質や生物活性が異なってくる。実際にヒトのマイボーム腺分泌物に含まれる分子の種類としてはワックスエステルで 100 以上，コレステロールエステルでは 20 種類以上が確認されている[3)]。

3. 脂質の分析方法

　涙液やマイボーム腺分泌物の成り立ち，組成は複雑であり，解明されていない部分が多い。採取できる検体は微量であり，微量の脂質を分析する技術が十分でなかったことが関係している。

　マイボーム腺分泌物の物理化学的性質を調べる方法として，融点や粘性などが測定されてきた。脂質の総量を測定する方法として生化学的には sulfo-phospho-vanillin 法が，臨床に近い方法としてはマイボメトリー（meibometry）が用いられたことがある[4)]。

　より詳細な化学的脂質分析は，薄層クロマトグラフィやガスクロマトグラフィ，高速液体クロマトグラフィ（HPLC）によって行われてきた。これらの方法では分析可能な脂質クラス，検出感度にそれぞれ特徴と限界があり，分子種の同定は不可能であった。検出感度と採取できる検体量の問題から，脂質分析では涙液試料よりもマイボーム腺分泌物，meibum を用いている報告が多く，論文を読む際には試料の種類に注意を払う必要がある。

　最近になって質量分析計（MS）を用いた分析法，特に HPLC と質量分析計を組み合わせた分析法（HPLC-MS）が涙液やマイボーム腺分泌物の脂質分析に応用されるようになった[1)~3)]。MS は感度が高く，脂質の種類だけでなく，分子種まで分析できる点に特長があり，定量分析も可能になってきている（図 1）。厳密には HPLC や MS の種類，使用方法によって一長一短があり，研究者によって見解が異なる部分も少なくない。しかし，新しいテクノロジーによって，涙液脂質に関するこれまでの常識が大きく変わりつつあるのは確かである。

II　涙液油層の構造

　涙液層の構造について，表面から油層，水層，粘液層（ムチン層）の 3 層モデルを Wolff が提唱したのは今から 60 年以上前のことである[5)]。このモデルは現在でも通用する卓越したモデルと考えられるが，最近は水層と粘液層の考えかたに若干の修正がなされている。ムチンは膜型ムチンと分泌型ムチンに大別されるが，膜型ムチンは角結膜上皮細胞の表面構造のひとつで

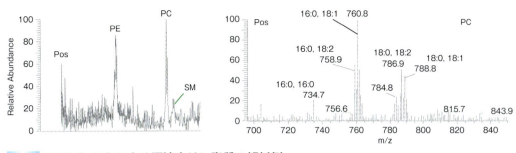

図1 HPLC-MSによる涙液中リン脂質の解析例
HPLCでリン脂質のクラス分けを行い（左図），オンラインで接続した質量分析計で各クラスを個別に解析する（右図）。結合している脂肪酸の種類によってPCの中にもさまざまな分子種が存在する。

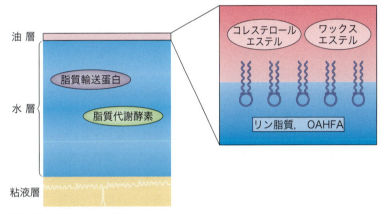

図2 涙液油層の構造モデル
涙液膜の油層はさらに2つ，表面側の非極性脂質の層と水層に接する極性脂質の2つに分けられる。油層と水層の間では脂質輸送蛋白を介した脂質の交換があり，水層中の脂質代謝酵素による修飾を受ける。

あり，分泌型ムチンは水層の中で濃度勾配を持ちながら分布している。このため水層と粘液層を区別せず水層／粘液層とする構造モデルが提唱されている。ムチンと水層は繋ぎ目がなくシームレスに連続するイメージである。

　涙液の油層に関しても類似の概念が提唱されている。油層は涙液の最表面に位置する50-100 nm程度の薄い膜であるが，これをさらに2つ，表面側の非極性脂質の層と水層に接する極性脂質に分ける構造モデルである（図2)[1)2)]。非極性脂質の主成分はコレステロールエステルやワックスエステルであり，極性脂質はPCなどのリン脂質と(O-acyl)-omega-hydroxy fatty acid（OAHFA）が主成分とされる。極性脂質，非極性脂質の違いは水に対する溶解度，親和性であり，水に溶けにくい非極性脂質が最表面に位置し，水とも親和性がある極性脂質が非極性脂質と涙液水層の間を取り持つように働くモデルになっている。概念的なモデルと考えられていたが，最近では微小角入射X線回折，分子占有面積と表面張力の関係など物理化学的解析手法によって涙液油層は実際に二層構造であり，非極性脂質が表面側に位置することが示されている。

III 涙液油層の由来，ターンオーバー

1. マイボーム腺の分泌

　マイボーム腺からの脂質分泌機構は不明の部分が多い[4)6)]。マイボーム腺には神経支配があり，交感神経，副交感神経あるいはこれらに関連する神経伝達物質の受容体が存在することが組織学的に示されており，性ホルモンの受容体も存在している。しかし，神経系やホルモンがどのようにマイボーム腺の分泌制御に関わっているのかはよくわかっていない。

　マイボメトリーを用いた研究によると瞬目運動などの機械的刺激がない状態でもマイボーム腺からは一定量の分泌が生じているらしい。しかし，スペキュラーマイクロスコープを用いた涙液油層の観察結果では強い瞬目によって涙液油層の厚みが増加するので，瞬目時の眼輪筋の収縮によってマイボーム腺の分泌が促進されると考えられている。

　正常ではマイボーム腺の開口部はほとんどが眼瞼縁の皮膚側にあり，結膜側に開口しているのは7％程度に過ぎない[4)]。眼瞼縁の皮膚側はマイボーム腺分泌物のリザーバーになっており，この部分には300μgの脂質が存在するとされる。マイボーム腺は涙液に脂質を直接供給するというより，瞼縁皮膚に分泌されて貯留した脂質が瞬目によって少しずつ涙液に溶け込んでいく形式が想定される。涙液中の脂質の総量は9μg程度と推定されるので，涙液脂質の供給源として考えるとマイボーム腺にはかなり大きな予備能があることになる。

　マイボーム腺から分泌された脂質が瞼縁にあることは，結膜皮膚移行部で疎水性のバリアを作って，涙液が瞼縁に溢れ出るのを防ぐ役割を果たしている[4)]。このことは涙液メニスカスが形成されるうえで重要である。また，マイボーム腺からの脂質が瞼縁にあることは皮脂が涙液中に混入することを防止している。マイボーム腺機能不全でしばしばみられるMarx's lineの前方移動または後方移動は涙液メニスカス形成異常を介してドライアイを生じる要因になる。

2. 涙液油層とマイボーム腺分泌物

　涙液中の脂質はマイボーム腺由来というのが従来の考えかたであり，マイボーム腺分泌物の分析結果をそのまま涙液脂質の組成として論じた報告も少なくなかった。このことに最初に疑義を唱えた報告はNagyováら[7)]によるものであり，ガス液体クロマトグラフィによる涙液脂質とマイボーム腺分泌物の分析から両者の組成が異なることを定性的に示した。続いてButovich[1)2)]がHPLC-MSを用いた詳細な分析から，涙液にはリン脂質が存在するが，マイボーム腺分泌物には存在しないことを報告し，別のグループもマイボーム腺分泌物にリン脂質がごくわずかしか含まれないことを追試している[3)]。

　マイボーム腺分泌物の組成に関する最新の知見をまとめると，以下のようになる[1)〜3)8)9)]。

1) 疎水性の複合脂質であるコレステロールエステル（67％）とワックスエステル（25％）が主成分であり，両者で全体の約90％を占め，トリアシルグリセリドが4％で続く。遊離脂肪酸はほとんど存在しない。分泌物の粘張性，融点はこれらの複合脂質を構成する脂肪酸の炭素数と2重結合数に依存する。

2) 特殊な脂肪酸であるOAHFAが存在する。OAHFAは炭素数が28から34ときわめて長い脂肪酸を構造中に含むが，水酸基を多く有するため親水性に富む。Butovichは涙液油層

の極性脂質の主成分として OAHFA を想定している[1]。

3) 従来, 涙液油層の極性脂質の主成分と想定されていた PC, PE, SM などのリン脂質はほとんど含まれていない。

4) 正常者とマイボーム腺機能不全患者のマイボーム腺分泌物を比較した場合では, コレステロールエステルやワックスエステルなど脂質のクラスでは両者に差異がみられないが, 脂質を形成する脂肪酸の種類(炭素数や二重結合数で規定される)まで含めるといくつかの差異がある。

涙液中の脂質を詳細に分析し, マイボーム腺分泌物との比較を行った報告は少ないが, 涙液脂質の特徴として, コレステロールエステルでは炭素数が少ない脂肪酸が多く含まれていること, 遊離コレステロールが多いことなどが報告されている。しかし, 最大の特徴は, 涙液中の脂質には PC を主とするリン脂質が含まれていることである。

3. 涙液脂質の供給源としての涙腺

涙液とマイボーム腺分泌物の脂質組成の相違を説明するためには, 涙液中の脂質の由来としてマイボーム腺だけでなく, 涙腺を考える必要が出てくる。

涙腺からはいくつかの涙液特異的蛋白が分泌されるが, このひとつにリポカリンがある[10)11)]。リポカリンは以前に tear specific pre-albumin と呼称されていた分子量約 20kD の涙液特異的蛋白のひとつであり, 涙液中濃度が 1.4 mg/mL 程度と高い。現在は乳汁や唾液にも存在することがわかっており, リポカリンファミリーと総称される。

リポカリンはコレステロール, 脂肪酸, 脂肪アルコール, 糖脂質, リン脂質など幅広い脂質と結合する能力を持ち, 特にアポ涙液リポカリンはリン脂質とステアリン酸に対して高い親和性を持ち, コレステロールに対しては低い親和性を持つことが報告されている。リポカリンは脂質と結合した形で涙腺から分泌されると推定されており, 涙液脂質の供給ルートである可能性がある。涙液中のリポカリンは非極性脂質に対しても比較的強力に結合し, 脂質の水溶性を向上させる。これらのデータから, 涙液リポカリンは涙液油層に脂質を供給するだけでなく, 涙液中の余剰の脂質を除去するスカベンジャーとしても機能しているようである[10)11)]。

また涙液中には phospholipid transfer protein (PLTP) というリン脂質と特異的に結合する血漿由来の蛋白が存在することも報告されている[12)]。涙液の PLTP 濃度は 10.9 μg/mL と血漿中濃度より約 2 倍高く, PLTP の涙液での脂質輸送活性も血漿での値より高い。PLTP が涙腺からのリン脂質供給に関与している可能性もある。しかし, 涙液における PLTP の濃度はリポカリンに比べてかなり低く (100 倍以上の濃度差がある), その役割には不明な部分が多い。

涙液全体で考えた場合, 涙液は涙腺, 結膜杯細胞, マイボーム腺, さらには角結膜上皮細胞からの分泌物の混合物と見なすことができる。涙液の油層に関してもその由来はマイボーム腺だけでなく, 涙腺も一定の役割を果たしているようである。また, 涙液中には各種の脂質代謝酵素が存在することが知られており, これらが涙液油層成分を修飾すると考えられる。特に分泌型フォスフォリパーゼ A_2 は涙液中濃度が血漿中より高いこと, マイボーム腺機能不全やコンタクトレンズ装用者で活性が上昇していることが報告されている[13)]。涙液中の酵素, 脂質調整蛋白としてのリポカリンや PLTP などの相互作用が涙液油層の複雑な組成を生み出して

第 2 部　診断編

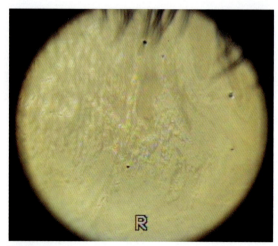

図3　涙液干渉像で観察される涙液油層
複数回の瞬目で，毎回ほぼ同じ干渉パターンを示す。

いるものと推測される。

4．涙液油層のターンオーバー

　涙液中の脂質と瞼縁の脂質との量的な関係から，涙液油層は瞬目のたびに新しい脂質と交換されると推測した報告もあるが，おそらく誤りである。

　涙液干渉像で観察される涙液油層は複数回の瞬目でほぼ同じ干渉パターンを示すことがその証左となる（図3）。油層は瞬目のたびに新しく形成されるというより，伸縮を繰り返しているのであり，脂質が交換される割合は低いことが示唆される[4]。

　フルオレセインで標識した脂質を用いて涙液油層のターンオーバーを検討した結果では，油層の交換率は1％／分程度と遅く，涙液水層の交換率の1割程度に過ぎないことがわかっている[14]。涙液中の脂質はそのままでは涙点から排出されにくいので，リポカリンなどの蛋白と結合して涙液水層に溶け込んでから，水層とともに排出されていくと推測される。

Ⅳ　涙液油層の組成と機能

　涙液油層の主要な機能は，涙液の表面張力を下げること，涙液の蒸発を抑制することの2つとされてきた[4]。

　涙液は肺胞液などと並んで表面張力の低い体液のひとつである。表面張力は涙液層の拡がりやすさや安定性に関係する重要な因子である。涙液から脂質を除去すると表面張力は上昇し，これに脂質を加えると表面張力は低下することが報告されており，中でもリン脂質の寄与が大きいとされている[7]。涙液蛋白はリポカリンを含め単独では表面張力を低下させないが，脂質を結合したリポカリンを加えると表面張力は低下する。これらの実験結果から，涙液が低い表面張力を維持するためには油層が必須であることがわかる。

一方，油層は涙液の蒸発を抑制するとされてきた。この根拠は，Mishima らや Iwata によるウサギを用いた実験結果であり，涙液の油層を除去した状態では涙液蒸発量は 4～10 倍に増加するとされた[4]。また，マイボーム腺機能不全患者では涙液蒸発量が増加しているとする複数の臨床研究もあり，マイボーム腺機能不全が蒸発亢進型ドライアイの代表と呼ばれるゆえんにもなっている。しかし最近，*in vitro* の条件で涙液蒸発量を測定した Herok ら[15]，Borchman ら[16]は，涙液と生理食塩水では蒸発量は変わらず，マイボーム腺分泌物や各種の脂質を添加しても蒸発は抑制されないと報告し，涙液脂質の蒸発抑制効果に疑義が持たれている。涙液の蒸発に関係する因子は湿度や送風であり，環境要因の影響が大きいことも報告されている。涙液油層が蒸発抑制に果たす役割については見直しの余地がありそうである。

文献

1) Butovich IA：Lipidomics of human meibomian gland secretions：chemistry, biophysics, and physiological role of meibomian lipids. Prog Lipid Res　50：278-301, 2011
2) Butovich IA：Tear film lipids. Exp Eye Res　117：4-27, 2013
3) Lam SM et al：Meibum lipid composition in Asians with dry eye disease. PLoS One　6：e24339, 2011
4) Bron AJ et al：Functional aspects of the tear film lipid layer. Exp Eye Res　78：347-60, 2004
5) Wolff E：The muco-cutaneous junction of the lid margin and the distribution of the tear fluid. Trans Ophthalmol Soc UK　66：291-308, 1946
6) Nichols KK et al：The international workshop on meibomian gland dysfunction：executive summary. Invest Ophthalmol Vis Sci　52：1922-9, 2011
7) Nagyová B et al：Components responsible for the surface tension of human tears. Curr Eye Res　19：4-11, 1999
8) Dean AW et al：Mass spectrometric identification of phospholipids in human tears and tear lipocalin. Invest Ophthalmol Vis Sci　53：1773-82, 2012
9) Butovich IA et al：Human tear film and meibum. Very long chain wax esters and (O-acyl)-omega-hydroxy fatty acids of meibum. J Lipid Res　50：2471-85, 2009
10) Glasgow BJ et al：Tear lipocalins：potential lipid scavengers for the corneal surface. Invest Ophthalmol Vis Sci　40：3100-7, 1999
11) Yamada M et al：Decreased tear lipocalin concentration in patients with meibomian gland dysfunction. Br J Ophthalmol　89：803-5, 2005
12) Jauhiainen M et al：Phospholipid transfer protein is present in human tear fluid. Biochemistry　44：8111-6, 2005
13) Yamada M et al：Phospholipids and their degrading enzyme in tears of soft contact lens wearers. Cornea　25：S68-S72, 2006
14) Mochizuki H et al：Turnover rate of tear-film lipid layer determined by fluorophotometry. Br J Ophthalmol　93：1535-8, 2009
15) Herok GH et al：The effect of Meibomian lipids and tear proteins on evaporation rate under controlled in vitro conditions. Curr Eye Res　34：589-97, 2009
16) Borchman D et al：Factors affecting evaporation rates of tear film components measured in vitro. Eye Contact Lens　35：32-7, 2009

第2部　診断編

第12章

MGDと視機能

大阪大学医学部眼科学教室　高　静花，西田幸二
Shizuka KOH, Kohji NISHIDA

Summary

　マイボーム腺機能不全(MGD)は，眼瞼炎とドライアイの2つの側面をもっている。すなわち，マイボーム腺開口部周囲の炎症から生じる後部眼瞼炎と涙液油層減少から生じる蒸発亢進型ドライアイである[1]。

　さて，本テーマの「MGDの視機能」であるが，マイボーム腺そのものあるいはMGDが視機能に影響するというよりは，MGDという病態に含まれるドライアイ，あるいはオキュラーサーフェス(眼表面・涙液)の異常が視機能に影響すると考えられる。これまで，ドライアイは視力低下を生じない疾患と考えられ病気としての認識が低かった。しかし，非侵襲，非接触の診断機器や診断法の発達によって，ドライアイやさまざまな涙液動態における視機能の客観的かつ定量的な評価が可能になり，涙液は視機能に影響を及ぼし得ること，そして「ドライアイは視機能障害，視力低下を生じ得る疾患である」[2)3)]ことが明らかになってきた。最近，欧米においても，屈折矯正手術や白内障手術の前にドライアイのみならずMGDのマネージメントが重要であるということが強調されるようになっている[4]。そこで本稿においては，視機能を考える観点からMGDとドライアイ，涙液安定性の関係について述べ，その涙液安定性が視機能に影響を及ぼす影響について解説する。また，最近，MGDの治療前後での視機能を調べたものが報告されており，それらについても紹介したい。

I　MGDと涙液安定性の低下

　マイボーム腺は脂質の分泌により，涙液蒸発の抑制，涙液安定性の促進，涙液の眼表面への伸展の促進などの働きを有する[5]。脂質の分泌がなされないと，涙液油層は正常に保たれず，涙液安定性の低下を生じる。ドライアイ全体の86％はマイボーム腺機能が低下することによって生じることが報告されている[6]。ドライアイは涙液減少型ドライアイと蒸発亢進型ドライアイに大別され，一般的にMGDでは蒸発亢進型ドライアイを呈していることが多いが，涙液減少型ドライアイを合併していることもある。

Ⅱ 涙液安定性の低下が視機能に与える影響

瞬目により角膜上に光学面を形成するという役割を果たしている[7]涙液の安定性が低下し，ひとたび涙液層が破綻すると，その光学面は不整になり，コントラスト感度の低下[8]を生じることは古くから知られている。眼表面・涙液疾患の光学的特性に影響を与えるものとしては，不正乱視による収差，混濁による散乱が挙げられる。

まず，ドライアイにおける，涙液異常による不正乱視が視機能に与える影響を検出する方法として，角膜トポグラファー，波面センサー，実用視力検査などがあり，これらの装置を用いたさまざまな報告が多数なされている。特に，涙液は眼表面上で常に変化するため，涙液の動的変化を考慮した視機能の連続測定が有用である。例を挙げると，角膜中央部に上皮障害がなくBUT（tear breakup time）のみが短縮しているようなドライアイの場合，瞬目直後に波面センサーで高次収差を測定した場合は正常眼とほぼ変わらないが，瞬目せずに数秒後に測定すると涙液破綻の影響を受け，高次収差の増加が認められる[9]。シミュレーションの網膜像においても，瞬目直後にはみられなかった網膜像の質の悪化が瞬目10秒後にはみられることがわかる（図1）。

前述のように，MGDでは蒸発亢進型ドライアイの関与が強い。蒸発亢進型ドライアイの視機能の特徴については，BUT短縮型ドライアイとして報告されているものと同様と考えられる。BUT短縮型ドライアイの視機能については，波面センサー，実用視力検査を用いたものが知られている[9]~[12]。角膜中央部に上皮障害がなく，涙液量減少はなく，涙液の安定性のみが低下しているBUT短縮型ドライアイの場合，涙液減少型ドライアイと違って涙液水層の厚みは比較的保たれているため，不安定な涙液の動態変化が高次収差に現れやすい[9]（図2）。涙

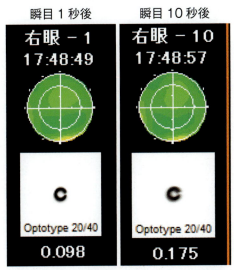

図1 BUT短縮型ドライアイでの高次収差の測定

瞬目1秒後，10秒後の眼球高次収差のカラーマップと網膜像シミュレーションを示す。

第 2 部　診断編

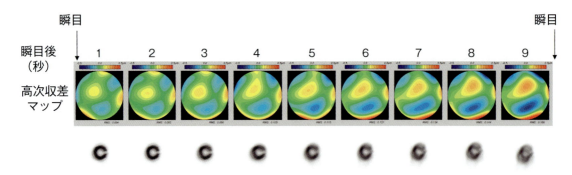

図 2　BUT 短縮型ドライアイにおける見え方の変化

(Koh S et al. Cornea 2008 ; 27 : 275-278. より改変)

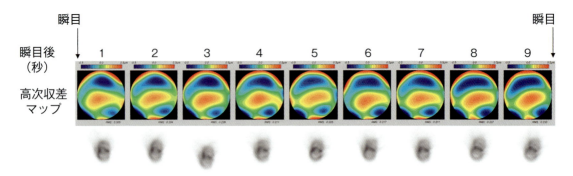

図 3　涙液減少型ドライアイにおける見え方の変化

(Koh S et al. Invest Ophthalmol Vis Sci 2008 ; 49 : 133-138. より改変)

液安定性の低下に伴って高次収差が増加し，網膜像の質の低下がみられるのが特徴であり，実用視力検査でも同様の結果が得られている。

　参考までに，涙液減少型ドライアイでは涙液が量的にも質的にも低下しており，BUT が早く涙液層は不安定ではあるが，涙液量そのものが少なく涙液水層の厚みが大変薄いため，BUT 短縮型ドライアイのような涙液の動態変化は高次収差に現れにくい[13]（図 3）。

　散乱には，前方散乱と後方散乱の 2 種類がある。前方散乱はグレア（まぶしさ）の原因となり，後方散乱は透過率の低下が原因で生じると考えられている。ドライアイの散乱についてはあまりまだ知られていないが，まぶしさは，ドライアイの自覚症状のひとつであり興味がもたれる。現在，前方散乱は涙液が不安定になると増大し[14)15]，また，物理的刺激や炎症による角膜上皮障害が角膜表層由来の後方散乱の増加に寄与する[15]ことが報告されている。

Ⅲ　MGD 治療が視機能に及ぼす影響

　MGD に対して行われる治療としては，マイボーム腺脂の圧出，温罨法，眼瞼清拭（リッドハイジーン），局所抗菌薬投与，抗炎症内服療法，食事療法などが知られている（詳細は，本書のチャプター 3 を参照されたい）。さて，これら MGD 治療前後で視機能を調べた最近の研究

を紹介させていただく．

スペインのCuevasら[16]は，蒸発亢進型ドライアイを伴うMGD患者21人に対して，MGD治療を6週間行いその治療前後で眼表面，涙液所見と併せて矯正視力とコントラスト感度を評価した．行った治療は，眼瞼清拭（1日2回），防腐剤フリーの人工涙液点眼（1日4回），防腐剤フリーのステロイド点眼（3週間で漸減）で，酒さを伴う患者はドキシサイクリンの内服（8週間）も併用した．その結果，結膜充血の減少，涙液メニスカスの増加はみられたものの，BUT，眼瞼縁所見は変わらず，また矯正視力とコントラスト感度は治療前後で変わらなかったと報告している．

インドのMalhotraら[17]は，60人のMGD患者においてMGD治療を12週間行い，その前後で眼表面，涙液所見と併せてコントラスト感度（明視時，薄暮時）を評価した．患者を2群に分けていずれの群も温罨法，眼瞼清拭，人工涙液点眼治療を行い，片方の群のみオメガ3脂肪酸の摂取（毎日1.2 g）を併用した．その結果，いずれの群も自覚症状，眼表面，涙液所見はシルマーテスト以外で改善がみられたが，オメガ3脂肪酸摂取群では，非摂取群に比べてより多くの条件下でのコントラスト感度の改善を認め，またその改善率も非摂取群に比べて大きかったと報告している．オメガ3脂肪酸の摂取がコントラスト感度に与える影響を調べたものは過去になく，今後，大規模スタディが期待される．

ムチン産生を促進する新しいドライアイ治療点眼薬が登場し，ジクアホソルナトリウム点眼およびレバピミド点眼のいずれも，BUT短縮型ドライアイにおいて自覚症状，涙液安定性の改善とともに視機能の改善が得られたと報告されている[18)~20)]．これら薬剤は，MGDにおいても視機能改善の一助になると思われる．

おわりに

MGDに生じる涙液安定性の低下が視機能に与える影響について述べた．また，MGD治療の視機能に及ぼす影響については，MGDに伴う自覚症状の改善とともに改善がみられていることから，MGD治療は患者のQOL，QOVを改善することができる有用な治療法であることがわかる．

さいごに，本テーマから少し脱するが私見を述べさせていただく．ドライアイとMGDには表1に示すような共通点があり，筆者はよく「姉妹関係」に例えている．いずれも慢性のもので加齢の関与がある．そして見落とされがちであるが，ドライアイ診断基準およびMGD診断基準に基づいた診断は，特殊な機器を必要とせずにスリットランプおよびフルオレセイン染色（＋シルマーテスト）のみで可能である．いずれも従来から病気ではないと考えられていたが，さまざまな研究が進み，また新薬が登場したドライアイは既にその範疇から脱している．一方，MGDは最近注目度が急上昇しているものの，決定打となる治療薬がないために「病気ではない」あるいは「治らない」と考えられているのも事実である．ドライアイのかつてと現在の位置づけを考えれば，数年後にはMGDも今のドライアイのようになると予想され，「姉を追いかける妹」と期待している．また，加齢の関与という観点から，加齢黄斑変性と比べてみると表2のようになる．加齢黄斑変性はかつては「治らない疾患」と考えられ，一部の外科的治療

表1　ドライアイとMGD

	ドライアイ	MGD
加齢の関与	＋	＋
「病気ではない」と	言われていた	言われていた・いる
基本診断	スリットとフルオさえあれば可能	スリットとフルオさえあれば可能
注目度	高い	上昇中
治療薬	いろいろと登場	今はなし待っている

表2　加齢黄斑変性とMGD

	加齢黄斑変性	MGD
加齢の関与	＋	＋
「治らない」と	言われていた	言われている
診断の救世主	OCT	マイボグラフィー
注目度	高い	上昇中
治療薬	いろいろと登場	今はなし待っている

のほか一般的に行われる治療方法は全くなかったが，検査方法や治療薬の進歩に伴い，今では「メディカル網膜」という範疇においてメインの疾患である．前述のように，現在，MGDは治療薬が待たれていて，また「治らない疾患」とも考えられている状況であるが，非侵襲的マイボグラフィーの登場によりその病態および関連病態について最近さまざまなことが明らかになってきている．数年後には，「加齢黄斑変性」がたどったのと同様，「メディカル角膜」疾患のメイン疾患として位置づけがなされるのではないかと期待される．

文献

1) 天野史郎（マイボーム腺機能不全ワーキンググループ）：マイボーム腺機能不全の定義と診断基準．あたらしい眼科 27：627-31, 2010
2) The definition and classification of dry eye disease：report of the Definition and Classification Subcommittee of the International Dry Eye Work Shop(2007). Ocul Surf 5：75-92, 2007
3) 島崎 潤：2006年ドライアイ診断基準．あたらしい眼科 24：181-4, 2007
4) Foulks GN et al：Improving awareness, identification, and management of meibomian gland dysfunction. Ophthalmology 119(10 Suppl)：S1-12, 2012
5) Foulks GN et al：Meibomian gland dysfunction：a clinical scheme for description, diagnosis, classification, and grading. Ocul Surf 1：107-26, 2003
6) Lemp MA et al：Distribution of aqueous-deficient and evaporative dry eye in a clinic-based patient cohort：a retrospective study. Cornea 31：472-8, 2012
7) Rieger G：The importance of the precorneal tear film for the quality of optical imaging. Br J Ophthalmol 76：157-8, 1992
8) Tutt R et al：Optical and visual impact of tear break-up in human eyes. Invest Ophthalmol Vis Sci 41：4117-23, 2000
9) Koh S et al：Effect of tear film break-up on higher-order aberrations measured with wavefront sensor. Am J Ophthalmol 134：115-7, 2002
10) Koh S et al：Simultaneous measurement of tear film dynamics using wavefront sensor and optical coherence tomography. Invest Ophthalmol Vis Sci 51：3441-8, 2010
11) Kaido M et al：Efficacy of punctum plug treatment in short break-up time dry eye. Optom Vis Sci 85：758-63, 2008
12) Kaido M et al：Visual function changes after punctal occlusion with the treatment of short BUT type of dry eye. Cornea 31：1009-1013, 2012
13) Koh S et al：Serial measurements of higher-order aberrations after blinking in patients with dry eye. Invest Ophthalmol Vis Sci 49：133-8, 2008
14) Diaz-Valle D et al：Effect of lubricating eyedrops on ocular light scattering as a measure of vision quality in patients with dry eye. J Cataract Refract Surg 38：1192-7, 2012
15) Koh S et al：Ocular forward light scattering and corneal backward light scattering in patients with dry eye. Invest

Ophthalmol Vis Sci 55：6601-6, 2014
16) Cuevas M et al：Correlations among symptoms, signs, and clinical tests in evaporative-type dry eye disease caused by meibomian gland dysfunction(MGD). Curr Eye Res 37：855-63, 2012
17) Malhotra C et al：Effect of oral omega-3 fatty acid supplementation on contrast sensitivity in patients with moderate meibomian gland dysfunction：a prospective placebo-controlled study. Cornea 34：637-43, 2015
18) Kaido M et al：Effects of diquafosol tetrasodium administration on visual function in short break-up time dry eye. J Ocul Pharmacol Ther 29：595-603, 2013
19) Shimazaki-Den S et al：Effects of diquafosol sodium eye drops on tear film stability in short BUT type of dry eye. Cornea 32：1120-5, 2013
20) Koh S et al：Effect of rebamipide ophthalmic suspension on optical quality in the short break-up time type of dry eye. Cornea 32：1219-23, 2013

第3部
治療編

マイボーム腺機能不全(MGD)の診断と治療

第13章 MGDの予防（リッドハイジーン）

慶應義塾大学医学部眼科学教室　海道美奈子
Minako KAIDO

Summary

リッドハイジーン（眼瞼を洗浄し，清潔に保つこと）はMGDの基本的治療である．リッドハイジーンに使用する洗浄液にはベビーシャンプーや低アレルギー性棒状石鹸，OCuSOFT® Lid Scrub™ PLUS（国内販売元：株式会社ホワイトメディカル），Eye Shampoo（株式会社メディプロダクト）などがあり，眼軟膏による眼瞼塗布や眼瞼マッサージも効果が期待される．温罨法やコンプレッション法を併用するのもよい．また，特殊なMGDとしてデモデックスの寄生には，tee tree oil 希釈シャンプーによるリッドハイジーンが用いられる．

はじめに

MGDでは目の充血や掻痒感，不快感，異物感，一時的な霧視などさまざまな症状を呈し，マイボーム腺機能異常に伴うBUT短縮型ドライアイを生じることからドライアイ治療が優先されやすい．従来のドライアイ治療薬に加え，マイボーム腺の脂質分泌を促進させる可能性のあるジクアホソル点眼[1]や抗炎症作用で効果が期待されるレバミピド点眼[2]などのドライアイ治療にもかかわらず症状の改善が認められない場合も多い．ドライアイ患者のおよそ85％にMGDが認められるという報告もあり[3]，眼瞼の観察とその治療をすることは重要である．

I リッドハイジーンの目的

MGDの基本的治療は，眼瞼を洗浄し，清潔に保つこと（リッドハイジーン）である．清拭により菌量を減少させ，瞼縁の環境改善を促す．また，マッサージすることによりマイボーム腺開口部の閉塞（plugging）や角化組織を除去し，脂質の排出を促す．これに伴い，眼瞼結膜間の摩擦は軽減され，lid wiper epitheliopathy や BUT（break up time of tear film）短縮型ドライアイの改善が期待できる．

II リッドハイジーンに用いる洗浄液

従来，希釈したベビーシャンプーを綿棒につけてこする方法が薦められてきたが，刺激が強

第3部　治療編

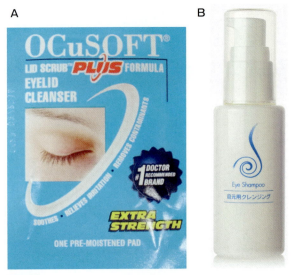

図1 リッドハイジーン用洗浄剤
A：OCuSOFT® Lid Scrub™ PLUS（国内販売元：ホワイトメディカル社）
B：Eye Shampoo（メディプロダクト社）

く，また操作が簡便でないためコンプライアンスが悪い。このため，米国では低刺激性の眼瞼専用の lid scrub solution/pad が開発された。本製品はベビーシャンプーや低アレルギー性棒状石鹸よりも他覚的所見の改善に最も効果的であり，かつ患者から最も好まれたと報告されている[4]。わが国で購入可能な清浄液は，OCuSOFT® Lid Scrub™ PLUS（国内販売元：株式会社ホワイトメディカル）や低刺激性の眼瞼専用クレンジングとして開発された Eye Shampoo（株式会社メディプロダクト）がある（図1）。また，抗菌薬の点眼を綿棒に含ませて眼瞼を清拭するという方法もある。

Ⅲ　リッドハイジーンの手順

　リッドハイジーンには3つのステップがある。①リッドハイジーンを行う前に手をきれいに洗う。メイクをしている場合は先にアイメイクを落としておく。②眼瞼を軽く持ち上げ，洗浄液が目の中に入らないようにしながら，睫毛の根元を洗浄する。洗浄液を含んだ拭き綿や綿棒を使用する場合は目頭から目じりに向かってやさしく拭き取る。アイシャンプーなどの洗浄剤を直接使う場合は洗浄剤を手に取り指先で伸ばし，睫毛の根元の汚れを落とすように軽くマッサージをする。③水またはぬるま湯で洗浄液を十分に洗い流す。リッドハイジーンは1日1～2回行うのが望ましい。

Ⅳ　温罨法やコンプレッション法の併用

　リッドハイジーンに温罨法を組み合わせると効果的である。MGDではマイボーム腺から分

第13章　MGDの予防（リッドハイジーン）

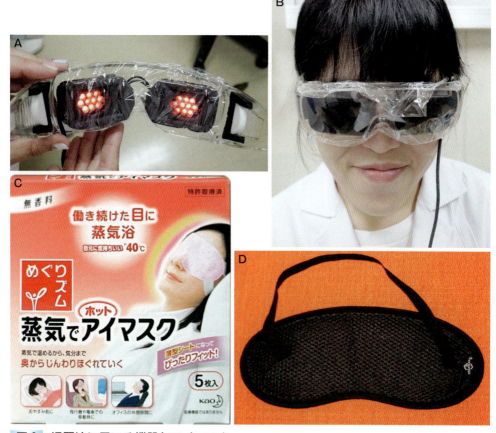

図2 温罨法に用いる機器とアイマスク
A, B：赤外線温熱装置
C：温熱シート（ホットアイマスク，販売元：花王）
D：オルガヘキサアイマスク：炭の成分が繊維に含有されている。

泌される脂質の融点が上昇していると報告されており[5]，通常の体温では固形化してしまい，脂質がスムーズに分泌されないと考えられる。このため，温罨法で眼瞼の温度を上げ脂質を溶解した後にリッドハイジーンを行うのが良い。温罨法には赤外線温熱装置を用いるものや蒸しタオルなど蒸気を用いる方法，温熱シートやオルガヘキサアイマスクを用いる方法がある（図2A〜D）。1日2回で，1回，5〜10分程度の施行が推奨されているが，その効果を持続させるためには長期的に行うことが重要である。しかし，温熱装置や継続的なアイマスクの購入は高額なためコンプライアンスが悪いのが現状である。また，眼瞼を圧迫し，マイボーム腺からの脂質の排出を物理的に促すコンプレッション法も効果的である。コンプレッション法には吉富式鉗子，独協式，有田式鑷子などが用いられる（図3A〜D）。

Ⅴ 眼軟膏を用いたリッドハイジーン

筆者らはタリビッド®眼軟膏を用いたリッドハイジーンを行っている。MGD患者にタリビッ

第3部 治療編

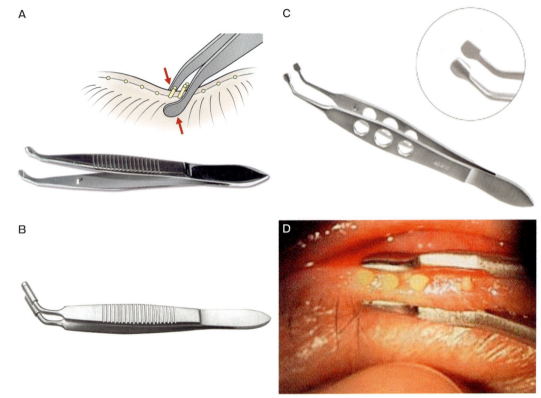

図3 マイボーム腺圧迫器具とコンプレッション法
A：吉富式鉗子
B：独協式鑷子
C：有田式鑷子
D：眼瞼の直接圧迫によるマイバムの排出

ド®眼軟膏の瞼縁への少量塗布が有効な治療法であることは既に報告されているが[6]，筆者らは小豆大程度のタリビッド®眼軟膏を眼瞼に塗布し，上下瞼縁部を指で上下左右にマッサージし，その後軟膏は拭き取り，洗い流すという方法を用いた．本法の概念は油性の汚れを溶解，除去するには水溶性ではなく油性の洗浄剤が適しているという美容領域でのクレンジング用化粧品から発想したものである．タリビッド®眼軟膏は疎水性，親水性の両者の性質を持ち合わせていることより，油性成分でマイボーム腺脂質を溶解し，親水性であることより過剰な軟膏を洗眼しやすいことが期待される．リッドハイジーンを3か月行ったところ，症状の改善は約85％に認められ，瞼縁の不整や皮膚粘膜移行部の移動は変化しなかったものの，瞼縁の血管拡張やマイバムの性状，涙液安定性や角結膜染色の改善が認められた．ある症例ではマイボーム腺の生体共焦点顕微鏡検査で治療前にマイボーム腺腔は拡張していたのに対し，治療後は縮小が認められた（図4A，B）．Matsumotoらは MGD ではマイボーム腺の腺腔が分泌物で充満し，そのため腺腔が拡張していることを示している[7]．このことからも，タリビッド®眼軟膏によるクレンジングはマイボーム腺開口部の閉塞の解除，正常な脂質分泌の促進を促し，これに伴い腺腔が縮小したのではないかと考えられる．

第13章 MGDの予防（リッドハイジーン）

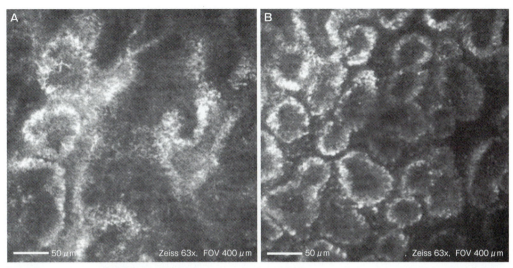

図4 タリビッド®眼軟膏を用いたリッドハイジーン前後のマイボーム腺生体共焦点顕微鏡所見
A：施行前ではマイボーム腺の腺腔は拡張し，脂質が充満している。
B：施行後ではマイボーム腺の腺腔は縮小している。

VI マイボーム腺の萎縮とリッドハイジーンの効果

　筆者らは近年メディプロダクト社より発売されたEye Shampooを用いたリッドハイジーンの効果について，マイボーム腺萎縮の有無と症状改善の有無の観点から検討したので紹介する。日常生活で"朝起きたら洗顔する"という習慣のように，朝起きたらEye Shampooを用いて瞼縁部を洗浄するように指示した。自覚症状は異物感や乾燥感，眼不快感などドライアイ症状に類似し特定の症状はなかったが，リッドハイジーンを1か月行ったところ約80％で症状の改善が認められた。リッドハイジーンにより瞼縁の充血やlid wiper epitheliopathy，マイバムの性状の改善とBUTの延長が認められた。マイボーム腺消失を50％以上認める症例においても改善した（図5A～C）。このことより，マイボーム腺の形態的異常を伴う症例においても，まずリッドハイジーンを行うことは症状改善に有効であると考えられる。Nornは活動的な分泌を行っているのは全体の45％のみであると報告している[8]。また，Eomらはマイボーム腺の形態と機能の関係について，マイボーム腺の消失とマイバム，そしてマイバムの性状と涙液安定性や眼表面所見との間には関連性があるものの，マイボーム腺の消失と涙液安定性や眼表面所見には関連性はなかったとしている[9]。これらの報告からでもうなずけるように，マイボーム腺の形態的変化とマイボーム腺機能とは必ずしも一致しているわけではなく，マイボーム腺の消失を伴うMGDにおいてもリッドハイジーンは有効な治療法と考えられる。

VII デモデックスとMGD

　細隙灯顕微鏡で睫毛根部にフケ様の物質が付着している所見が観察された場合，デモデックスによるMGDに留意する必要がある。デモデックスはダニの一種で，ヒトでは顔の皮脂腺に

第3部　治療編

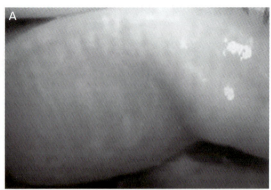

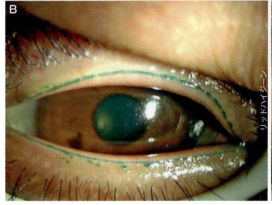 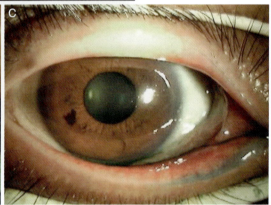

図5　Eye Shampoo を用いたリッドハイジーン
A：マイボーム腺は約50％程度消失している MGD。
B：リッドハイジーン前では lid wiper epitheliopathy が認められる。
C：リッドハイジーン後では瞼縁の所見や自覚症状は改善している。

寄生することが多いことから通称「顔ダニ」や「ニキビダニ」とも呼ばれている。ヒトに寄生するものとして *Demodex folliculorum* と *Demodex brevis* の2種類が確認されており，*Demodex brevis* はマイボーム腺深くに生息し，*Demodex folliculorum* は睫毛根部に生息し，眼瞼炎の原因になり得る。デモデックスは加齢とともに増加し，成人のほぼ98％に寄生しているといわれており，その存在にもかかわらずほとんどの場合は無症候性であり，デモデックスがどの程度眼瞼炎に関与しているのかは不明である。しかし，多数の寄生により炎症性物質の上昇が認められており，MGD の起因となっていることが示唆されている（図6）。デモデックスによる MGD にはオーストラリアの原住民の間で外傷や感染症に古くから使われてきた tea tree oil が有効であると報告されている。Tea tree oil は抗菌作用，抗真菌作用，消炎効果，殺ダニ作用があるとされ，50％希釈 tea tree oil を週に1度睫毛根部へ塗布し，1日2回 tea tree oil 希釈シャンプーにて最低6週間瞼縁を洗浄したところ，結膜充血の減少や角膜輪部の血管や浸潤性病変の改善が認められという報告がある[10]。Tea tree oil は皮膚粘膜刺激性が強く，目に入るとしみるので眼内に入らないよう注意して使用する必要がある。日本では販売されておらず，海外からの直接輸入でのみ購入可能である（図7）。デモデックスの治療はあくまでも絶滅を期待するものではなく，過剰な寄生を防ぐものである。ステロイド点眼や抗生物質の点眼，

第13章　MGDの予防（リッドハイジーン）

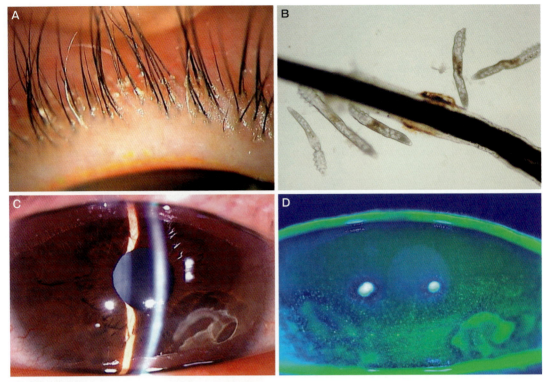

図6　デモデックスの寄生に起因する眼表面異常
A：細隙灯顕微鏡検査にて睫毛根部のフケ様物質の付着が認められる。
B：光学顕微鏡で観察される *Demodex folliculorum*。
C：結膜充血が強く，角膜下方に血管浸潤，角膜混濁が認められる。
D：同症例のフルオレセイン染色。

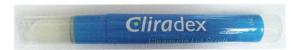

図7　米国で発売されている tea tree oil stick

内服などの通常の治療では抵抗性の眼瞼炎には有効な治療オプションとなると期待される。

おわりに

　MGDは完治が得られにくい慢性疾患であるため長期的な治療が必要である。一時的な症状の改善が得られると治療が中断されてしまう場合も多く，患者のコンプライアンスが悪いのが問題である。リッドハイジーンはMGDの予防的治療として歯磨きや洗顔と同様に毎日の習慣にするよう，患者への教育が重要であろう。

文献

1) Arita R et al：Topical diquafosol for patients with obstructive meibomian gland dysfunction. Br J Ophthalmol　97：

725-9, 2013
2) Kashima T et al：Rebamipide ophthalmic suspension for the treatment of dry eye syndrome：a critical appraisal. Clin Ophthalmol 8：1003-10, 2014
3) Horwath-Winter J et al：Evaluation of the clinical course of dry eye syndrome. Arch Ophthalmol 121：1364-8, 2003
4) Key JE：A comparative study of eyelid cleaning regimens in chronic blepharitis. CLAO J 22：209-12, 1996
5) McCulley JP et al：Meibomian secretions in chronic blepharitis. Adv Exp Med Biol 438：319-26, 1998
6) Goto E et al：Successful tear lipid layer treatment for refractory dry eye in office workers by low-dose lipid application on the full-length eyelid margin. Am J Ophthalmol 142：264-70, 2006
7) Matsumoto Y et al：The application of in vivo laser confocal microscopy to the diagnosis and evaluation of meibomian gland dysfunction. Mol Vis 14：1263-71, 2008
8) Norn M：Expressibility of meibomian secretion. Relation to age, lipid precorneal film, scales, foam, hair and pigmentation. Acta Ophthalmol(Copenh) 65：137-42, 1987
9) Eom Y et al：Comparison of meibomian gland loss and expressed meibum grade between the upper and lower eyelids in patients with obstructive meibomian gland dysfunction. Cornea 33：448-52, 2014
10) Kheirkhah A et al：Corneal manifestations of ocular demodex infection. Am J Ophthalmol 143：743-9, 2007

第14章

涙液油層減少ドライアイの層別治療

後藤眼科医院(鎌倉市) **後藤英樹**
Eiki GOTO

Summary

　涙液は通常の臨床的な観察では層構造の観察は難しいが，研究されてきたがごとく油層・水層・ムチン層の三層構造（または油層・液層の二層構造）（油層はさらに非極性脂質と極性脂質の二層に分かれている）に想いを馳せると，それぞれの評価（層別診断）と，それぞれの欠乏を補う治療（層別治療）が思いつかれる（実際には各層の異常が他の層に影響するので単純ではない場合もある）。涙液層が三層構造ならば臨床的に油層減少ドライアイがあるのではないか？　それは適切な油成分の補充で治療できるのではないか？　というのが本稿のテーマである。なお層別診断に関しては本稿のテーマではないが，DR-1®涙液油層干渉像色解析からの油層厚み算出で既に達成されている[1]。

I　マイボーム腺機能不全への油性点眼液

　閉塞性MGDでは涙液分泌が正常であるとDR-1®では涙液油層減少を示す一方，閉塞性MGDに涙液分泌の減少を併発していると横井の重症度分類におけるグレード3，4と油層が異常に厚く不均一になっていることが多い。閉塞性MGDには，元来，眼瞼洗浄，温罨法などが治療として推奨されており実際に効果があるが，一般になじみにくい。そこで，油層異常に対しての油性点眼というアイデアが以前から試みられている。よく知られているように，ドライアイ患者への油成分投与では，ただ単に高濃度通常量のものを投与すると視覚のぼやけを引き起こしクレームのもととなる。そこで我々はひまし油を用いて，涙液表層で均一な油層・油膜を形成すべく低濃度均質化ひまし油点眼を開発し，閉塞性MGD患者に投与したところ高い効果が得られた[2]。このような低濃度油性点眼のアイデアはいまだ開発途上ではあるが，閉塞性MGDなど涙液油層減少ドライアイに対して有望かつ当然考慮されるべき治療オプションであると考えている。

II　Office workerのドライアイへの極少量眼軟膏眼瞼縁投与

　一方，office workerのドライアイも，比較的，既存のドライアイ治療で治りにくい症例群ではないかと思われる。ここに紹介する治療法は，飯田橋眼科クリニック（都心にあるクリ

第3部　治療編

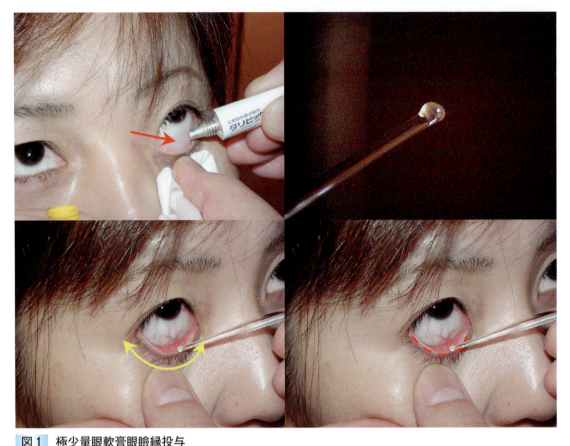

図1 極少量眼軟膏眼瞼縁投与
ゴマ粒大(約2mm)の眼軟膏をステンレス棒(写真の時代はガラス棒であった)の先端につけ，眼瞼縁(マイボーム腺開口部)全幅に極少量塗布する。

ニック)においてoffice workerのドライアイで通常の治療が奏効しなかった症例に，眼乾燥の解決のため涙液油層治療を行ったものである(マイボーム腺のびまん性閉塞を示す例も多く，MGDを呈していたと考えた。このような症例は新しいジクアス®点眼やムコスタ®点眼でもまだ治療に難渋する場合が多いと感じている)[3]。

　これらの症例はDR-1®で観察すると暗い干渉色を呈する症例がほとんどで，涙液油層減少を呈していた。そこでうまく油成分を補い油層を形成することができれば眼乾燥が解決すると予想した。このように従来の治療では難治なoffice workerのドライアイで暗い涙液干渉色を呈する症例(涙液油層減少ドライアイ)への治療として，極少量眼軟膏の下眼瞼縁全幅への投与が1日3回，2週間行われた(図1)。薬剤としてはタリビット®眼軟膏を用いた。この薬剤が選択された理由として，通常の眼軟膏が含む非極性脂質に加えて，程よく極性脂質を含むため眼表面での脂質伸展が良好であると予測されたこと，防腐剤非含有であること，また市販されていること，そしてドライアイ症例の夜間の眼乾燥への臨床実績があること，などのメリットが挙げられた(上述の油性点眼のように研究室で作成する油成分を投与するのでなく，市販の薬剤を用いたいという目的があったためこの薬剤を選択したが，理想的には，抗菌薬を抜いたものが使用できればさらに良いと考えてはいた。しかしそれには薬剤開発で10年単位の時間

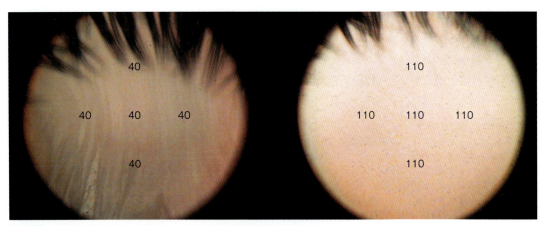

図2 極少量眼軟膏眼瞼縁投与前後の涙液油層干渉像および涙液油層厚み
左：治療前．油層厚み40 nm；涙液油層厚みの異常減少を認めた．
右：治療後．油層厚み110 nm；涙液油層厚みは正常値近くに改善した．

がかかり，目の前の患者さんの苦しみを取りさるのに時間がかかりすぎると考えて使用した）．
　結果としては，乾き症状，涙液油層厚み，BUT，マイボーム腺脂質圧出グレードにおいて有意な改善がみられた（図2）．油を足したので油が増えて当たり前と思われるかもしれないが，"水に油"を足したにもかかわらずまだらでなく均質な厚みの油層・油膜が形成されたところにこの治療方法の成功の理由があると考えた．既存の治療に抵抗していた症例であったため，特に症状の明らかな改善に大変驚かされた．
　現在，涙液水層の量がほどほどあると判断し，涙液油層が減少している症例には積極的にこの治療を行っており，よい結果を得ている．既存のドライアイ治療に抵抗する，涙液油層減少が原因となっているドライアイに対して有効な治療法であると考えている．

III　ドライアイへの極少量眼軟膏眼瞼縁投与における水層補充の重要性

　涙液油層は涙液水層の上を伸展するため，涙液（水成分）量が不足しているドライアイ症例ではもともと涙液油層は不均一に厚くなっている（横井のグレード3，4）．このような症例に油層治療をしようとして極少量眼軟膏眼瞼縁投与を行ってもさらに油成分が停滞する結果を招く．Office workerのドライアイにおいて，涙液分泌が正常な例では必要ないが，涙液（水成分）分泌低下例ではまず先にその治療をしっかりすることが重要であり，人工涙液点眼，ヒアルロン酸ナトリウム点眼が用いられる（最近ではジクアス®点眼やムコスタ®点眼も使用されよう）．症例によっては涙点プラグ挿入が効果的である．このように"水分は足りているが油が足りない"という状況（層別診断する）になってからが極少量眼軟膏眼瞼縁投与の出番である．

IV　涙液油層治療の今後の展望

　現在わが国ではドライアイ用の油性点眼が市販されていないが，市販処方薬の開発が望まれ

る。眼軟膏の極少量眼瞼縁投与法においては，今回目的から他に選択技がなくタリビット®眼軟膏を使用した。ドライアイ治療用途であれば抗菌薬を含まないドライアイ専用の眼軟膏の開発が望ましいのは自明である。涙液水層上に伸展する油性基材をもち，防腐剤無添加で，一般に処方可能なドライアイ用眼軟膏の開発が今後期待される。

文献

1) Goto E et al：Computer-synthesis of an interference color chart of human tear lipid layer, by a colorimetric approach. Invest Ophthalmol Vis Sci　44：4693-7, 2003
2) Goto E et al：Low-concentration homogenized castor oil eye drops for noninflamed obstructive meibomian gland dysfunction. Ophthalmology　109：2030-5, 2002
3) Goto E et al：Successful tear lipid layer treatment for refractory dry eye in office workers by low-dose lipid application on the full-length eyelid margin. Am J Ophthalmol　142：264-70, 2006

第15章

MGDのリピフローによる治療

南青山アイクリニック（東京都港区）　戸田郁子
Ikuko TODA

Summary

閉塞性MGDは涙液蒸発型ドライアイの主因のひとつとして頻度が高く，完治しにくい慢性疾患である．従来までの治療は，治療効率が低く，自己管理が煩雑で，多くの場合で治療コンプライアンスが不良であったり，そのため十分な効果の実感が得られないという問題点がある．TearScience社（Morrisville, NC, USA）製のLipiFlowは，眼瞼の温熱療法とマッサージを組み合わせた新しい治療機器である．マイボーム腺を結膜側より直接ヒーティングし，眼瞼を挟み込んでマッサージするため，効率よくマイボーム腺の閉塞が改善される．1回の治療で半年から1年の効果が得られるが，治療後も自己管理を継続することが，最大限の効果持続に必須である．

はじめに

ドライアイの概念と定義，要因に基づく分類，診断基準，および治療は，最近の20年で大きく発展した．ドライアイは涙液分泌減少型と涙液蒸発亢進型に大きく分類されるが，後者がドライアイの80%を占めると推測されており，その主原因は閉塞性のマイボーム腺機能不全（MGD）である．最近ではドライアイの治療は，原因が涙液層のどこにあるかに基づいたターゲット治療，いわゆるtear film oriented therapy（TFOT）が主流となっており，治療の有効性があがっている．今回紹介する最新の閉塞性MGD治療[1]，LipiFlowはTFOTのひとつとして効果が期待されている．

I 従来の閉塞性MGDの治療方法

閉塞性MGDの治療の基本は，マイボーム腺開口部の閉塞除去と再閉塞防止を目的とした眼瞼縁の温熱療法と器械的な圧出である．マイボーム腺の温度を上げて内容物の脂質をやわらかくし排出しやすくする温熱療法として，ホットタオル，加熱パッド，あるいは赤外線ゴーグル等がある．しかしこのような古典的な眼瞼温熱療法は，眼瞼を皮膚面から温めるため，結膜側に存在するマイボーム腺の温度を上昇させるには効率が悪い．マイボーム腺の内容物の溶解温度は40℃前後と報告されているが，重症閉塞ではさらに高い温度が必要といわれている[2]．したがって，眼瞼内での熱のロスを考えると外側からの加熱は限界がある．一方，油脂の圧出

第3部　治療編

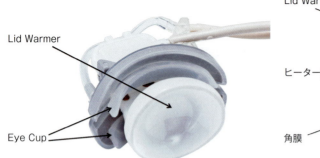

図1 LipiFlow の PI(Patient Interface)
角膜側の Lid Warmer と眼瞼を挟み込みマッサージを行う Eye Cup より構成されている。

図2 PI を眼瞼に装着したシェーマ

方法として，自己マッサージと医師による直接圧出があるが，前者は効果が不十分のことが多く，後者は強い痛みが伴うという欠点がある．また，自身での温熱療法やマッサージはほぼ毎日行わないと効果が得られず，治療のコンプライアンスが問題である．

Ⅱ LipiFlow システム

　TearScience 社（Morrisville, NC, USA）製の LipiFlow は，上記のような従来の温熱治療とマッサージ治療の欠点を改良した斬新な閉塞性 MGD 治療機器である．特殊な使い捨ての PI（patient interface）によって上下の眼瞼を直接はさみこんで，眼瞼の内側，すなわち結膜側から直接ヒーティングを行う．PI（図1）は Eye Cup と Lid Warmer で構成されている．Lid Warmer は楕円形の強膜レンズに似た形状で，周辺で眼球結膜に接するが，中央の凹面は角膜には接せず，なおかつ凸面のみに heater が埋め込まれているため，直接角膜には熱が伝わらないような設計となっている（図2）．眼瞼内側の温度は 41～43℃に上昇する．一方，Eye Cup はエアバック状に収縮して，眼瞼皮膚側から規則的に眼瞼の圧迫を繰り返す仕組みとなっている．

　点眼麻酔の後，PI を挿入し，上下の眼瞼がしっかり挟み込まれたことを確認する．患者には眼を閉じるように指示し，PI 上をテープで固定する（図3）．PI は 30 度くらい下方に傾けて固定すると上下の眼瞼が均等に挟み込まれる．スタートスイッチを押すと治療がスタートし，温度と圧の上昇が起こり，続いて規則的な圧迫の連続が 2 サイクル繰り返される．トータルの治療時間は 12 分である（図4）．LipiFlow によるマッサージは，手指で圧迫するよりもはるかに小さい圧力（最大 6 PSI）でマイボーム腺を効率よく圧迫することができる．したがって，治療中に痛みを感じることはなく，ほとんどの患者は「快適」と報告している．

Ⅲ LipiFlow の適応検査と治療後評価

　LipiFlow の適応は閉塞性 MGD である．閉塞性 MGD の診断は，MGD ワーキンググループ

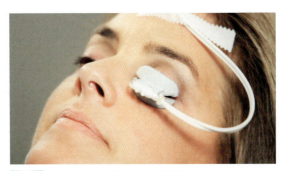

図3　LipiFlow 治療中の状態
通常は両眼同時に施行する。

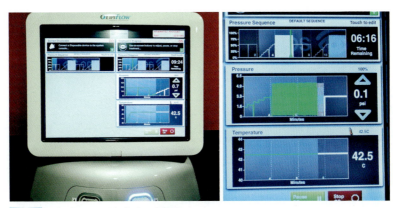

図4　LipiFlow 治療中の画面

　が提唱した診断基準[3]を満たす患者で，良好な治療効果を得るためには確実な適応選択が重要である．これに加えて TearScience 社が推奨する3つの評価方法が，適応選択と治療後評価に有用である．これは，問診表（SPEED），マイボーム腺の閉塞度検査（MGE），油層の厚み測定（LipiView）である．

　問診表は SPEED（The Standard Patient Evaluation of Eye Dryness）を使用し，閉塞型 MGD に典型的な症状の頻度と重症度をスコア化する．スコア8点以上が治療の目安である（図5）．

　マイボーム腺の閉塞度は MGE（Meibomian Gland Evaluator）を使用し，マイボーム腺開口部を直接圧迫して脂質が排出されるかどうかを確認する．MGE はバネが内蔵されており，皮膚側よりマイボーム腺に適度な圧迫が加わる設計となっている．下眼瞼の15個のマイボーム腺開口部を観察し，圧迫により脂質の排出が見られる開口部の数を数える．開口が4個以下が治療適応の目安である（図6）．

　TearScience 社が開発した LipiView は，油層の厚みの定量検査としての画期的方法である．測定原理は，イルミネーターからの刺入光線に対し，油層と涙液層の鏡面反射により発生する干渉画像の干渉色を，カラーテーブル内の基準色に比較して油層の厚みを決定する（図7）．

　測定時間17秒間に512フレームの撮影を行い，統計処理後に油層の厚みをグラフ化し，測

第3部　治療編

以下の質問について、最も該当する回答欄にチェック（✓）を記入してください。

1. 症状の起こる*頻度*について、ご自身にあてはまるものを選んでください。（各症状にひとつずつ）

症状	全くない(0)	時々(1)	頻繁に(2)	常に(3)
乾燥している、ゴロゴロする又はかゆい →				
痛みや刺激感がある →				
灼熱感があったり、涙が出たりする →				
眼精疲労 →				

2. *重症度*について、ご自身にあてはまるものを選んでください。（各症状にひとつずつ）

症状	問題ない(0)	良好ではないが不快でもない(1)	耐えられるが不快(2)	刺激感があるが、日常生活に差し障りはない	刺激感があり、日常生活に差し障りがある(3)	煩わしい	日常の活動を行うのは不可能である(4)	耐えられない
乾燥している、ゴロゴロする又はかゆい →								
痛みや刺激感がある →								
灼熱感があったり、涙が出たりする →								
眼精疲労 →								

3. これらの症状をいつ経験されましたか？
　　□ 24時間以内　□ 72時間以内　□ 3か月以内

4. 目を潤すために点眼薬を使用していますか？　□ はい　□ いいえ
　「はい」の場合、どのくらいの頻度ですか？　＿＿＿＿＿＿回/日
　「はい」の場合、どのお薬をお使いですか？　＿＿＿＿＿＿＿＿＿＿＿＿＿＿＿＿＿

5. 治療の結果、ドライアイの症状は全体的に改善しましたか。　□ はい　□ いいえ

下項は検査員・医師が記入します
　　SPEED SCORE（頻度＋重症度スコア）＝＿＿＿＿＿＿/28

図5　問診表 SPEED

定時間内での油層の厚みの平均値と最大最小値，瞬目の状態，解析可能フレーム率等の結果を表示する（図8）。油層の厚みの平均値（Av ICU）が65μm以下だと油層分泌低下を疑い，治療の適応目安としている。

これら3つの評価方法のほか，細隙灯顕微鏡による眼瞼縁の所見，ドライアイの検査所見（角結膜の染色，BUTなど），マイボグラフィー，涙液スペキュラー，等を参考に治療前後の評価を行う。経過観察は通常，治療後1か月後とその後3か月ごとに行っている。

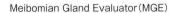
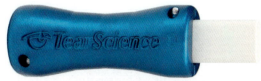
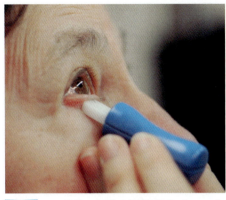
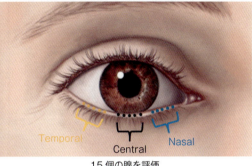

図6 マイボーム腺の閉塞度をチェックする Meibomian Gland Evaluator（MGE）
1回の圧迫で5個の開口部の状態が観察できる。下眼瞼を内側，中央，外側に分けて観察し，油脂が排出されるか否かをみる。

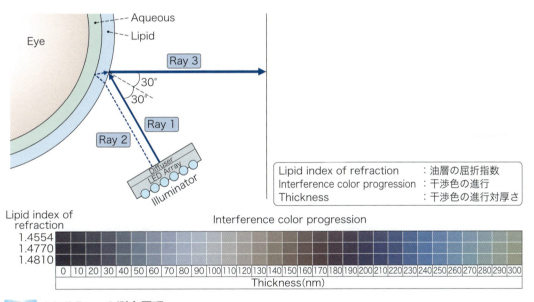

図7 LipiView の測定原理
鏡面反射の干渉像の色をカラーテーブルと比較し，油層の厚さを決定する。

IV 治療結果

1．海外での結果

2009年に行われたアメリカでの多施設前向き試験（9施設）の結果を紹介する[4]。対象は18歳以上で，3か月以上のドライアイ症状を有し（SPEED問診表で6点以上），マイボーム腺の

第3部 治療編

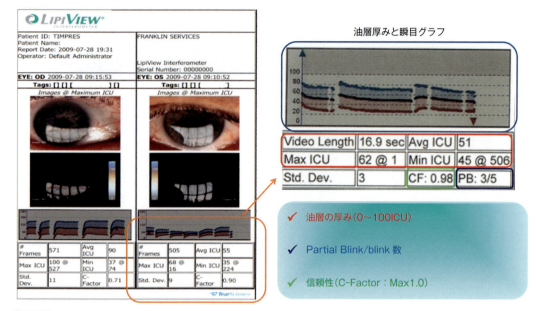

図8 LipiViewの測定画面

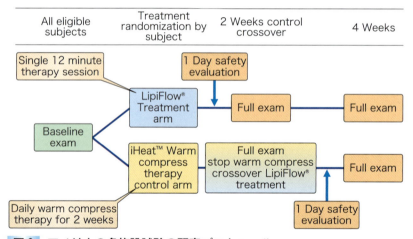

図9 アメリカの多施設試験の研究プロトコール
対象は9施設での139人278眼。

閉塞スコアが15個中12以上（開口が3個以下）を満たす患者139人278眼である。図9のような研究プロトコールによって，従来の方法（iHeat：温罨法器具）と比較した。具体的には患者を2群に分けて，各群それぞれiHeatまたはLipiFlowを2週間行い，その後群間で治療方法を交換しさらに2週間治療を行った。その結果，マイボーム腺の閉塞スコアとBUTは2週間後にLipiFlow群のみで有意に改善し，方法を交換した後さらにLipiFlow群のみで有意に改善した（図10，11）。自覚症状は初回治療で両群とも有意な改善を示し，クロスオーバー後はLipiFlow群のみで改善した（図12）。以上より，LipiFlowは従来の治療に比べて効果が高いこ

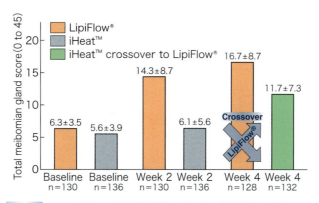

図10 アメリカの多施設試験における結果（マイボーム腺閉塞スコア）

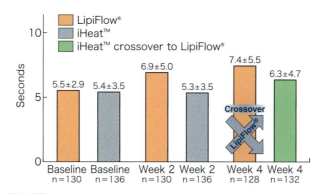

図11 アメリカの多施設試験における結果（BUT）

とがわかった．

2．自験例

　当院は 2012 年より LipiFlow システムを導入した．図13 に閉塞性 MGD 患者 20 人 40 眼のデータを示す．症状，腺の閉塞，油層の厚み，BUT，のすべてにおいて，治療後 1 か月または 3 か月で有意な改善がみられていた．

V 治療の留意点

　前述のアメリカでの多施設試験[4]やその後の追試試験[5]によって，LipiFlow で治療した患者の約 80％が 1 か月の経過観察で有意な症状の改善を示し，その効果は半年から 1 年持続するということが確認されている．これは単回治療によってマイボーム腺の機能改善が数か月持続するという従来の治療では達成できなかったことであり，画期的であると考えられる．

　しかしながら，良い結果を得るためには，留意すべき点がいくつかある．まずは適応選択であるが，LipiFlow は温熱とマッサージによってマイボーム腺の閉塞を解除するとともに腺の

第3部 治療編

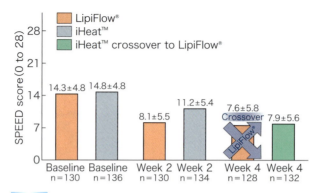

図12 アメリカの多施設試験における結果(自覚症状)

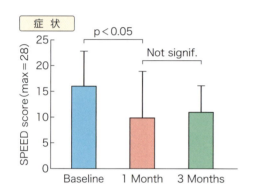

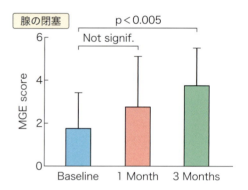

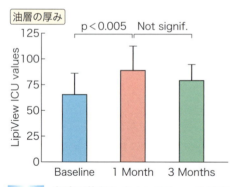

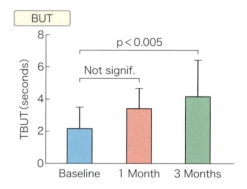

図13 当院で施行したLipiFlowの結果

分泌機能を改善する．そのためには，健康な腺組織が多少なりとも残存していなければならない．したがって，重症MGD患者でマイボーム腺が完全にドロップアウトした例には有効性があまり期待できない．また，長期慢性化例で腺の閉塞が強固な例では，複数回の治療が必要になる可能性がある．したがって，罹患期間が短く，軽度から中等度の閉塞性MGDが最も良い適応と考えられる．また，単回治療後の効果持続を得るためには，患者自身でのセルフケアも重要である．すなわち，治療後の点眼(ドライアイ点眼，抗炎症薬の点眼，軟膏など)，自己に

よる眼瞼のクリーニング，ウォーミング，マッサージ，瞬目の訓練等を患者自身で継続するよう指示する必要がある。

 まとめ

LipiFlow は閉塞性 MGD に対して，持続的な有効性が期待できる新しい治療である。副作用や苦痛がなく高い効果が得られる点では，今後閉塞性 MGD のスタンダードな治療になる可能性が示唆される。しかしながら，機器そのものとディスポーザブルにかかるコストが高額であり，なかなかすべての患者が受けられないことが問題である。

文献

1) The definition and classification of dry eye disease：report of the Definition and Classification Subcommittee of the International Dry Eye WorkShop(2007). Ocul Surf 5：75-92, 2007
2) Bron AJ, Tiffany JM：The contribution of meibomian disease to dry eye. Ocul Surf 2：149-65, 2004
3) 天野史郎ほか(マイボーム腺機能不全ワーキンググループ)：マイボーム腺機能不全の定義と診断基準．あたらしい眼科 27：627-31, 2010
4) Lane SS, DuBiner HB, Epstein RJ et al：A new system, the LipiFlow, for the treatment of meibomian gland dysfunction. Cornea 31：396-404, 2012
5) Greiner JV：A single LipiFlow® Thermal Pulsation System treatment improves meibomian gland function and reduces dry eye symptoms for 9 months. Curr Eye Res 37：272-8, 2012
6) Greiner JV：Long-term(12-month) improvement in meibomian gland function and reduced dry eye symptoms with a single thermal pulsation treatment. Clin Experiment Ophthalmol 41：524-30, 2013

第3部　治療編

第16章

マイボーム腺管内プロービング：閉塞性マイボーム腺機能不全の治療成功へのパラダイムシフト

Dry Eye and Cornea Treatment Center, Tampa, FL, USA　Steven L. Maskin

Summary

　マイボーム腺管内プロービング（MGP）が，マイボーム腺の閉塞を安全に除去し，マイバムの分泌を促進させ，閉塞性マイボーム腺機能不全（MGD）の症状と徴候を緩和させることが，現在では多数の研究者によって示されている。MGPは，極めて具体的に開口部，管ならびにマイボーム腺を開存状態へと至らしめることができる，あるいは開存を確認できる唯一の方法である。筆者らが実施した研究で，MGP実施後に閉塞性MGDや明確でないMGDの症状が迅速かつ劇的に低減することが，"眼瞼圧痛"と"眼瞼圧痛以外の症状"を示す2つの応答曲線によって示された。われわれはまた，進行症例や，再治療例，重大な併存疾患や霰粒腫のある数症例では，MGPにマイクロチューブによる管内へのステロイド注入法を併用することで，極めて良好な成績を示すこともできた。MGP実施後に，眼瞼のマイバム分泌機能（MSLF）と機能している腺の数が劇的に改善したが，これは，目覚ましい自覚症状の改善が得られたことと合致し，かつそれを説明するものであろう。付け加えると，プロービング所見は，腺全体の66％以上に腺周囲の線維性閉塞が生じていて，それらはMGPで改善されることを示唆している。そして，非侵襲的マイボグラフィーを用いた直近の研究によると，MGP後のマイボーム腺領域では4種類の形式による組織の再生が起きていることが統計学的に有意な水準で示されている。

はじめに

　"パラダイムシフト"[1]という用語は，基本的な理念や理論が根源的に変化する場合に限って用いられる。マイボーム腺機能不全（MGD）の最善の治療法に関しては，ここ10年間で根源的変化が筆者に生じた。筆者は閉塞性MGDのマネージメントを過去25年間行ってきており，その治療は，かつては患者や医師にとって奏効しないことの多いフラストレーションが溜まる経験であったが，次第に肯定的で満足できるものとなり，患者の眼の不快感を相当に取り除くことができ，症状の程度を75％以上低減させることができるようになってきた[2〜7]。

　このように患者の眼に快適さをもたらすのに成功したのは，マイボーム腺管内プロービング（MGP）を行う方法と装置および薬剤の管内注入法を開発できたことによるものである[8]〔情報開示：筆者は，マイボーム腺疾患の管内診断と治療のための方法と装置に関する特許を所有している[8]〕。

MGP中の主な所見は，プローブを開口部に挿入する際の機械的抵抗だけでなく，管内での抵抗も重要であることがわかった。上眼瞼マイボーム腺の74％，下眼瞼マイボーム腺の55％にこのような抵抗が発見された。この抵抗はプロービング処置中に緩和されることから，管周囲に線維症が生じており，それによって管が圧迫され，マイバムの流出が部分的あるいは完全に阻害されているものと考えられる[7]。プロービングによる閉塞の解消は劇的で即時に生じるものであり，1週間以内に眼瞼のマイバム分泌機能（MSLF）が89％回復し[6]，各眼瞼あたりの正常に機能するマイボーム腺の数が，プロービングを実施する前の平均2本から，実施後には8本以上へと増加する（プロービング実施後に機能するマイボーム腺の数はさらに増加するものと考えられるが，筆者は，各眼瞼あたりの正常に機能するマイボーム腺を数えるのに10本までとしていた）。患者13名21眼のマイバム分泌機能が働いていない（1眼瞼あたり機能している腺の数がプロービング前の段階で4本以下）25眼瞼についてマイバムの分泌が可能な腺をすべて数え検討した直近の筆者個人による研究では，プロービング前平均2.80 ± 1.12であった機能している腺の数がプロービング後平均2.45 ± 4.32か月（1日〜17.42か月）の経過観察を経た時点では14.36 ± 6.40と，412.86％もの増殖を示している（$p < 0.0001$，Wilcoxon matched-pairs signed-ranks test）。

　プロービングを実施した閉塞性MGDの最初の患者25例は，すべて1か月以内に症状が低減し，24例では症状の即時改善が認められた[9]。本章を執筆している時点で，筆者の結果を支持する他の研究者による論文が6本発表されている。2本ある2016年の論文のうち1本目はCORNEAの6月号に掲載されたもので，温罨法，マッサージや人工涙液で改善がみられなかった閉塞性MGD患者49名にプロービングを施し効果と安全性を検討したものである。患者は無作為にプロービングとステロイドの局所投与による治療群とステロイド治療のみの群に分けられ，治療1日後，1週間後と1か月後に経過を観察された。薬剤投与の前に76％の患者がプロービング後1日で迅速な症状の改善を得た。プロービングとステロイドの局所投与による治療群はステロイドのみの群に対しマイバムの性状，眼瞼縁の異常の程度や涙液層破壊時間（TBUT）の点で統計学的に有意な改善を示した[9aaa]。2本目は1本目と同じ号に掲載されており，少なくとも6か月間内科的治療に抵抗性を示していた閉塞性MGD患者30名58眼に対してプロービングを施し前向きに検討した。TBUTは施行前5秒から3か月後には13秒へと伸びを示した（$p < 0.001$）。加えて，結膜の充血（$p < 0.0001$）と眼瞼縁の血管拡張（$p = 0.004$）に関してプロービング後に有意な減少が，またOSDI（Ocular Surface Disease Index）スコアに関しては有意な改善がそれぞれ施行後3か月の時点でみられた[9aaaa]。2015年の日本からの研究では，難治性の閉塞性MGD患者3名6眼にプロービングを施した。1か月後の再診時，全例で涙液中のマイバム量とマイバムの粘性が改善を示し，2例ではTBUTも改善を示した。いずれの例でもマイボーム腺の形態変化は認めなかった[9aa]。2014年には中国での年齢と性別をマッチングさせた111症例を対象とした1か月間の前向き無作為化試験の結果が報告された[9a]。本研究では通常のMGPならびに抗生物質とステロイドの合剤の管内注入を併用したMGPと，リッドハイジーンに抗生物質，ステロイド，人工涙液による点眼治療を加えた従来の治療とを比較した。結果，両MGP群では従来の治療を施された群と比較してOSDIスコア，TBUT，フルオレセイン染色，シルマー試験I法，数値化した眼瞼縁所見の各点で統計学的に

著しい改善を認めた。MGP後に共焦点顕微鏡検査が行われたがマイボーム腺には形態学的変化も瘢痕も認められなかった。2014年に発表された別の研究では，前向き縦断的試験で，TBUTや視力，疼痛ならびに羞明の程度を含む臨床パラメータが，患者16例の治療眼では，治療を受けなかった眼と比較して，統計学的に有意に改善した[10]。6番目も前向き研究である。2012年に報告されたその研究では，患者10例の40眼瞼について調べ，プロービングから1か月および6か月後のOSDIスコアに統計学的に有意な改善を認めた[11]。どの試験でも，有害な続発症は認められていない。2015年，患者22名36眼にプロービングを行い平均3.5か月の経過観察期間中92％の患者が症状の改善を報告したとの独自研究成果がARVO（the Association for Research in Vision and Ophthalmology）で発表された[11a]。2014年のEuropean Society of Cataract and Refractive Surgeons（ESCRS）年次大会で発表された別の研究では，OSDIを指標として用いた症状や，TBUT，シルマー試験，およびマイバムスコアなどの臨床パラメータが，対照眼と比較して統計学的に有意かつ迅速な改善を示した[12]。2014年のAmerican Academy of Optometryで発表された2つの研究成果もまた，従前のリッドハイジーンによる治療[12a]および脂質添加人工涙液点眼[12b]と比較してプロービングには明白な改善効果があることを示している。別の研究グループによる前向き二重盲検無作為化比較試験も現在進行中である[13]。患者500例，2,200眼瞼，50,000本以上のマイボーム腺にプロービングを行った筆者の個人的経験，ならびに，世界中でプロービングを行った多数の眼科医やそれを受けた患者からのフィードバックをもとに，この処置がマイボーム腺の機能や機能不全の全容解明，さらには，世界中でドライアイの最大の原因となっているMGDを治療する新しい時代を切り開くものと筆者は確信している[14]。

　同僚眼科医や患者から，MGPを提唱するに至った経緯を聞かれることがよくある。筆者はマイボーム腺のことを長い間考えてきた。専門医研修を，1988年から1991年までBascom Palmer Eye Instituteで受けた。筆者が行った研究は，血清フリー培地で，ウサギのマイボーム腺上皮クローンを培養し，細胞分裂や分化に対する成長因子の効果について調べることであった[15,16]。1991年にフロリダ州タンパで個人開業してからは，非屈折性角膜疾患や外眼部疾患に焦点を絞ってきた。ドライアイは，治療対象となる一般的な疾患ではなかった。それは，一部には，MGDの治療が困難であることによるものであった。それから自然な成り行きで，ドライアイ患者が診断と治療のために，筆者に紹介されてくることになった。その需要はとても多く，ドライアイ患者の啓蒙のため一般書を執筆したほどであった[17]。眼瞼の清潔維持（リッドハイジーン），経口および外用抗生物質や外用ステロイドからなる従来の治療法以上に患者に行えることはほとんどなかった。MGDの原因は，管末端部の角質化とマイバムの肥厚（meibum thickening）であり，その結果閉塞に至り，そのことで管内圧が上昇し，副次的に，扁平上皮化生や萎縮，線維症を伴う嚢胞性変化が腺房に生じるものと考えられていた[18]。筆者が思うに，これらの説明は不完全であった。なぜ，腺のとある部分に萎縮が生じ短い腺になる一方，同じ眼瞼の別の腺では，完全に萎縮した腺が観察されるのか？ 眼瞼が腺の上で圧痛を示すようになるのはなぜか？ マイボーム腺よりマイバムが圧出されるかどうかにかかわらず，圧痛が存在することがあるのはなぜか？ これらの疑問やその他の疑問に対して明確な答えが得られず，この謎を解く鍵は，腺の内部自身にあると筆者は結論づけた。そこで，マイ

ボーム腺の中に入りこの謎を解くための安全な方法を見つけることにした．マイボーム腺の萎縮が進行すると，患者によっては，難治性疼痛や機能喪失，うつ病，さらには自殺念慮にまで至る悲惨な結果を招くことを経験するにつけ，治療抵抗性症例に対し何も手をうたず，成功しない従来の治療法をそのまま続けることは受容しがたいことであった．

　そんなある日，理想的な患者が受診した．重症閉塞性 MGD の中年男性患者で，眼瞼のきわめて強い圧痛からくるフラストレーションで大声をあげていた．多くの眼科医を受診したが，通常の治療法を試しても奏効しなかった．インフォームド・コンセントを得た後，プロトタイプの滅菌プローブを組み立て，下眼瞼の外側 1/3 の 5 つのマイボーム腺にプローブを刺入させた．管内に刺入させるとさまざまな深さの位置に複数の抵抗を示す部分があり，マイバムが開口部から流出できるようになった．抵抗が解消すると，患者も筆者も，ポンという音やきしるような音を聴くことができた．下眼瞼のプロービングが終了するころになると，患者は，満面の笑みを浮かべていた．4 つの眼瞼すべてのプロービングが終了すると，患者は処置椅子から飛び起き，私を強くハグしてくれた……この患者の苦しみは終わったのである．

I　マイボーム腺プロービングに関する研究

（以下に示した研究はヘルシンキ宣言に従い，患者の個人情報を保護し，インフォームド・コンセントを得たものである．）

1．非侵襲的マイボグラフィーで観察された MGP 後のマイボーム腺の再建（図 1）

　MGP 施行前後でのマイボグラフィーによりプロービング後の眼瞼におけるマイボーム腺の再建がつい最近明らかとなった．変化は以下 a）短縮していた腺の伸長，b）萎縮し衰えた腺の密度回復と鮮明さの増強，c）新たな腺の出現そして d）きれぎれとなっていたマイボーム腺組織からの腺のつながりの再建，の 4 種類である．MGP 後 9 か月未満の時点でマイボーム腺組織の領域が 20.6％ の増加に及んでいた（p＝0.028）[18a]．

2．初期患者の縦断的研究および再プロービングの必要性[7)9)]

　2010 年に，閉塞性 MGD の継続患者 25 例にプロービングを実施した成績について論文にまとめた．患者の年齢は 37〜93 歳，平均年齢 70.2（SD＝15.6）歳であった．24 例（96％）では症状が即時に低減し，全患者（100％）で，処置後 4 週間以内に症状が緩和した．2012 年の ARVO で，MGP で治療したこれら初期患者 25 例の長期追跡結果を報告した．25 例中 21 例（84％）で 12 か月以上の追跡を行い，平均 29.1±11.6 か月の追跡期間であった．来診して検査したのが 16 例，電話追跡が 3 例，それに 2 例が電子メールによる追跡であった．2 例は追跡不能であり，2 例は追跡中に死去した．13 例では再治療が不要で（61.9％），男女比は 4/9 であった．再治療を実施しなかった患者の追跡期間は 17〜51 か月，平均 31.2±12.3 か月であった．これら 13 例の患者では，合計 21 眼瞼を治療していた．再治療が必要であった患者 8 例（38％）については，追跡期間が 12〜44 か月，平均 25.6±10.1 か月であり，男女比 3/5 であった．これら 8 例の患者では，最初に治療した 18 眼瞼のうち 15 眼瞼の再治療を行い，再治療までの平均期間は

第 3 部　治療編

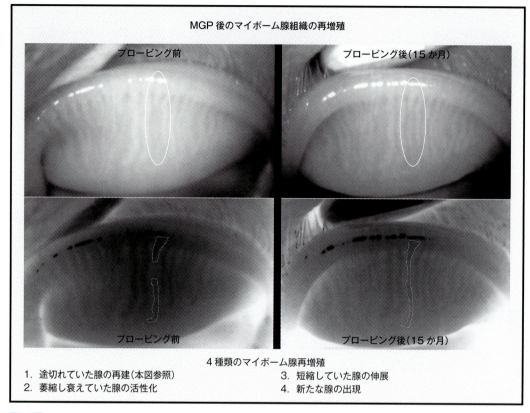

図1　不連続なマイボーム腺組織が MGP 後に再建され繋がりを取り戻した様子の赤外線マイボグラフィー所見

18.7 ± 12.4 か月，範囲 1〜44 か月であった．再治療を行った 15 例中 7 例は 2 回再治療を実施した．最後の追跡時点で，すべての患者が改善の継続を報告した．症状が悪化した患者はおらず，プロービングによる有害続発症は何ら報告がなかった．

3. 眼瞼の圧痛（LT）ならびに灼熱感，刺痛感および羞明などの LT 以外の症状（XLT）をビジュアルアナログスケールを用いて評価したプロービング効果の観察研究（図2, 3）[4)〜7)]

　　眼瞼の圧痛（LT）および LT 以外の MGD 症状（XLT）について，マイクロチューブステロイド注入を併用しなかった患者で，ビジュアルアナログスケール（VAS）を使って評価した．得られた結果には，2 つの異なる VAS 応答曲線があり，LT については即座に 75％ の患者が応答し，56％ から 90.4％ の改善率の範囲で 21〜24 か月間改善が維持されていた．このことは，管内圧の上昇が改善されたことを示唆している．XLT については，即時改善率は 35％ であり，18〜24 か月で 74.5％ まで改善率が向上していた．このことは，障害となった管内容物を除去し，マイボーム腺の炎症を低減させることで，腺機能が改善したことを示唆するものである．

　　マイクロチューブステロイド注入を併用した MGD 患者で，LT や XLT に関してより重篤な症状や所見のあった患者での MGP についても調べた．症状の評価には VAS を用いた．LT

第16章　マイボーム腺管内プロービング：閉塞性マイボーム腺機能不全の治療成功へのパラダイムシフト

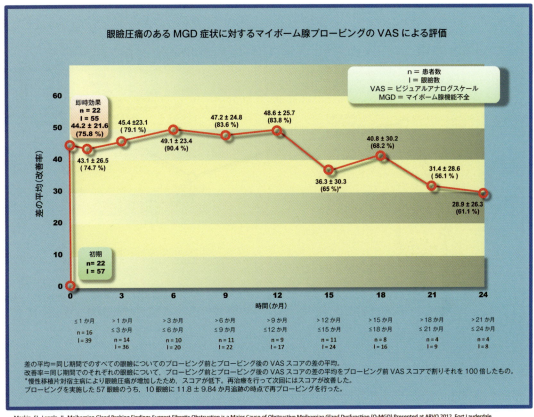

図2 マイボーム腺プロービングの眼瞼圧痛に対する成績

については，58％で症状が即時低減し，1〜3か月の期間には91％まで改善率が高まり，その後は，15か月の追跡期間中75％から94％の改善率を維持した．XLTについては，45％で症状が即時低減し，1か月後には63％となり，その後は12〜15か月の時点で40％から75％の改善があった[5]．

4．MGP後の機能回復（図4，5）[6]

　VASによる評価が主観的に改善したことの客観的説明を求めて，プロービング後のMSLFの回復について後ろ向きに調べた．1眼瞼あたり圧出可能な腺が4本以下のものをマイバム分泌機能のない眼瞼（以下，非機能性眼瞼）と定義し，そう初期診断を受けたすべての眼瞼を調査対象とした．よって，1眼瞼あたり圧出可能な腺が5本以上のものをマイバム分泌機能のある眼瞼としている．プロービング実施前の非機能性眼瞼は，LTの有無に応じてLTのある末端完全閉塞（CDO）とLTのない非機能性末端完全閉塞（CDO-NF）とに分類することができた（図6）．

　プロービング後のマイバム分泌機能について，当初非機能性眼瞼であった患者45例の92眼瞼で評価した．平均年齢は64.4±12.9歳，男女（M/F）比6/39であった．81眼瞼（88％）が機能

第3部　治療編

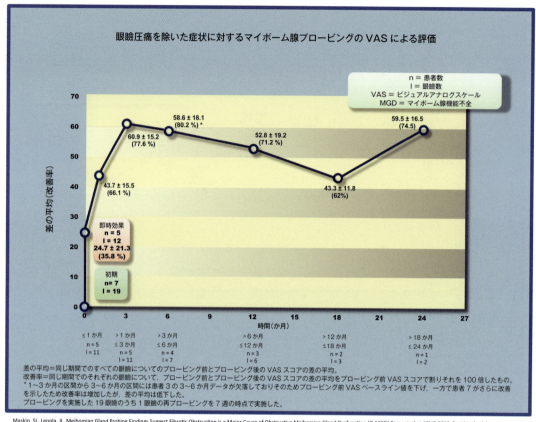

図3　マイボーム腺プロービングの"眼瞼圧痛以外"の症状に対する成績

を回復し，平均12.4 ± 11.0 週（0.5 週～10 か月）の追跡時点まで機能を維持していた。当初非機能性であった6眼瞼が，最終追跡まで非機能性のままであったが，6眼瞼のうち5眼瞼については，1眼瞼あたりの圧出可能な腺の数が増加した。5眼瞼については，機能性を回復しはじめたが，最終追跡受診時に再び非機能性となっていた。初回プロービング前の時点で，機能性を示した眼瞼はなく，1眼瞼あたりの圧出可能な腺の数は 2.47 ± 1.74 本であった。プロービング後1週間以内に機能性を測定したところ，調べた眼瞼の89％（34/38）は機能しており，1眼瞼あたりの圧出可能な腺の数は 8.00 ± 2.59 本であった。プロービングから1週間～1か月の時点で，82％（54/66）の眼瞼が機能しており，1眼瞼あたりの圧出可能な腺の数は 7.84 ± 2.89 本であった。1～3か月の時点では，72％（18/25）の眼瞼が機能しており，1眼瞼あたりの圧出可能な腺の数は 8.13 ± 2.36 本であった。3～7か月の時点では，94％（29/31）の眼瞼が機能しており，1眼瞼あたりの圧出可能な腺の数は 8.92 ± 2.22 本であった。7～12か月の時点では，87.5％（7/8）の眼瞼が機能しており，1眼瞼あたりの圧出可能な腺の数は 9.14 ± 2.27 本であった。非機能性眼瞼は，プロービングから平均 3.13 ± 3.47 週で機能するようになり，最後に記録された圧出可能な腺の数の平均は1眼瞼あたりの 8.31 ± 2.63 本であった。患者13名21眼のマイバム分泌機能が働いていない（1眼瞼あたり機能している腺の数がプロービング前の段階で4

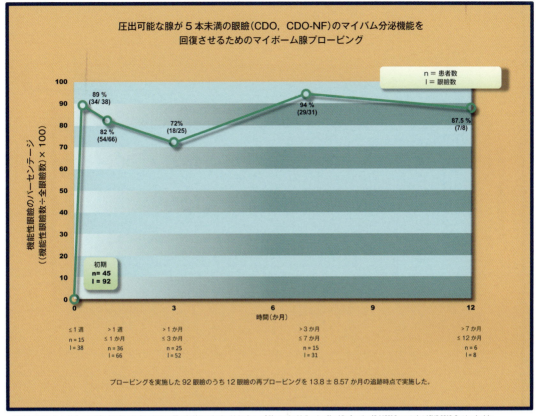

図4 眼瞼のマイバム分泌機能に対するマイボーム腺プロービングの成績

本以下）25 眼瞼についてマイバムの分泌が可能な腺をすべて数え検討した直近の筆者個人による研究では，プロービング前平均 2.80 ± 1.12 であった機能性を示す腺の数がプロービング後平均 2.45 ± 4.32 か月（1日〜17.42 か月）の経過観察を経た時点では 14.36 ± 6.40 と，412.86% もの増殖を示している（$p<0.0001$，Wilcoxon matched-pairs signed-ranks test）。

5．プロービング所見からは，線維性閉塞が閉塞性 MGD の主な原因であることが示唆される[7]

MGP 中の最も驚くべき所見は，管内に抵抗が感じられたり，"ポップ"音や"きしる"ような音が聴こえたりすることが多かった点である。きしり音は，複数のポップ音であると考えられた。そこで，プロービングを行った腺すべてを対象に，このような抵抗のある病巣との遭遇頻度について調べた。閉塞性 MGD への MGP 実施後の患者データを後ろ向きに精査した。患者 216 例の 756 眼瞼のプロービングを行っていた。平均年齢 62.12 ± 16.03 歳，範囲は 17〜95 歳であった。男女比は 66/150（0.4/1）であった。

プロービングした 18,459 本のマイボーム腺のうち，7,595 本（41％）でポップ音が聞こえ，4,657 本（25％）できしり音が聞こえ，6,155 本（33％）ではいずれも聞こえなかった。上眼瞼と下眼瞼で分けると，上眼瞼の 11,476 本と下眼瞼の 6,983 本の腺にプロービングを行っていた。上眼瞼

第3部　治療編

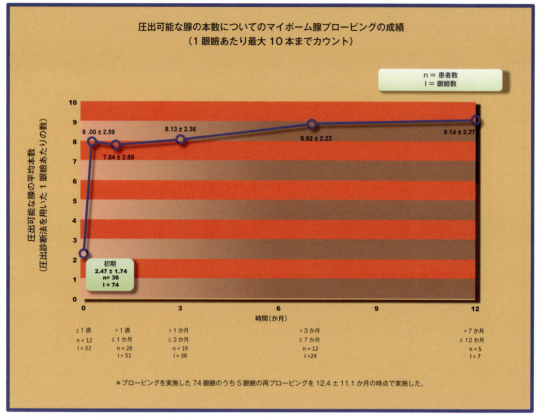

図5 マイバム分泌非機能性眼瞼における圧出可能な腺の数についてのマイボーム腺プロービングの成績

では4,956本（44％）でポップ音が聞こえ，3,501本（31％）できしり音が聞こえ，3,007本（26％）ではいずれも聞こえなかった。一方下眼瞼では，2,639本（38％）でポップ音が聞こえ，1,156本（17％）できしり音が聞こえ，3,148本（45％）ではいずれも聞こえなかった。管内抵抗が検出できたのは，上眼瞼の75％，下眼瞼の55％であった。いずれの症例でもMGPを施行することで抵抗が低減した。

II　マイボーム腺プロービングのコンセプトと観察結果

1．筆者が提唱しているMGDの定性的分類法[19]―眼瞼の圧痛（LT）ならびに眼瞼のマイバム分泌機能（MSLF）の有無をもとに―

眼瞼の圧痛（LT）は管内圧（IDP）が上昇していることを示唆するものであり，圧出検査もしくは，綿棒あるいは指で直接軽く圧迫することで評価する。

腸管などの内腔臓器では，閉塞により管内圧が上昇し，炎症が生じ，腹部に圧痛が生じることがある。それらは，閉塞を取り除くことですべて解消する。この解消は迅速かつ劇的である。

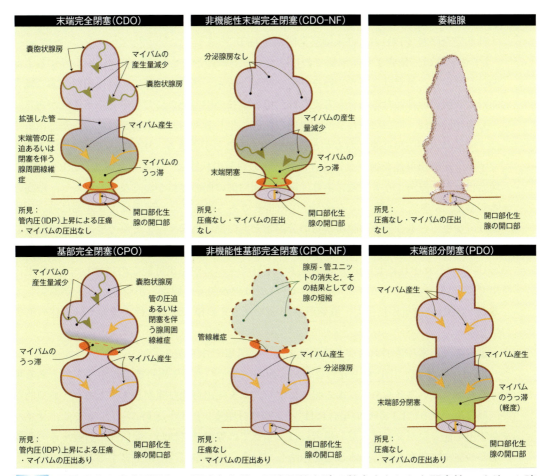

図6 眼瞼圧痛の臨床所見と1眼瞼あたりの圧出可能な腺の数をもとにした閉塞性マイボーム腺機能不全の定性的分類法

　マイボーム腺内部の管でも同じ現象が生じていると筆者は考える。このことで，MGPにより管腔閉塞を開放した後にLTが迅速に緩和されることの説明がつくと考えられる。LTが腺全体に及ぶ場合もあれば，局所的な場合もあることも筆者は観察している。この局所的LTは，開口部近くの末端部に生じることもあれば，開口部よりも深部の腺の基部に生じることもあり，腺の閉塞とそれに伴うIDPの上昇は，腺の全長の中のいずれの部分でも生じる可能性があることを示唆するものである。閉塞は部分的な場合もあり，管が圧迫され，マイバムの流れが相対的に停滞あるいはうっ滞し，IDPの著明な上昇は伴わない場合がある。このマイバムのうっ滞とそれによる涙液脂質の欠乏が，灼熱感や刺痛感，羞明といったMGDの"圧痛以外の"症状（XLT）を生じさせるのであろう。

　眼瞼のマイバム分泌機能（MSLF）とは用手的圧出検査により数える，ひとつの眼瞼あたりの圧出可能な腺の数（1眼瞼あたり10本の腺までとカウントを制限）のことである。腺の上で手による軽度の圧迫を10秒間加えて，マイバムを圧出する腺が1眼瞼あたり5本以上あるかどうかによって，眼瞼を非機能性であるか機能性であるかに分類する。

A) 眼瞼圧痛に基づく MGD の解剖学的状態の記述（図 6）
・基部完全閉塞（CPO）および末端完全閉塞（CDO）

　LT の存在は，閉塞より基部側での正常なマイバム産生によって，管内圧が上昇することと関係している．筆者はこれらの腺を，完全閉塞と呼ぶ．閉塞は，腺の中で1箇所である場合もあれば複数箇所にわたる場合も考えられ，腺の全長の中のどこにでも生じる可能性がある．しかし典型的には，開口部から2mm以内の位置に生じる．閉塞が末端部にあるか基部にあるかは，マイバムが圧出可能であるかどうかで決めることができる．圧痛のある眼瞼で，5本以上マイバムを圧出可能な腺がない場合には，その眼瞼の状態は"末端完全閉塞，CDO"であり，閉塞は最後の腺房よりも末端にあり，腺房と開口部の間の連絡がなくなる．しかし，圧痛のある眼瞼で，5本以上の腺でマイバムが圧出可能である場合には，閉塞はより基部に近い位置にあり，少なくともひとつの腺房からの分泌物が開口部に到達することができる．この眼瞼の状態は"基部完全閉塞，CPO"であり，閉塞部位が眼瞼の深部にあることを示している．CDOとCPOのそれぞれにLTが伴うが，CPOではマイバムが圧出可能なのに対してCDOでは圧出できない．マイボグラフィーでは，CPOでは腺が短く，腺房 - 小管ユニットが消失しているが，CDOでは管が拡張し，嚢胞性腺房となり，その後にびまん性の萎縮や腺全体の消失が生じる．

・末端部分閉塞（PDO）および非機能性末端完全閉塞（CDO-NF）

　LT がなければ，IDP も上昇しない．しかし，マイバムを圧出可能な腺が5本以上ある場合もあれば，ないこともある．ある眼瞼にマイバムを圧出可能な腺が5本以上あり，典型的な開口部化生があり，LT がない場合には，"末端部分閉塞，PDO"と呼ぶ．LT がなく，マイバムを圧出可能な腺が5本以上ない場合には，すべての腺房分泌物が，開口部に到達するのが慢性的かつ完全に閉塞されていることを示唆している．IDP が慢性的に上昇することで，分泌上皮の機能が止まり，そのため，管内圧力が上昇していないことから LT は存在しない．これは，"非機能性末端完全閉塞，CDO-NF"として知られるものである．

B) マイバム分泌機能（用手的圧出検査で圧出可能な腺が5本以上）に基づく MGD の解剖学的状態の記述

　この分類を機能の観点からのみ検討すると，MGD には，マイバムを圧出可能な腺が1眼瞼あたり4本以下という非機能状態の末端完全閉塞（CDO）と非機能性末端完全閉塞（CDO-NF）を含む6つの異なる解剖学的状態がある．CDO と CDO-NF の違いは，CDO では LT が存在している点である．完全に萎縮した腺も圧出可能なマイバムを欠くという点からこのカテゴリーに入るであろう．圧出可能な腺が1眼瞼あたり5本以上存在する機能状態のものには，LT を伴う基部完全閉塞（CPO）と LT を伴わない非機能性基部完全閉塞（CPO-NF）ならびに末端部分閉塞（PDO）がある．

2. 閉塞解消に伴う上昇していた管内圧の平衡化

　プロービングを実施する目的は，管ならびに開口部に狭窄や閉塞のない明白に開存した流出路がある状態を具体的に打ち立てるもしくは確認することである．そのため，プロービングを

行うことで，管内圧が平衡化され，管に隔離あるいは留め置かれていた内容物の除去が促進される可能性が高い。時に，管内洗浄や薬剤のマイクロチューブによる注入を行うことで，プロービングとその後の圧出だけでは除去できなかった残渣物を除去することができると考えられる。

3. 併存疾患

マイボーム腺の機能を回復させ腺を温存するには，MGPが重要であることに加え，併存疾患の問題もきわめて重要である。マイボーム腺は，眼球表面全体および全身の健康のバロメーターであると筆者は考えている。各種の原因による副次的炎症が生じていれば，マイボーム腺は再び閉塞するであろう。これには，涙液減少症（ATD）や結膜弛緩症，前部眼瞼炎，アレルギーなどの局所疾患が含まれる。同様に影響を及ぼす全身性疾患としては，シェーグレン症候群や関節リウマチなどの自己免疫疾患が含まれるが，寝不足や風邪，さらには暴飲暴食なども，マイボーム腺に有害作用をもたらす可能性がある。マイボーム腺に機械的外傷を引き起こす可能性のあるその他の局所併存疾患としては，ザルツマン結節状角膜変性，緑内障手術による濾過胞やセトンドームの作成，バックリング手術による網膜周囲エレメントの挙上もしくは突出，それにコンタクトレンズの装着が挙げられる。

4. MGPの効果の持続性，再治療の時期，ならびに併存疾患を治療することによるMGPの効果の回復

われわれの研究は，およそ40％の患者が平均18か月後に再治療を受けていることを示唆している。しかし，患者にATDなどの併存疾患が生じ，それを十分に治療しなければ，MGPの効果の持続期間は1〜3か月まで短縮される。この知見は，不必要な再治療を受ける患者をつくらないために理解しておくべききわめて重要なものである。プロービングの結果は良好であるが，効果がわずか2か月しか持続せず，毎年数回の再プロービングを受けている患者がセカンドオピニオンを求めて受診したことがある。これらの患者ではそれぞれ，併存疾患の治療が十分に行われていなかった。1例では，ATD患者がRestasis®（シクロスポリン）による治療を受けたが，部分的な改善しかみられず，涙液減少状態が残っていた。涙点閉鎖術を実施して，良好な涙液量を回復させたところ，少なくとも1年間は再プロービングの必要がなかった。一方，MGPの結果が良好な患者が，前部眼瞼炎を発症し，再閉塞が生じた症例も経験した。眼科用抗生物質軟膏で治療することで，感染症からは回復したが，腺は閉塞したままで，再プロービングが必要であった。しかし，前部眼瞼炎が治療されていた別の症例は，腺がマイバム圧出可能なまでに回復した。以上まとめると，併存疾患の状態はそれぞれに異なっている。中には，併存疾患を改善させると，マイボーム腺の機能が自然に回復する場合もあるが，再プロービングを必要とする場合もある。

5. 76μm・ノンシャープ・プローブを使うことで，組織に必要のない変化を避けられ，出血を最小限に抑えられる

マイボーム腺をプロービングする際には，腺組織を不必要に乱すことなく効果的に行うこと

が重要である。前述のとおり，プロービング後の共焦点顕微鏡検査ではマイボーム腺の形態学的変化や施術による瘢痕はみられていない。筆者が開発した器具は，細くて先端が鋭くないプローブで，プローブが管内に侵入していくにつれて管周囲の線維症を開口させることで，管の閉塞を解消させるものである。プローブが開口部から前進する際には，過大な外傷や出血が生じるのを避けるため，小刻みに動くことのないようにプローブを固定しておかなければならない。プローブは 1，2，4，6 mm の長さのものが用意されている。

6. 管内薬剤注入のための 110 μm ならびに 152 μm チューブ

76 μm チューブでプロービングを行った後に，薬剤を注入するには 110 μm スモールボアチューブを使うことができる。筆者は，プロービングと圧出後に，デキサメタゾンの管内注入を行う際にこのチューブをよく使っている。これを使うことで，炎症の生じている腺をステロイドで治療し，灌流あるいは洗浄効果で，停滞している分泌物を除去することができる。患者に重篤な併存疾患がある場合や，再治療のケース，腺が炎症を起こしている場合や霰粒腫の場合に，筆者はこのアプローチを用いている。小粒子懸濁液を注入したければ，176 μm チューブでプロービングを行った後に 50 μm 拡張チューブで腺を拡張し，その後，152 μm ラージボアチューブを使って懸濁液を注入する。

7. 管内所見への留意

プロービングを行うことで管内所見が得られ，腺の状態は言わずもがな，腺周囲の結合組織の状態も明らかにすることができよう。注意すべき情報としては，管周囲線維症を示す 1 回あるいは複数回のポップ（"きしり音"）があるかどうかや，プローブ挿入時に，腺が硬く感じられるか，スポンジ状に感じられるかが含まれる。これらは，腺周囲結合組織の健全性を示すものと思われる。

8. 管の蛇行

眼表面に炎症がある場合に，マイボグラフィーで管に蛇行がみられることがある[20]。MGP 中に気付くいかにもスポンジのような感覚が結合組織の浮腫を示しているのであれば，管の蛇行を説明するのに役立つ。マイボーム腺は眼瞼縁に繋ぎとめられている。したがって，残りの腺の部分は，開口部に係留されているものと考えることができる。このような状況が，しばしば上眼瞼でみられる浮腫性のスポンジ状の結合組織の中での管の遊走を許しているのであろう。

9. ポップもきしり音もないプロービング所見：正常所見と腺周囲結合組織の浮腫

筆者がプロービングを行って，抵抗のない腺がある。これら「所見のない腺」は，管周囲線維症のない正常な腺を示すものと考えられる。しかし，一部の症例では，腺周囲結合組織が弱くなっており，そのため，管が拡張可能で，プローブが抵抗に遭遇しない場合がある。このような状況の場合，管は末端閉塞のために拡大しているのではなく，腺周囲の結合組織が弱っているため拡大しているのである。

10. プローブはダクト内スリーブであるため false passage はつくらない

　プロービングする際に，false passage が生じるのを防ぐにはどうしたら良いかと筆者に問い合わせがくることがある。開口部より侵入し腺に入るのは，半袖のシャツに腕を通すことと同じである。プローブは腕と同じようにダクト内を進んでいくだけのことである。プロービングを行った 50,000 本以上の腺のうち，false passage が生じたのは 2 本だけであった。続発症はなかった。施術に際し徹照法やマイボグラフィーを用いると，腺の道案内として役立つ。

11. プロービングを行うことで，少数の腺房が残留している腺の状態まで機能を回復させることができる

　理論的には 1 個の腺房があれば，機能していない腺を回復させることができる。そのため，開口部が見えれば，マイボグラフィーで腺の構成要素が見えない場合でも筆者はプロービングを行う。腺房組織あるいは幹細胞が存在していれば，閉塞を除去し，併存疾患を治療し微小環境を改善させることで，これらの細胞に対して増殖と分化に適した環境を与えることができる。手短に言うと，マイボグラフィーでマイボーム腺が広範に消失していることがわかっても，筆者はプロービングを行い，良好な結果を得ている。

III マイボーム腺プロービング：66 歳女性のケーススタディ（図 7〜9）[6]

　ここに示した図は，閉塞性 MGD の 66 歳女性の上眼瞼と下眼瞼のプロービング前後の所見である。それぞれの眼瞼について，プロービング後に MSLF が回復しており，1 眼瞼あたりの圧出可能な腺の数が 5 本未満で LT のある末端完全閉塞（CDO）から，1 眼瞼あたりの圧出可能な腺の数が 10 本を超え LT を伴わない，末端部分閉塞（PDO）へと状態が改善した。その後，前部眼瞼炎と胃腸の風邪からなる併存疾患で抗コリン薬を使用したことにより，マイボーム腺の状態に悪影響を及ぼし，LT の増加と圧出可能な腺数の減少により PDO の状態から CDO へと推移した。この症例では，前部眼瞼炎を治療し，風邪が回復しそれに伴い経口薬物療法をやめたことにより，腺機能の改善が可能であった。再プロービングは必要なかった。

IV マイボーム腺プロービングの手順

　筆者は Rhein Medical（St. Petersburg, Florida）と共同して，管内閉塞をうまく解消でき，管内への薬物注入を可能にするステンレススチール製の硬性ワイヤプローブとチューブチャネルからなる Maskin® プロービングシステムを開発し提供している。このシステムには，開口部ならびに管の拡張器と小粒子懸濁治療液を注入するためのラージボアチューブも含まれている。

1. 麻酔

　数年前に，MGP の忍容性を良くするため，外用で組織への吸収を促進するさまざまな麻酔薬や賦形剤について試してみた。冷蔵保存した 8％リドカインと 25％ホホバワックスをワセリ

66歳の女性患者

プロービング 2011年2月1日	処置した 眼瞼	圧出可能な腺 の本数	VAS 圧痛 (0-100)	マイボーム腺の状態	併存疾患
第1日(プロービング前)	左上	0	44	CDO	
1週(プロービング後)		> 10	7	PDO	
1か月		> 10	32	CPO	前部眼瞼炎
4か月		10	38	CPO	胃腸薬 – 胃腸風邪 抗コリン薬の服用
8か月		> 10	16	PDO	
プロービング 2011年2月1日	処置した 眼瞼	圧出可能な腺 の本数	VAS 圧痛 (0-100)	マイボーム腺の状態	併存疾患
第1日(プロービング前)	左下	0	47	CDO	
1週(プロービング後)		> 10	0	PDO	
1か月		> 10	6	PDO	前部眼瞼炎
4か月		10	55	CPO	胃腸薬 – 胃腸風邪 抗コリン薬の服用
8か月		> 10	14	PDO	

Maskin S L, Intraductal Meibomian Gland Probing to Restore Gland Functionality for Obstructive Meibomian Gland Dysfunction (MGD), presented at AAO 2011

図7 閉塞性マイボーム腺機能不全の66歳女性でのケーススタディ

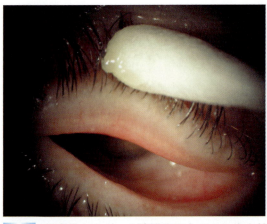 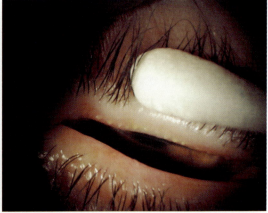

図8 閉塞性マイボーム腺機能不全の66歳女性でのケーススタディ
左：左上眼瞼プロービング前
右：左上眼瞼プロービング後
プロービング前の左上眼瞼には，圧出可能な腺が1本もなく，VAS圧痛スコアは44/100を示し，末端完全閉塞(CDO)の診断となった(左)。一方，プロービングから1週間後では，同じ眼瞼に圧出可能な腺が10本以上あり，VAS圧痛スコアは7/100を示し，末端部分閉塞(PDO)と診断された(右)。

ン基剤中に混合させたものが，ほとんどの患者の処置に対する忍容性を良好なものとした。必要なら，浸潤麻酔がひとつの選択肢である。筆者が特許を保有しているホホバ麻酔軟膏は，カリフォルニア州サンノゼ市のLeiter調剤薬局から入手可能である。

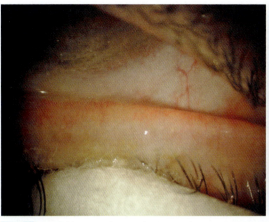
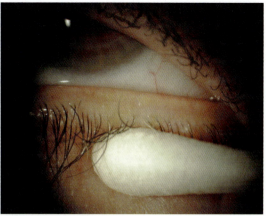

図9 閉塞性マイボーム腺機能不全の66歳女性でのケーススタディ
左：左下眼瞼プロービング前
右：左下眼瞼プロービング後
プロービング前の左下眼瞼には，圧出可能な腺が1本もなく，VAS圧痛スコアは47/100を示し，CDOの診断となった（左）。一方，プロービングから1週間後では，同じ眼瞼に圧出可能な腺が10本以上あり，VAS圧痛スコアは0/100を示し，PDOと診断された（右）。

2．現行の手技

(1) 細隙灯顕微鏡の直接焦点法，徹照法もしくはマイボグラフィーを使って，開口部の開口性，腺の基部および末端部の萎縮，腺の長さ，管拡張の徴候について，眼瞼縁とマイボーム腺を検査する。腺それぞれを触診し，眼瞼の圧痛（LT）とMSLFについて調べる。

(2) 結膜囊内にプロパラカイン0.5％もしくはテトラカイン0.5％溶液を1滴垂らす。

(3) 保護コンタクトレンズを装着する。

(4) 滅菌綿棒を用いて，下眼瞼に多量の眼科用ホホバ麻酔軟膏を塗布する。10～15分間まぶたを閉じさせる。軽度の灼熱感が生じるが，30秒ほどで消失する。15分後に，結膜囊内に局所麻酔液をさらに1滴垂らす。短く最も硬いプローブである長さ1mmのプローブを使ってプロービングを始める。

(5) 開口部にプローブの先端を置いてプロービングを開始し，ダーツの矢を投げる要領で，開口部から前進させる。適切な侵入角度を見つけるため，プローブの位置と角度を調整する。特に瘢痕性MGDの場合に，このような調整が重要である。

(6) LTが持続し，より深部に閉塞が存在していることを示唆する場合には，より長いプローブを用いる。

(7) 抵抗のある部分に遭遇したら，プローブが管周囲線維症に接触しているように感じられる。プローブが腺と一直線になっていることを確認した後，軽く力をかけて，線維組織の中をポッピングさせる。これは，焼灼による細い涙点の瘢痕を通過させる場合と似ている（図10，11）。

(8) 通常のプロービングが終了した後，必要なら拡張プローブを開口部に設置し，管腔内をおよそ1mm前進させる。小粒子懸濁治療液を注入させるためのラージボアマイクロチューブを後で用いるために，拡張プローブを使って開口部と管系を拡張させる。重症あるいは進行性の開口部線維症の場合にも拡張プローブは有用である。

第3部　治療編

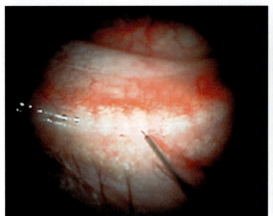

図10　2 mm プローブの開口部からの侵入
腺に隣接した開口部に出血がみられる。
（出典：Maskin SL：Cornea 29：1145-1152, 2010）

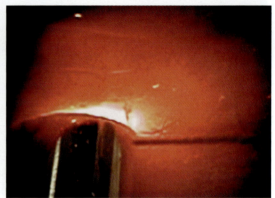

図11　マイボーム腺プロービングを用いて管内閉塞を解消後，うっ滞していたマイバムが開口部から流出している様子
左側に徹照装置がある。
（出典：Maskin SL：Cornea 29：1145-1152, 2010）

(9) Maskin®マイバム圧出器（Rhein Medical）を用いて，この段階で圧出を行っても良い。
(10) ステロイドを入れたツベルクリン注射筒を使い，スモールボアもしくはラージボアマイクロチューブを装着して，プランジャーを押して排気を行い，拡張させた開口部の，末端管に侵入させる。ステロイドをゆっくり一定速度で注入する。それぞれの腺におよそ5 μL（およそ2秒間）注入する。
(11) 生理食塩水で洗眼を丁寧に行い，残留している麻酔薬を除去し，綿棒を使って，睫毛から麻酔薬を取り除く。
(12) 保護コンタクトレンズを取り外し，再度洗眼する。

V　マイボーム腺プロービングの経験から得た結論
（典型的なプロービング前後の臨床写真については図12 参照）

1. マイボーム腺プロービング（MGP）を行うことで，MGD の症状と徴候が忍容性よく迅速かつ劇的に緩和された。筆者の得た結果と同様の結果が，別の研究者によっても再現された。さらには，プロービング後のマイボーム腺を共焦点顕微鏡で検査したところ形態学的変化や施術による瘢痕はみられなかった。
2. MGP 後の症状緩和は，治療する症状が LT であるか XLT であるかによって，2つの異なる応答曲線に従う。
3. MGP は，マイバム分泌機能を長期間回復させるのに高い成功率を示した。
4. MGP を行うことで，眼瞼あたりの圧出可能な腺の数が急速に増加した。
5. 眼瞼のマイバム分泌機能が改善され，圧出可能な腺の数が増加したことで，MGP の著明な治療効果が説明できるであろう。
6. MGP を行うことにより，多くの腺（すべての腺の66％）でマイバムの流出に対して機械的

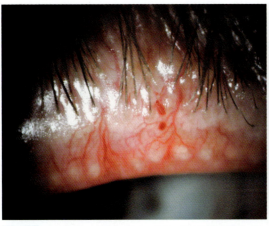 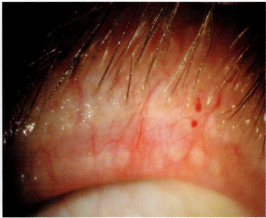

図12 マイボーム腺プロービングの実施前と2か月後の臨床写真
左：プロービング前
右：プロービング後
プロービング前の写真（左）では，左上眼瞼に眼瞼縁部の血管充血とマイボーム腺のプラグ形成を認める。右はプロービング実施から2か月後で，血管は退縮し，血管径が著明に小さくなり，プラグ形成も減少した。それに伴い，圧痛 VAS スコアも，プロービング前の 45/100 から，プロービングから 23 か月後の最新スコアでは 0/100 に著明に低減した。眼瞼ではマイバム分泌機能が正常であり，マイバムを圧出可能な腺の数が 10 本を超えていた。

な抵抗が生じていることと矛盾しない特徴が明らかになった。これは，管周囲線維症と合致するものであり，MGP を行うことで緩和させることができた。管周囲線維症が改善されると，管内圧が平衡化することで眼瞼の圧痛が減り，マイバムの流量が増加し，炎症が低減し，腺の分泌能が改善され，MGD の症状が低減した。

7. MGP は非侵襲的マイボグラフィーにより観察される以下の4パターンを示すマイボーム腺の再建へと結びついている。a）短縮していた腺の伸長，b）萎縮し衰えた腺の密度回復と鮮明さの増強，c）新たな腺の出現そして d）きれぎれとなっていたマイボーム腺組織からの腺のつながりの再建である。マイボーム腺組織の領域が 20.6% の増加に及んでいる様子も認められた。

8. 腺の状態の解明に役立つよう，プロービング所見と細隙灯顕微鏡検査に基づく MGD の定性的分類法を提唱した。

9. MGP に管内マイクロチューブステロイド注入法〔MGP(s)〕を併用することが首尾よく行えた。中等症ないし重症の症状や所見のある症例や，重大な併存疾患のある症例，再治療例ならびに霰粒腫が疑われる例などの一部の症例では，MGP 単独よりも大きな症状の改善が達成できるであろう。

文献

1) www.oxforddictionaries.com/us/definition/American_english/paradigm-shift
2) Maskin SL：Intraductal meibomian gland probing relieves symptoms of obstructive meibomian gland dysfunction. Poster presented at ARVO 2009, Fort Lauderdale, FL
3) Maskin SL：When meds are not enough：Surgical considerations for chronic dry eye. Ophthalmology Management, 45-50, December 2009

第 3 部　治療編

4) Maskin SL：Intraductal meibomian gland probing and distinct visual analog scale response profiles for symptoms of meibomian gland dysfunction. Poster presented at AAO 2010, Chicago, FL
5) Maskin SL：Intraductal meibomian gland probing with adjunctive intraductal microtube steroid injection for meibomian gland dysfunction. Poster presented at ARVO 2011, Ft Lauderdale, FL
6) Maskin SL：Intraductal meibomian gland probing to restore gland functionality for obstructive meibomian gland dysfunction. Poster presented at AAO 2011, Orlando, FL
7) Maskin SL et al：Meibomian gland probing findings suggest fibrotic obstruction is a major cause of obstruction for meibomian gland dysfunction(O-MGD). Poster presented at ARVO 2012, Ft Lauderdale, FL
8) Maskin SL：European Patent 2222355 A2 Meibomian gland intraductal diagnostic and treatment methods and related apparatus. US patent pending.
9) Maskin SL：Intraductal meibomian gland probing relieves symptoms of obstructive meibomian gland dysfunction. Cornea　29：1145-52, 2010

9aaaa) Sik Sarman Z et al：Effectiveness of intraductal Meibomian gland probing for obstructive Meibomian gland dysfunction. Cornea 35：721-4, 2016
9aaa) Ma X et al：Efficacy of intraductal meibomian gland probing on tear function in patients with obstructive meibomian gland dysfunction. Cornea　35：725-30, 2016
9aa) Nakayama N et al：Analysis of meibum before and after intraductal meibomian gland probing in eyes with obstructive meibomian gland dysfunction. Cornea　34：1206-8, 2015
9a) Dongju Q et al：Clinical research on intraductal meibomian gland probing in the treatment of patients with meibomian gland dysfunction. Chinese Journal of Optometry, Ophthalmology and Visual Science　16：615-621, 2014
10) Fermon S et al：Intraductal meibomian gland probing for the treatment of blepharitis. Arch Soc Esp Oftalmol Epub：S0365-6691(14)00168-3, 2014
11) Wladis E：Intraductal meibomian gland probing in the management of ocular rosacea. Ophthal Plast Reconstr Surg 28：416-8, 2012
11a) Syed Z et al：Dynamic Intraductal Meibomian Probing (DIMP)：A novel approach to the treatment of meibomian gland dysfunction. Invest Ophthalmol Vis Sci　56：4761, 2015
12) Yagmur M et al：Effectiveness of intraductal meibomian gland probing for the management of obstructive meibomian gland dysfunction. Poster presented at ESCRS 2014, London
12a) Narayanan S et al：Evaporative dry eye treatment with Retaine MGD artificial tears or intraductal meibomian gland probing…a comparison. Presented at American Academy of Optometry annual meeting Denver, CO, 2014
12b) Mickles C et al：Unplugged：A comparison of intraductal meibomian gland probing and conventional meibomian gland dysfunction treatment. Presented at American Academy of Optometry annual meeting Denver, CO, 2014
13) clinicaltrials.gov/ct2/show/NCT02256969
14) Nichols KK et al：The International Workshop on Meibomian Gland Dysfunction. Invest Ophthalmol Vis Sci　52：2011
15) Maskin SL et al：Culture of rabbit meibomian gland using collagen gel. Invest Ophthalmol Vis Sci　32：214-23, 1991
16) Maskin SL et al：Clonal growth and differentiation of rabbit meibomian gland epithelium in serum-free culture. Invest Ophthalmol Vis Sci　33：205-17, 1992
17) Maskin SL：Reversing Dry Eye Syndrome：Practical Ways to Improve Your Comfort, Vision and Appearance. Yale University Press, New Haven, CT, 2007
18) Obata H：Anatomy and histopathology of human meibomian gland. Cornea　21：S70-4, 2002
18a) Maskin SL：AAO 2016 Course on New Treatments for Meibomian Gland Dysfunction, Chicago, Illinois
19) Maskin SL：Dry eye relief：Peeling back layers to reveal root causes, select the right tools and improve tear quality. Ophthalmology Management, S19-23, July 2011
20) Arita R et al：Meibomian gland duct distortion in patients with perennial allergic conjunctivitis. Cornea　29：858-60, 2010

Chapter 16

Intraductal Meibomian Gland Probing : A Paradigm Shift for the Successful Treatment of Obstructive Meibomian Gland Dysfunction

Dry Eye and Cornea Treatment Center, Tampa, FL, USA **Steven L. Maskin**

Summary

Intraductal meibomian gland probing (MGP) has now been shown by multiple independent investigators to safely relieve gland obstruction, stimulate meibum secretion and relieve symptoms and signs of obstructive meibomian gland dysfunction (MGD). MGP is the only way we can establish or confirm, with positive physical proof, that the orifice, duct and meibomian gland (MG) are patent. Our own studies have shown rapid and dramatic reduction of symptoms of obstructive MGD and non-obvious MGD after MGP with two response curves representing "lid tenderness" or "excluding lid tenderness". We have also shown excellent results using MGP with adjunctive intraductal microtube steroid injection for advanced cases, as well as retreatments, significant co-morbid diseases and chalazion. After MGP, meibum secreting lid functionality (MSLF) and number of expressible glands dramatically improve consistent with and perhaps explaining the dramatic subjective clinical response. Additionally, probe findings suggestive of periglandular fibrotic obstruction occur in at least 66% of all glands, and are relieved with MGP. Recent studies using non contact infrared meibography have shown statistically significant increases in MG tissue area after MGP with four types of tissue regeneration.

Introduction

The term "paradigm shift"[1] is reserved for a fundamental change in underlying beliefs or theory. A fundamental change has occurred for me during the last 10 years in how to best treat meibomian gland dysfunction (MGD). I have managed obstructive MGD for the past 25 years and its treatment, which was once a frustrating experience of frequent failure for patient and physician, has become a positive and gratifying experience that helps consistently restore comfort to patients' eyes with greater than 75% reduction in severity of symptoms [2)-7)].

 This success in delivering comfort to patients'eyes is attributed to the development of methods and apparatus to perform intraductal meibomian gland probing (MGP) as well as adjunctive intraductal injection of medicaments [8]. Disclosure: I hold a patent on the methods and apparatus for intraductal diagnosis and treatment of meibomian gland (MG) disease [8].

 It turns out that a key finding during MGP is mechanical resistance met not just upon inserting the probe through the orifice but, importantly, within the duct as well. This discovery of mechanical resistance was found in 74% of upper and 55% of lower lid MGs. This resistance is relieved with the probing procedure and is thought to represent periductal fibroses which may cause constriction and partial or complete obstruction to meibum flow within the duct [7]. The relief from probing is dramatic and immediate, with 89% restoration of meibum secreting lid functionality (MSLF) within one week [6] and an average increase of expressible glands per lid from 2 pre probing to at least 8 post probing [6] (the post probing number would be even greater however I limited counting expressible glands at 10 per lid). A more recent study in my practice looking at 25 non functional meibum secreting lids (each lid showed 4 or less expressible glands pre probing) of 21 eyes in 13 patients counting *all* expressible glands showed increased mean expressible glands per lid from 2.80 ± 1.12 pre probing to 14.36 ± 6.40 post probing after a mean follow up of 2.45 ± 4.32 months (range 1 day to 17.42 months), an increase of 412.86% with $p<0.0001$ by Wilcoxon testing matched pairs signed rank.

The original 25 patients with obstructive MGD that were probed all had relief by one month while 24 patients had immediate relief of symptoms [9]. At the time of writing this chapter, there are six independent published papers which support my results [9aaa)9aaaa]. One of two 2016 papers published in the June issue of CORNEA evaluated efficacy and safety of probing in 49 patients with obstructive MGD refractory to eyelid warming, massage and artificial tears. Patients were randomized into two treatment groups including probing plus topical steroid versus steroid alone and followed up at one day, one week and one month. Before applying any medications, 76% of patients obtained immediate symptom relief 1 day after probing. The probing plus steroid group also had statistically significant improvements compared to the steroid only group in meibum grade, lid margin abnormalities and tear break up time (TBUT) [9aaa]. The second 2016 paper from the same June issue, prospectively looked at 58 eyes of 30 obstructive MGD patients who were refractory to medical therapy for at least 6 months. Tear break up time increased from 5 seconds at baseline to 13 seconds at 3 months after probing ($p<0.001$). There were also statistically significant post probing decreases in conjunctival hyperemia ($p<0.0001$) and eyelid margin vascularization ($p=0.004$) and the Ocular Surface Disease Index (OSDI) also showed a significant improvement at 3 months post probing [9aaaa]. A 2015 study from Japan, looked at 6 lids of 3 patients with refractory obstructive MGD underwent probing. At the one month post operative visit, all cases showed improvement in meibum lipid level and meibum viscosity with two cases showing an improvement in tear break-up time. There were no morphological changes in the MG noted in any case [9aa]. A study from China was published in 2014 in which investigators studied 111 age and sex matched patients in a prospective, randomized design over one month [9a]. The study compared MGP with and without intraductal injection of an antibiotic/steroid combination to conventional treatment of eyes with MGD using lid hygiene plus topical antibiotic/steroid/artificial tear drops. The study reported statistically significant improvement for both MGP treatment groups in OSDI, break up times, cornea fluorescein staining, Schirmer 1 test, and lid margin scores compared to conventional treatment group. Confocal microscopy was also performed which showed no degenerative changes in morphology of MG acinar units, nor MG scars. Another study, published in 2014, showed in a prospective longitudinal study, a statistically significant improvement in the treated eye of 16 patients for clinical parameters including tear break up time, visual acuity, level of pain and photophobia when compared to the non-treated eye [10]. The sixth study was also prospective. It was published in 2012 on 40 lids of 10 patients, and showed a statistically significant improvement in post probing OSDI scores at 1 and 6 months [11]. There were no adverse sequella reported in these studies. In 2015, an independent study presented at ARVO on 36 eyes of 22 patients undergoing probing showed 92% of patients reporting symptomatic improvement during follow-up which averaged 3.5 months [11a]. An independent study presented at the European Society of Cataract and Refractive Surgeons (ESCRS) in 2014 showed a statistically significant rapid relief of symptoms using OSDI as well as clinical parameters as tear breakup time, Schirmer's test, and meibum score compared to control eyes [12]. Two studies presented at the 2014 American Academy of Optometry also showed significant improvement in outcome measures for probing when compared to conventional lid hygiene therapy [12a] and lipid containing artificial tears [12b]. An independent prospective, double blinded, randomized controlled trial is presently underway [13]. Based on my personal experience of probing over 500 unique patients, 2,200 lids and 50,000 glands and feedback received from numerous eye doctors and patients I have probed from around the globe, I am confident that this procedure will launch a new era in understanding MG function and dysfunction and furthermore to control MGD, the most common cause of dry eye in the world [14].

I am often asked by colleagues and patients how I came to propose MGP. I have been thinking about MGs for many years. My fellowship was from 1988-1991 at Bascom Palmer Eye Institute. My research was culture of rabbit MG epithelial clones in serum free media looking at effects of growth factors on cellular proliferation and differentiation [15)16]. Since entering private practice in Tampa, Florida in 1991, I have focused on non-refractive cornea and external disease cases. Dry eye was not a popular disease to manage in part because of the difficulty in treating MGD. Naturally, dry eye patients were sent to me to diagnose and manage. The demand was so great that I wrote a lay book to educate patients with dry eye [17]. There was little to offer patients over the conventional therapies of lid hygiene, oral and topical antibiotics and topical steroid. The underlying cause of MGD was felt to be distal duct keratinization and meibum thickening leading to obstruction which caused elevated intraductal pressure and secondary cystic changes in acini with squamous metaplasia, atrophy and fibroses [18]. To me, these explanations seemed incomplete. Why do we see atrophy in certain parts of glands resulting in a short gland whereas other glands in the same lid we may find a completely atrophic gland? Why would the lid get tender over a gland? Why would this tenderness be present at times, whether or not the gland showed expressible meibum? Not having a clear answer to these and other questions, I concluded that the key to unlocking this mystery was within the gland itself. I was determined to find a safe way to enter the gland and unlock this mystery. Seeing many patients with progressive atrophy of their MGs over time and some of them becoming miserable with intractable pain, incapacitation, depression and even suicidal ideation, the risk of doing nothing or persisting with the failed conventional therapy of the day for intractable cases was not acceptable.

The ideal patient presented one day. He was a middle aged man with severe obstructive

第 3 部　治療編

Regrowth of MG Tissue After MGP

Pre-Probing　　　　　　Post-Probing (15 mo)

Pre-Probing　　　　　　Post-Probing (15 mo)

Four Types of MG Regrowth
1. Restored continuity of discontinuous segments (pictured)
2. Increase density of faded, atrophic glands
3. Lengthening of shortened glands
4. New gland growth

Figure 1　Infrared Meibography Showing Restoration of Continuous Meibomian Gland from Discontinuous Gland Segments After Meibomian Gland Probing

MGD, crying out in frustration over his extremely tender lids. He had been to many ophthalmologists without relief having tried the usual treatments. After obtaining informed consent, I assembled a sterile prototype probe and entered 5 glands in the outer third of the lower lid. There were multiple foci of resistance at various lengths within the ducts which I could penetrate, allowing sequestered meibum to emerge through the orifices. As the resistance was relieved, the patient and I could hear an audible pop or gritty sound. By the time I finished probing the lower lid, my patient was all smiles. After probing his four lids, he jumped out of the exam chair and gave me a big hug...his suffering was over.

I Meibomian Gland Probing Studies

(All studies followed the tenets of the Declaration of Helsinki, with protected personal information and informed consent.)

1. Meibomian Gland Regeneration After MGP as Seen on Non Contact Meibography (Figure 1)

Pre and post MGP infrared meibography has now demonstrated MG regeneration in post probing

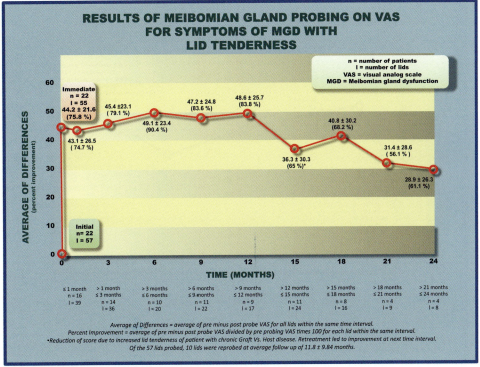

Figure 2 Results of Meibomian Gland Probing on Lid Tenderness

lids. Changes noted were a) increased length of shortened glands, b) increased density and better definition of atrophic faded glands, c) new glands and d) restoration of a continuous gland from segments of discontinuous MG tissue. There was up to a 20.6% increase in MG tissue area in less than 9 months after MGP (p=0.028)[18a].

2. Longitudinal Study of Initial Patients and Need to Reprobe [7)9)]

In 2010, I described my results after probing 25 consecutive patients with obstructive MGD. Patient ages ranged from 37-93, with average 70.2 (SD=15.6) years. Twenty-four patients (96%) had immediate relief of symptoms, while all (100%) patients had relief by 4 weeks after the procedure. At 2012 ARVO we reported our longer term follow up of these initial 25 patients treated with MGP for obstructive MGD. We found that twenty one (84%) of the initial group of twenty five patients had at least 12 months follow up with an average of 29.1 ± 11.6 months follow up. Follow up was by office exam in 16, by phone in 3, and email in 2 patients. Follow up was unavailable in 2 patients, and 2 patients had died. Thirteen patients did not need retreatment (61.9%) with a male to female ratio of 4/9. The range of follow up for non-retreated patients was 17 to 51 months with an average of 31.2 ± 12.3 months. These 13 patients had a total of 21 lids treated. For eight patients needing retreatment (38%) there was an overall range of 12 to 44 months follow up with average 25.6 ± 10.1 months with a male to female ratio of 3/5. These eight

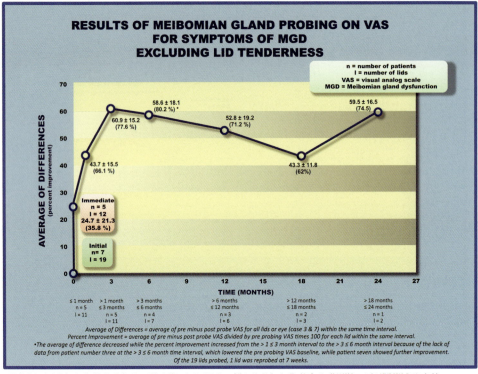

Figure 3 Results of Meibomian Gland Probing on Symptoms "Excluding Lid Tenderness"

patients had 15 lids retreated out of 18 lids overall treated with an average interval for first retreatment at 18.7 ± 12.4 months with a range of 1 to 44 months. Seven of the fifteen retreated lids were retreated a second time. At the last follow up, all the patients reported ongoing improvement. No patient had worse symptoms and no adverse sequelae of probing were noted.

3. Observational Studies of Effect of Probing Using Visual Analog Scale for Symptoms of Lid Tenderness (LT) and Excluding Lid Tenderness (XLT) Such As Burning, Stinging and Photophobia (Figure 2, 3)[4)-7)]

We looked at MGP for MGD symptoms of lid tenderness (LT) and excluding lid tenderness (XLT) *without intraductal microtube steroid injection* using visual analog scale (VAS) to evaluate symptoms. The results showed two distinct VAS response curves with LT responding immediately to 75% improvement maintaining between 56 and 90.4% improvement through 21-24 months suggesting that equilibration of elevated intraductal pressure led to relief. For XLT, improvement was 35% immediately with gradual improvement to 74.5% by 18 to 24 months suggesting improvement through removal of stagnant intraductal contents and reduction of glandular inflammation leading to improved gland function.

 We also looked at MGP *with adjunctive intraductal microtube steroid injection* in patients with MGD and more severe symptoms and/or signs including LT and XLT. VAS was used to

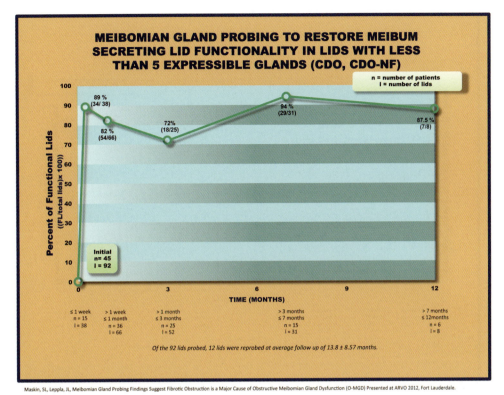

Figure 4 Results of Meibomian Gland Probing on Meibum Secreting Lid Functionality

evaluate symptoms. For LT, the results showed a gradual response from 58% reduction in symptoms immediately to 91% at > 1 month ≦ 3 months then maintained between 75% and 94% through 15 months follow up. For XLT, improvement was 45% immediately with improvement to 63% at 1 month and maintaining improvement between 40% and 75% until the latest follow up at > 12 months ≦ 15 months [5].

4. Restoring Functionality After MGP (Figure 4, 5)[6]

To look for objective explanation of subjective improvement on VAS evaluations, we retrospectively looked at the restoration of MSLF after probing. This was for all lids that had an initial diagnosis of non-functional (NF) meibum secreting lids pre probing which by definition was 4 or less expressible glands per lid. Therefore a functional meibum secreting lid exhibits 5 or more expressible glands per lid. Pre-probe diagnosis of NF lids could be categorized as complete distal obstruction (CDO) or complete distal obstruction non-functional (CDO-NF) depending on LT which was present with CDO but absent with CDO-NF (Figure 6).

Post probing MSLF was evaluated in 92 lids of 45 patients with initial NF lids. The average age was 64.4 ± 12.9, with a M/F ratio of 6/39. Eighty one (88%) lids became functional and remained functional until their last follow up at average of 12.4 ± 11.0 weeks with a range of 1/2 of a week to 10 months. Six initial NF lids have remained NF until their last follow up but 5 of

第3部 治療編

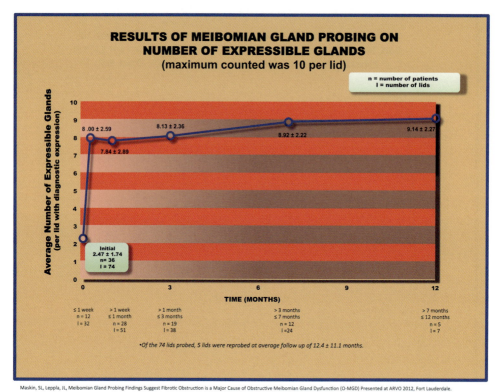

Figure 5　Results of Meibomian Gland Probing on Number of Expressible Glands in Non-functional Meibum Secreting Lids

the 6 lids increased the number of glands expressible per lid. Five lids started NF became functional but became NF again at their last follow up visit. At the initial pre-probe time, zero lids were functional with 2.47 ± 1.74 glands expressible per lid. When measuring functionality from any time less than or equal to one week after probing, 89% (34/38) of the lids measured were functioning with 8.00 ± 2.59 glands expressible per lid. At greater than one week and less than or equal to one month post probing, 82% (54/66) lids were functional with 7.84 ± 2.89 glands expressible per lid. At greater than one month and less than or equal to three months after probing, 72% (18/25) lids were functioning with 8.13 ± 2.36 glands expressible per lid. At greater than three months and less than or equal to seven months post probing, 94% (29/31) lids were functioning with 8.92 ± 2.22 glands expressible per lid. At greater than seven months and less than or equal to 12 months post probing, 87.5% (7/8) lids were functioning with 9.14 ± 2.27 glands expressible per lid. The NF lids became functional at average 3.13 ± 3.47 weeks post probing and average last recorded expressible gland count was 8.31 ± 2.63 glands per lid. A more recent study in my practice looking at 25 non functional meibum secreting lids (each lid showed 4 or less expressible glands pre probing) of 21 eyes in 13 patients counting *all* expressible glands showed increased mean expressible glands per lid from 2.80 ± 1.12 pre probing to 14.36 ± 6.40 post probing after a mean follow up of 2.45 ± 4.32 months (range 1 day to 17.42 months), an increase of

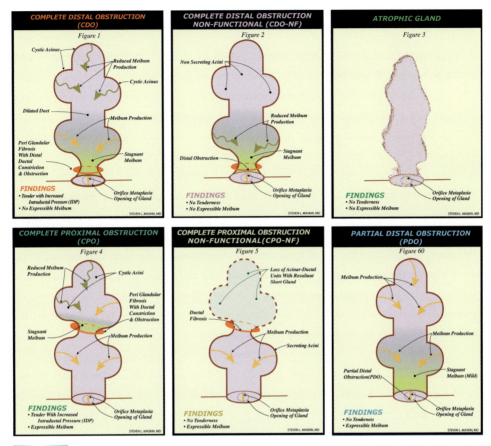

Figure 6   Qualitative Classification of Obstructive Meibomian Gland Dysfunction Using Graphic Illustrations Based on Clinical Findings of Lid Tenderness and Number of Expressible Glands Per Lid

412.86% with p＜0.0001 by Wilcoxon testing matched pairs signed rank.

5. Probing Findings Suggest Fibrotic Obstruction Is a Major Cause of Obstructive MGD [7]

The most striking finding during MGP was the frequency of tactile and audible "pops" and "gritty" sounds encountered within the duct. Gritty was considered multiple pops. We looked at the frequency of these foci of resistance for all probed glands. Data were reviewed retrospectively of patients status post MGP for obstructive MGD. There were 216 patients and 756 lids probed. Average age was 62.12 ± 16.03 with a range of 17-95. Male: female ratio was 66/150 or 0.4/1.

Of a total of 18,459 glands probed, 7,595 or 41% had pops, 4,657 or 25% had gritty and 6,155 or 33% had neither. Looking at upper vs lower lids, there were 11,476 total upper glands and 6,983 lower lid glands probed. The upper lid glands had 4,956 or 44% pops, 3,501 or 31% gritty and 3,007 or 26% neither while the lower lid glands had 2,639 or 38% pops, 1,156 or 17% gritty and 3,148 or 45% with neither. There was a total of up to 75% of upper glands and 55% of lower glands showing some detectable intraductal resistance. In every case resistance was relieved with MGP.

第3部 治療編

 Concepts and Observations from Meibomian Gland Probing

1. Proposed Qualitative Classification System of MGD [19], Is Based on the Presence or Absence of LT and MSLF

LT, suggestive of elevated intraductal pressure (IDP), is evaluated using diagnostic expression (DE), or direct mild pressure using a cotton tipped applicator or finger.

　　A hollow viscus such as the intestinal tract when obstructed, may develop elevated intraluminal pressure, inflammation, and abdominal tenderness which are all relieved by unblocking the obstruction. This relief is rapid and dramatic. I propose the same phenomenon occurs within the hollow viscus of the MG duct. This may explain the same rapid relief of LT seen after unblocking duct obstruction with MGP. I have also observed that LT may be over the entire gland or focal. This focal LT may be distal near the orifice or deeper in the lid over the proximal part of the gland, suggesting that gland blockage and corresponding elevated IDP can occur anywhere along the length of the gland. Obstruction may also be partial with a constriction of the duct leading to a relative stagnation or stasis of meibum flow without significant elevated IDP. This meibum stasis and subsequent lipid tear deficiency may present with symptoms of MGD "except LT" (XLT) such as burning, stinging and photophobia.

　　MSLF refers to the number of expressible glands in a lid (limiting counting to 10 per lid) using digital DE. A lid is classified as being non-functional (NF) or functional depending on presence of at least 5 glands of a lid expressing meibum with mild digital pressure over the gland for 10 seconds.

A) Description of Anatomic States of MGD Based on LT (Figure 6)

・Complete Proximal Obstruction (CPO) and Complete Distal Obstruction (CDO)

The presence of LT correlates with increased intraductal pressure with intact meibum production proximal to an obstruction. I refer to these glands as having a complete obstruction. The obstruction may be at a single or multiple foci within the gland, anywhere along the length of the gland, although typically within 2 mm of the orifice. The distal or proximal location of the obstruction can be determined by the presence of expressible meibum. If there is no expressible meibum from at least 5 glands in a tender lid, the lid status is a "COMPLETE DISTAL OBSTRUCTION OR CDO" and the obstruction is distal to the last acini leaving no communication between even a single acinus and orifice. However, if there is expressible meibum at the orifice of at least 5 glands in a tender lid, then the obstruction is more proximal in the gland allowing at least one acinus secretion to reach the orifice. The lid status is a "COMPLETE PROXIMAL OBSTRUCTION OR CPO" to indicate the location of the obstruction deeper in lid. Each term, CDO and CPO is associated with LT, however CPO shows expressible meibum while CDO does not. On meibography, CPO could lead to short glands and loss of acinar-ductule units while CDO could lead to dilated ducts, cystic acini with subsequent diffuse acinar atrophy, and loss of whole glands.

・Partial Distal Obstruction (PDO) and Complete Distal Obstruction-NF (CDO-NF)

If there is no LT, then there is no elevated IDP, although there may or may not be at least 5 glands with expressible meibum. If a lid has at least 5 glands with expressible meibum noted with typical orifice metaplasia and no LT, then this is described as a "PARTIAL DISTAL OBSTRUCTION or PDO". No LT and a concomitant lack of expressible meibum from at least 5 glands, suggests chronic obstruction distally blocking all acinar secretion from reaching the orifice. The chronic elevated IDP has caused the secretory epithelium to shut down and stop secreting therefore LT is absent as intraductal pressure is not elevated. This is known as "COMPLETE DISTAL OBSTRUCTION-NON FUNCTIONAL OR CDO-NF".

B) Description of Anatomic States of MGD Based on MSLF (5 or More Expressible Glands upon Digital DE)

To look at this classification from a functional status perspective only, there are 6 different anatomic states of the MG, including the non functional states of CDO and CDO-NF, where there are 4 or less glands per lid showing expressible meibum. The difference between CDO and CDO-NF is presence of LT with CDO. Complete atrophic glands would also be non functional for lack of expressible meibum. The functional states with 5 or more expressible glands per lid include CPO which has LT while CPO-NF and PDO both lack LT.

2. Equilibration of Elevated Intraductal Pressure upon Relief of Obstruction

The purpose of probing is to establish or confirm with physical proof that there is a patent outflow channel including duct and orifice without constriction or obstruction. Probing is therefore likely to equilibrate intraductal pressures within the duct and promote removal of sequestered and other retained intraductal contents. At times the introduction of intraductal lavage or pharmaceutical microtube injection will act to remove sludged material that was not removed with probing and subsequent expression alone.

3. Co-morbid Disease

Aside from the importance of MGP to restore MG function and preserve MGs, the issue of co-morbid diseases is very important. I consider the MGs a barometer of overall health of ocular surface and systemic health of the individual. The MGs will re-occlude in the presence of secondary inflammation from numerous sources. This includes local diseases such as aqueous tear deficiency (ATD), conjunctivochalasis, anterior blepharitis, and allergy. Systemic diseases with similar impact include autoimmune disease as Sjögrens and rheumatoid arthritis, but also sleep deprivation, the common cold, and even dietary binges can have an adverse impact on the MGs. Other local co-morbid conditions which can exert mechanical trauma to the glands include Salzmann's Nodular Degeneration, glaucoma bleb or seton dome, elevated or protruding retinal encircling element as well as contact lens wear.

4. Longevity of MGP Effect, When to Retreat and Restoration of Beneficial MGP Effect by Treating Co-morbidity

Our studies suggest approximately 40% of patients have retreatment at average of 18 months. However if patient develops co-morbid disease such as ATD and this is not treated adequately, the duration of benefit from MGP is shortened to 1-3 months. This finding is very important to understand in order to avoid having to unnecessarily retreat patients. I have had patients come to me for second opinions as they have had great probing results lasting only 2 months and have been re-probed several times each year. Each of these patients had an inadequately treated co-morbid disease. In one of these cases a patient with ATD was treated with Restasis® with only partial improvement, leaving the patient aqueous deficient. Punctal occlusion was used to restore good tear volume and the patient did not need further probing for at least another year. Alternatively, I have had patients doing well post MGP develop anterior blepharitis and become blocked again. Treatment with antibiotic ophthalmic ointment eliminated the infection but the glands remained blocked needing to be reprobed. However other cases of treated anterior blepharitis has led to restoration of glands with expressible meibum. In summary, each co-morbid condition is different. Some will show restoration of MG functionality spontaneously after reversing the co-morbid condition, others will need to be re probed.

5. 76 Micron Non-Sharp Probes Avoid Unnecessary Altering of Tissue and Minimize Hemorrhage

It is important when probing the MG to do so effectively with minimal unnecessary disturbance of glandular tissue. As noted above, post probing confocal microscopy has shown no degenerative changes in morphology of MG acinar units, nor MG scars [9a]. The instruments I have developed are fine, non-sharp probes to penetrate the orifice and relieve ductal obstruction by popping open periductal fibroses as the probe advances within the duct. The probe should be fixed without wiggle as it advances through the orifice to prevent excess trauma and bleeding. Probes are available at 1, 2, 4 and 6 millimeter lengths.

6. 110 and 152 Micron Tubes to Inject Intraductal Medication

The 110 micron small bore tube may be used to inject medicaments after probing with the 76 micron probe. I have used this tube extensively to inject intraductal dexamethasone after probing and expression. This enables treatment of inflamed glands with steroid and removal of stagnant secretions from the glands with an irrigation or lavage effect. I use this approach when a patient has severe co-morbid diseases, retreatments, inflamed glands and chalazion. If the desire is to inject a small particle suspension, then the gland is dilated with the 150 micron dilator after the 76 micron probe, followed by use of the 152 micron large bore tube to inject the suspension.

7. Preserve Intraductal Findings

Probing provides intraductal findings which can reveal the status of glands and possibly periglandular connective tissue. This information includes whether there are a single or multiple pops("gritty")indicating periductal fibroses and whether the gland feels firm or spongy upon probe insertion, possibly indicating integrity of periglandular connective tissue.

8. Duct Tortuosity

Meibography has shown duct tortuosity in the setting of surface inflammation [20]. If indeed spongy sensation noted during MGP indicates connective tissue edema, then this may help explain duct tortuosity. The MGs are anchored at the lid margin. Therefore, the remaining gland can be considered tethered at the orifice. This may allow for duct migration within edematous spongy connective tissue, more frequently seen in upper lids.

9. Probe Findings of Neither Pop nor Gritty Suggests: Normal Versus Periglandular Connective Tissue Edema

There are glands that I probe which do not demonstrate resistance. These "neither" glands may represent normal glands without periductal fibrosis. However, in some cases, there is significant periglandular connective tissue weakness which enables the duct to dilate and the probe does not encounter resistance. In this setting, the duct dilates not because of distal obstruction but because of periglandular connective tissue weakness.

10. Probing Does Not Create False Passage As Probe is in Duct Sleeve

Some have asked me how to prevent a false passage when probing. When you penetrate the orifice and enter the gland, the effect is tantamount to passing your arm into a shirtsleeve. The probe simply follows the duct in the same fashion. Out of over 50,000 glands probed, there have been two glands that I have had a false passage. There were no sequela. Transillumination or meibography helps with following the direction of the gland.

11. Probing Can Restore Function to a Gland with Only a Few Residual Acini

Theoretically, only one acinus is necessary to restore a non meibum expressing gland. Therefore, if I see an orifice, I probe even if I can't visualize glandular elements on meibography. If there is acinar tissue or stem cells present, then improving the microenvironment by unblocking obstructions and treating co-morbid diseases gives those cells an environment to promote growth and differentiation. In summary, even if meibography shows extensive loss of MG, I still probe and get good results.

III Meibomian Gland Probing Case Study of 66 Year Old Woman (Figure 7-9)[6]

These figures show pre and post probing appearance of left upper and lower lid of 66 year old woman with obstructive MGD. For each lid, there was a post probing restoration of MSLF and an improved status from a CDO with less than 5 expressible glands per lid plus a tender lid, to a PDO with greater than 10 expressible glands per lid plus no LT. Subsequently, co-morbid disease consisting of anterior blepharitis and gastrointestinal flu with use of anticholinergic medications

第3部　治療編

Patient is 66 year old woman

Probing 2/1/11	Which Lid	Number of Expressible Glands	VAS Tenderness (0-100)	Status of MG	Co-Morbid Disease
Day 1 (Pre probing)	Left Upper	0	44	CDO	
1 Week (Post probing)		>10	7	PDO	
1 Month		>10	32	CPO	Anterior Blepharitis
4 Months		10	38	CPO	GI Medicine- Stomach flu on Anticholinergic Meds
8 Months		>10	16	PDO	
Probing 2/1/11	Which Lid	Number of Expressible Glands	VAS Tenderness (0-100)	Status of MG	Co-Morbid Disease
Day 1 (Pre probing)	Left Lower	0	47	CDO	
1 Week (Post probing)		>10	0	PDO	
1 Month		>10	6	PDO	Anterior Blepharitis
4 Months		10	55	CPO	GI Medicine- Stomach flu on Anticholinergic Meds
8 Months		>10	14	PDO	

Maskin SL, Intraductal Meibomian Gland Probing to Restore Gland Functionality for Obstructive Meibomian Gland Dysfunction (MGD), presented at AAO 2011

Figure 7　Case Study of 66 Year Old Woman with Obstructive Meibomian Gland Dysfunction

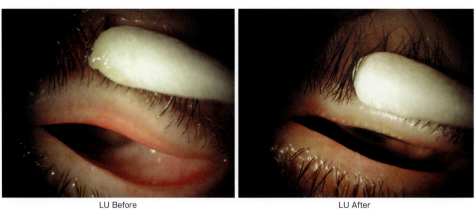

LU Before　　　　　　　　　　　　LU After

Maskin SL, Intraductal Meibomian Gland Probing to Restore Gland Functionality for Obstructive Meibomian Gland Dysfunction (MGD), presented at AAO 2011

Figure 8　Case Study of 66 Year Old Woman with Obstructive Meibomian Gland Dysfunction

(LU before) Preprobing, the left upper lid had 0 expressible glands and VAS showed 44 of 100 tenderness for a diagnosis of complete distal obstruction (CDO), while 1 week after probing (LU After) the same lid had more than 10 expressible glands and VAS showed 7 of 100 in tenderness for a diagnosis of partial distal obstruction (PDO).

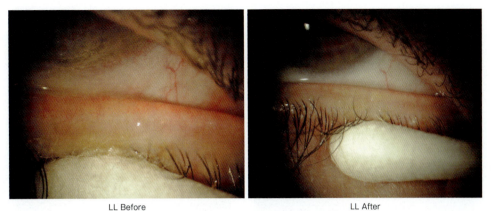

| LL Before | LL After |

Maskin SL, Intraductal Meibomian Gland Probing to Restore Gland Functionality for Obstructive Meibomian Gland Dysfunction (MGD), presented at AAO 2011

Figure 9 Case Study of 66 Year Old Woman with Obstructive Meibomian Gland Dysfunction

(LL Before) Preprobing, the left lower lid had 0 expressible glands and VAS of 47 of 100 tenderness for diagnosis of CDO, while 1 week after probing (LL After) the same lid had more than 10 expressible glands and VAS showed 0 of 100 tenderness for a diagnosis of PDO.

may have had an adverse impact on MG status with change in status from PDO to CPO characterized by increased LT and reduced expressible glands. In this case, restored gland status was possible with treatment of anterior blepharitis and resolution of flu and discontinuation of oral pharmaceutical therapy. It was not necessary to re-probe.

IV Procedure of Meibomian Gland Probing

I have worked with Rhein Medical (St. Petersburg, Florida) to develop and offer the Maskin® Meibomian Gland Probing System consisting of stainless steel solid wire probe and tube cannulas able to successfully relieve duct obstructions and inject solutions intraductally. The system also includes orifice and duct dilators plus large bore tubes for injection of small particle therapeutic suspensions.

1. Anesthesia

A few years ago I looked at different anesthetics and vehicles to promote tissue absorption by topical application to render MGP tolerable. A refrigerated 8% Lidocaine with 25% jojoba wax in petrolatum base worked well to make this procedure well tolerated for the large majority of patients. If necessary, infiltrative anesthesia is an option. My patented jojoba anesthetic ointment is available through Leiter's Compounding Pharmacy in San Jose, California.

2. Current Technique

(1) Lid margin and glands are examined using direct slit lamp examination, trans-illumination or meibography to evaluate patency of orifice, gland proximal and distal atrophy, length of

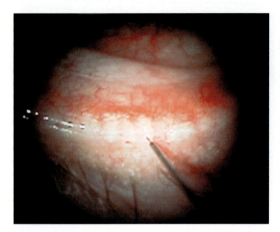

Figure 10 Penetration through orifice with 2-mm probe
Note hemorrhage at orifice of adjacent gland.
(From: Maskin SL : Cornea 29 : 1145-1152, 2010)

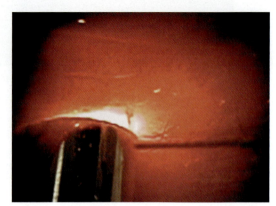

Figure 11 Plug of Sequestered Meibum Escaping Through Orifice After Relief of Intraductal Obstruction Using Meibomian Gland Probing
Note transilluminator on left.
(From: Maskin SL : Cornea 29 : 1145-1152, 2010)

glands and signs of ductal dilation. Glands are palpated individually to evaluate gland tenderness and MSLF.

(2) Place one drop of proparacaine 0.5% or tetracaine 0.5% solution in the conjunctival sac.

(3) Place bandage contact lens.

(4) Place a generous amount of jojoba ophthalmic anesthetic ointment on lower lid margin using sterile cotton tipped applicator. Lids are closed for 10-15 minutes. Mild burning dissipates over 30 seconds. After 15 minutes another drop of the topical anesthetic solution is placed into the conjunctival sac. Probing is started with the shortest and stiffest probe, the 1 mm length.

(5) Probing is begun by seating the probe tip on the orifice, then, with dart like motion, advanced through orifice. To find proper entry angle, location and angle of probe is adjusted, especially in cases of cicatricial MGD.

(6) Longer probes are used if persistent LT suggesting deeper obstruction.

(7) When resistance is encountered, the probe is felt to be against periductal fibroses. After checking to ensure the probe was co-linear to the gland, additional mild force is used to pop through the fibrotic tissue, similar to popping through a thin lacrimal punctal scar from thermocautery (Figure 10, 11).

(8) After completion of regular probing, if indicated, the dilator probe is seated on the orifice and advanced into the distal duct about 1 mm. Dilator probe is used to dilate orifice and duct system for large bore microtube small particle pharmaceutical injection if planned. Dilator is also useful for more severe or advanced orifice fibroses.

(9) Expression may be performed at this stage using Maskin® Meibum Expressor (Rhein

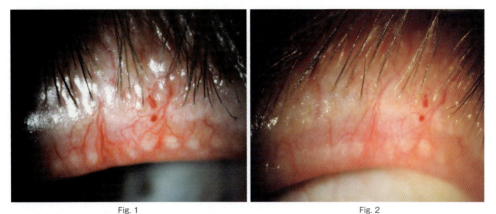

Fig. 1   Fig. 2

Maskin SL, Intraductal Meibomian Gland Probing to Restore Gland Functionality for Obstructive Meibomian Gland Dysfunction (MGD), presented at AAO 2011

Figure 12 Clinical Photographs Before and 2 Months After Meibomian Gland Pdrobing

Pre-probing photo, Fig.1 shows appearance of left upper lid with lid margin vascular engorgement and gland plugging. Fig.2 photo, is two months after gland probing showing vessel regression with marked reduction in vascular caliber and gland plugging. There was an associated marked reduction in lid tenderness VAS from pre probing score of 45 out of 100 to his latest score of 0, 23 MONTHS POST PROBING. The lid showed intact meibum secreting functionality with more than 10 glands showing expressible meibum.

Medical).

(10) With tuberculin syringe containing steroid and with attached small or large bore microtube, the plunger is advanced to eliminate air, then placed through dilated orifice into distal duct. The steroid is injected slow and steady, approximately 5 μL (about 2 seconds) into each gland.

(11) Rinse eye copiously with saline to remove residual anesthetic and use cotton tipped applicator to remove anesthetic from lashes.

(12) Remove bandage contact lens. Rinse again.

Conclusions from Meibomian Gland Probing Experience (see Figure 12 for typical before/after clinical photograph)

1. MGP successfully achieved a well-tolerated, rapid and dramatic relief of symptoms and signs of MGD without adverse sequela. My findings have been duplicated by other independent investigators. Furthermore, post probing confocal microscopy has shown no degenerative changes in morphology of MG acinar units, nor MG scars.
2. Relief of symptoms after MGP followed two distinct treatment response curves depending if symptoms being treated were LT or XLT.
3. MGP was highly successful in restoring long term MSLF.
4. MGP rapidly increased number of expressible glands per lid.
5. Improved MSLF and increased number of expressible glands may explain the marked positive therapeutic effects of MGP.

第 3 部　治療編

6. MGP has uncovered characteristics consistent with mechanical resistance to meibum flow occuring in majority of glands (66% of all glands) consistent with periductal fibrosis, and able to be relieved with MGP. Release of periductal fibroses leads to equilibration of intraductal pressure with decreased LT, enhanced meibum flow, reduced inflammation, improved gland expressibility and reduced symptoms of MGD.

7. MGP is associated with Meibomian Gland Regeneration seen on non contact infrared meibography with 4 types observed: a) increased length of shortened glands, b) increased density and better definition of atrophic faded glands, c) new glands and d) restoration of a continuous gland from segments of discontinuous MG tissue. Up to a 20.6% statistically significant increase in MG area has been observed.

8. A qualitative classification of MGD based on probing findings and slit lamp examination was proposed to help understand gland status.

9. MGP plus intraductal microtube steroid injection (MGP(s)) was successfully accomplished and may enable even greater symptom reduction than MGP alone in select cases of moderate to severe symptoms and/or signs, significant co-morbid disease, retreatment and possibly chalazion.

References

1) www.oxforddictionaries.com/us/definition/American_english/paradigm-shift
2) Maskin SL：Intraductal meibomian gland probing relieves symptoms of obstructive meibomian gland dysfunction. Poster presented at ARVO 2009, Fort Lauderdale, FL
3) Maskin SL：When meds are not enough：Surgical considerations for chronic dry eye. Ophthalmology Management, 45-50, December 2009
4) Maskin SL：Intraductal meibomian gland probing and distinct visual analog scale response profiles for symptoms of meibomian gland dysfunction. Poster presented at AAO 2010, Chicago, FL
5) Maskin SL：Intraductal meibomian gland probing with adjunctive intraductal microtube steroid injection for meibomian gland dysfunction. Poster presented at ARVO 2011, Ft Lauderdale, FL
6) Maskin SL：Intraductal meibomian gland probing to restore gland functionality for obstructive meibomian gland dysfunction. Poster presented at AAO 2011, Orlando, FL
7) Maskin SL et al：Meibomian gland probing findings suggest fibrotic obstruction is a major cause of obstruction for meibomian gland dysfunction(O-MGD). Poster presented at ARVO 2012, Ft Lauderdale, FL
8) Maskin SL：European Patent 2222355 A2 Meibomian gland intraductal diagnostic and treatment methods and related apparatus. US patent pending.
9) Maskin SL：Intraductal meibomian gland probing relieves symptoms of obstructive meibomian gland dysfunction. Cornea　29：1145-52, 2010
9aaaa) Sik Sarman Z et al：Effectiveness of intraductal Meibomian gland probing for obstructive Meibomian gland dysfunction. Cornea 35：721-4, 2016
9aaa) Ma X et al：Efficacy of intraductal meibomian gland probing on tear function in patients with obstructive meibomian gland dysfunction. Cornea　35：725-30, 2016
9aa) Nakayama N et al：Analysis of meibum before and after intraductal meibomian gland probing in eyes with obstructive meibomian gland dysfunction. Cornea　34：1206-8, 2015
9a) Dongju Q et al：Clinical research on intraductal meibomian gland probing in the treatment of patients with meibomian gland dysfunction. Chinese Journal of Optometry, Ophthalmology and Visual Science　16：615-621, 2014
10) Fermon S et al：Intraductal meibomian gland probing for the treatment of blepharitis. Arch Soc Esp Oftalmol Epub：S0365-6691(14)00168-3, 2014
11) Wladis E：Intraductal meibomian gland probing in the management of ocular rosacea. Ophthal Plast Reconstr Surg 28：416-8, 2012
11a) Syed Z et al：Dynamic intraductal Meibomian Probing(DIMP)：A novel approach to the treatment of meibomian gland dysfunction. Invest Ophthalmol Vis Sci　56：4761, 2015
12) Yagmur M et al：Effectiveness of intraductal meibomian gland probing for the management of obstructive meibomian gland

12a) Narayanan S et al : Evaporative dry eye treatment with Retaine MGD artificial tears or intraductal meibomian gland probing…a comparison. Presented at American Academy of Optometry annual meeting Denver, CO, 2014
12b) Mickles C et al : Unplugged : A comparison of intraductal meibomian gland probing and conventional meibomian gland dysfunction treatment. Presented at American Academy of Optometry annual meeting Denver, CO, 2014
13) clinicaltrials.gov/ct2/show/NCT02256969
14) Nichols KK et al : The International Workshop on Meibomian Gland Dysfunction. Invest Ophthalmol Vis Sci 52 : 2011
15) Maskin SL et al : Culture of rabbit meibomian gland using collagen gel. Invest Ophthalmol Vis Sci 32 : 214-23, 1991
16) Maskin SL et al : Clonal growth and differentiation of rabbit meibomian gland epithelium in serum-free culture. Invest Ophthalmol Vis Sci 33 : 205-17, 1992
17) Maskin SL : Reversing Dry Eye Syndrome : Practical Ways to Improve Your Comfort, Vision and Appearance. Yale University Press, New Haven, CT, 2007
18) Obata H : Anatomy and histopathology of human meibomian gland. Cornea 21 : S70-4, 2002
18a) Maskin SL : AAO 2016 Course on New Treatments for Meibomian Gland Dysfunction, Chicago, Illinois
19) Maskin SL : Dry eye relief : Peeling back layers to reveal root causes, select the right tools and improve tear quality. Ophthalmology Management, S19-23, July 2011
20) Arita R et al : Meibomian gland duct distortion in patients with perennial allergic conjunctivitis. Cornea 29 : 858-60, 2010

(Note: entry above "12a" begins with "dysfunction. Poster presented at ESCRS 2014, London")

第3部 治療編

第17章

MGDの温熱療法

慶應義塾大学医学部眼科学教室　小玉麻子
Asako KODAMA

Summary

閉塞性マイボーム腺機能不全（meibomian gland dysfunction：MGD）に対して温熱療法が一定の効果があることが報告されている。従来の温熱療法器具に加え市販品の種類も増えている。本項では多種ある温熱療法器具の特徴，治療効果を紹介する。

MGDは治療の中止・再開を繰り返すことが多いので，継続の大切さを患者に理解させることが必要になる。治療の簡便さも継続できる重要なポイントになるので，器具の特徴を理解したうえでその患者に合ったものを選択する。温熱療法は1回5分間1日2回施行が基本で，症状が改善してきたら1日1回で継続するのが望ましい。歯磨きのように毎日の生活習慣に組み入れてもらうのが長続きするコツである。

はじめに

閉塞性マイボーム腺機能不全（meibomian gland dysfunction：MGD）に対して温熱療法が一定の効果があることが報告されている[1)2)]。さまざまな方法で眼瞼を温めることにより，腺内で固形化していた脂質を溶解させマイボーム腺閉塞を解除する方法であるが，さらにこれに続けて眼瞼マッサージを行うことでより効果的に脂質を分泌させることができる。現在では，温熱療法，これに続く閉塞脂質圧出や眼瞼マッサージ，眼瞼洗浄からなる，眼瞼洗浄プログラム（lid hygiene program）がMGDの治療の基本となっている。

温熱療法に使用される器具は，近年市販品も発売され種類が増えてきている。それぞれに長所・短所があるので，器具の特徴を理解したうえでその患者に合ったものを選択することが大切である。

I 治療の奏効機序

正常なマイボーム腺脂質の融点は28℃～32℃であるといわれている。MGDにおいては，マイボーム腺管腔内を閉塞させている異常マイボーム腺脂質は組成変化により融点が体温よりやや高くなっていることが多い。そのため，外部から眼瞼を温めてマイボーム腺の温度を上昇させることにより，腺内で固形化している脂質を溶解して分泌させることが可能である。結果と

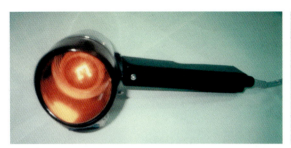

図1 古典的電気罨法器
白熱電球を使用しているが，電球表面が赤く塗られているため赤く見える。

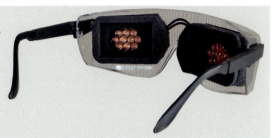

図2 携帯型温熱治療器具「アイホットR®」
眼鏡フレームの長さと角度が調節できるため，顔の形状に合わせたフィッティングが可能である。

して異常に薄かった涙液油層の厚みが増し，涙液の安定性が高まることで，MGDおよび，涙液油層減少ドライアイ（lipid tear deficiency dry eye：LTD）の治療となる。最近，MGD患者の眼瞼結膜の温度が正常眼と比較して有意に低いこと[3]や眼瞼血流量が低下していることが報告され，さらに温熱療法の有用性が注目されている。

II 温熱療法の器具

温熱療法の器具としては，古典的電気罨法器（図1），古典的電気罨法器を改良し家庭で使えるようにした温熱治療器具（図2），手軽に行えるホットタオル，温罨法市販品などがある。また海外では眼瞼を内側から温熱とマッサージ効果で治療するシステムも開発されている[4]。

1．古典的電気罨法器

古くから眼科医院で親しまれてきた電気罨法器（図1）である。赤外線と勘違いされていることもあるようだが赤外線だけではなく，200 nmから6,000 nmの広域の波長の光を放つ白熱電球を使用している。ある程度は眼瞼の温度上昇が得られるものの，波長の関係で効率的とは言い難い面があった[5]。眼科でこの罨法器を見かけることも少なくなってきている。

2．携帯型温熱治療器具

従来の白熱電球を用いたものと違い，940 nmの波長にピークをもつ近赤外線を利用した携帯可能な温熱治療器具「アイホット®」である[5]。マイボーム腺を含む深さの皮下組織に吸収されやすい波長を特異的に放射するため，効率的に眼瞼の温度を上げることができる。動力は電気で，5分間施行を1日2回行う。表1は「アイホット®」と古典的電気罨法器おのおの最長30分間施行時の眼瞼における温度を経時的に示したものである。アイホットは施行5分間でも上眼瞼温度，下眼瞼温度それぞれ，平均3.2℃，1.5℃上昇しており，罨法器よりも効率的であることがわかる。また，MGDに伴うドライアイ症例に本器具による温熱療法を5分間施行し，その前後，さらに1回5分間1日2回施行を2週間続けた後の3つの観察時点で，自覚症状，フルオレセイン，ローズベンガル生体染色，涙液層破壊時間（tear film break up time：BUT），涙液蒸発量（TEROS 40で測定），マイボグラフィー，マイボーム腺分泌物の性状による開口部閉塞所見につき比較検討した結果，自覚症状，BUT，腺開口部閉塞は施行直後，

第 3 部　治療編

表1　「アイホット®」と古典的電気罨法器を 30 分間施行した時の眼瞼温度変化の比較

時間(分)	上眼瞼 平均 ± 標準偏差(℃)		下眼瞼 平均 ± 標準偏差(℃)	
	「アイホット®」	電気罨法器	「アイホット®」	電気罨法器
0	34.1±0.8	34.2±0.7	34.7±0.7	34.6±0.7
5	37.3±1.2	35.7±0.9	36.2±1.1	35.6±1.0
10	37.3±0.7	35.5±0.4	36.3±0.4	35.4±0.4
30	37.7±1.0	35.8±0.4	36.6±0.6	35.7±0.4
30 分間施行による上昇温度(℃)	3.6±0.9	1.6±0.4	1.9±0.4	1.1±0.4

治療 2 週間後ともに有意に改善した．またローズベンガルスコア，涙液蒸発量ともに治療 2 週間後においてのみ改善した[6]．

電源さえ確保できればどこでも施行でき，繰り返し使用できるため長期間の治療に適している．本器具は既に医療器具として認可され販売されている．眼科医院向けとして販売されているため患者は眼科医院を通して購入する．

なお，現在は近赤外線から 700 nm の赤色光を利用した「アイホット R®」（図 2）に改良されている[注1]．

3．ホットタオル

患者が特別に器具を用意しなくても手軽に行えるものとしてはホットタオルがある．しかし手軽さの反面，すぐに冷めてしまい一定の温度を長時間保つことが難しい，外部環境に左右されるなどの難点がある．1 回 5 分間 1 日 2 回を 2 週間施行後 MGD 所見に有意な変化が認められなかったという報告[7]があり，よほど上手に行わないと十分な効果が得られないと考えられる．

ここでホットタオルでの眼瞼の温め方のポイントを示す．まず濡らしたタオルをよく絞って電子レンジで温めるが，丁度よい温かさになる温め時間の目安は 500 W 30 秒である．少し冷ましてから横になり閉瞼して瞼の上に載せる．ホットタオルは 5 分以上経過すると急激に温度が下がりせっかく溶けた腺脂質が再度固まってしまうので，冷たくなる前，3 分以内に外すのがコツである．

4．温熱・スチーム発生シート

鉄の酸化反応を利用したディスポーザブル温熱シートで，眼科版の使い捨てカイロのようなものである．発熱原理はカイロと同じで，本体の中に鉄が充填されており，鉄が酸素と触れることによってその化学反応時に生じる熱を利用する．発熱に伴って水蒸気を本体から効率よく

注 1）携帯型温熱治療器具「アイホット R®」
　　　販売元：株式会社セプト　Tel：03-3412-7055

表2 温熱・スチーム発生シートを5分間施行した時の眼瞼温度変化

部位	施行前 平均±標準偏差(℃)	施行後 平均±標準偏差(℃)	温度変化 平均±標準偏差(℃)
上眼瞼	34.4±0.3	40.0±0.3	5.6±0.4
下眼瞼	34.2±0.3	40.3±0.6	6.0±0.8

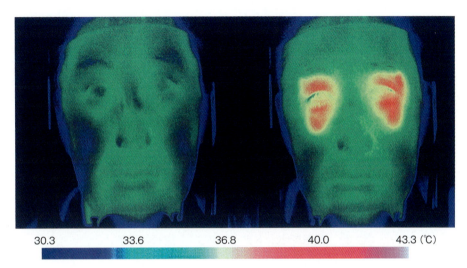

図3 温熱・スチーム発生シート施行前(左)後(右)の顔のサーモグラフィー
赤が温度の高い部位を，青が温度の低い部位を表す．施行後，眼瞼の温度が上昇していることがわかる．

発生させ，眼周囲を均等に温めるように工夫がされている．本シートは真空パックされており使用直前に開封して使用する．表2は5分間本シートを装着した前後の，上下眼瞼温度変化を示したもの，図3は本シート施行前後のサーモグラフィーである．本シート装着5分間での温度上昇は上眼瞼，下眼瞼それぞれ5.6℃，6.0℃で，効果的に温度を上昇させていることがわかる．また温度の検討から白内障や低温火傷を起こす危険性はないと考えられている．このように本温熱シートも安全で確実に眼瞼の温度を上昇させることができる．MGDに伴うドライアイ症例に本シートによる温熱療法を，1回5分間で2週間続けた結果，自覚症状，BUT，マイボーム腺開口部閉塞が有意に改善した．また涙液蒸発量も有意に低下，すなわち改善した．涙液油層スペキュラーによる観察では，治療前は，油層の厚みに，角膜の部位によるばらつきがあったのに対し，治療後は油層が均一に改善されていた[2]．この温熱シートは改良を重ね，現在は「蒸気でホットアイマスク®」(図4, 5)としてドラッグストアなどで販売されている[注2]．

注2)「蒸気でホットアイマスク®」
販売元；花王株式会社 消費者相談室　Tel：0120-165-696

図4　「蒸気でホットアイマスク®」
香り付きなど数種類販売されている。

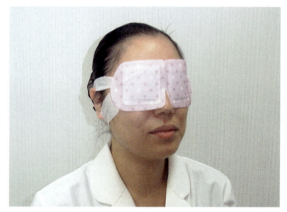

図5　「蒸気でホットアイマスク®」施行の様子
耳に掛けられるようになっており，椅子に座ったままでも使用できる。

5．「あずきのチカラ®」(図6)[注3]

　市販品の中でも電子レンジで温めることで繰り返し使えるためコストパフォーマンスにも優れている。温め時間の目安は600 W 30秒である．1回5分間1日2回を2週間施行後，有意なマイボーム腺機能改善，BUT 延長が得られている[7]。

6．「目もとエステ®」(図7)[注4]

　市販品で充電式である．使用時にスチームが出るようになっており，眼瞼温度の上昇とともに眼周囲の湿度も補充される．

7．Lipiview®/Lipiflow®システム

　海外では涙液油層を干渉像で評価し，眼瞼を内側から温熱とマッサージ効果で治療するシステム，Lipiview®/Lipiflow®システム (TearScience®社，図8) も開発されており[4]，今後の治療効果が注目されている．

注3）「あずきのチカラ®」
　　　販売元；桐灰化学 お客様相談室　Tel：06-6392-0333
注4）「目もとエステ®」
　　　販売元；パナソニック お客様ご相談センター　Tel：0120-878-365

第17章　MGDの温熱療法

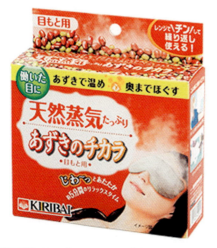

図6　「あずきのチカラ®」
適度な重みがあり眼にフィットするように作られている。

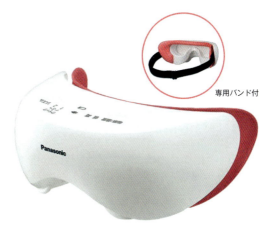

専用バンド付

図7　「目もとエステ®」
専用バンドで顔に固定して使用する。

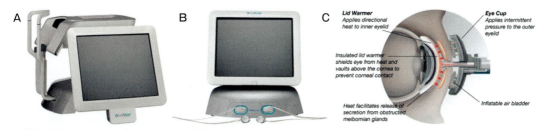

図8　Lipiview®/Lipiflow®システム
TearScience®社(米国)の閉塞性MGDの診断，治療機器。
光干渉像を利用した涙液油層の観察装置Lipiview®(A)を使用し，治療前後の評価を行う。治療器具はLipiflow®(B)と呼ばれ，アクチベーター(C)を患者に装着し温熱とマッサージ効果によりマイボーム腺の閉塞を解除する。

以上述べた方法はいずれも眼瞼温度の上昇が確認されている。

Ⅲ　温熱療法と併用するマッサージ

温熱療法はこれに続けて眼瞼マッサージをすることでより効果的に脂質の分泌を行うことができる。

1. 指導して患者に毎日やってもらう方法（眼瞼洗浄も兼ねる）

眼瞼用洗浄剤を手のひらに取り目元に伸ばして，睫毛の根元の汚れを落とすように円を描きながら優しくマッサージする。睫毛の間も綺麗にするように横にも動かす。その後水かぬるま湯で丁寧に目元を洗う。

2. 診察時に医師が行う方法

　細隙灯顕微鏡でマイボーム腺開口部を診ながら，吉富式マイボーム鉗子を用いて瞼板を皮膚側と結膜側の両面から挟み込んで腺脂質を絞り出す。点眼麻酔を施して行う。鉗子がなければ指で上下の瞼板をわしづかみする要領で絞り出す方法もある。1回でも自覚症状がかなり改善することがある。

Ⅳ 温熱療法成功のカギは継続すること

　MGDは症状が落ち着くと患者が面倒がって治療を自己中断し，治療の中止・再開を繰り返すことが多いので，継続の大切さを根気よく患者に説明することが必要になる。治療の簡便さも継続できる重要なポイントになるので，温熱療法器具選びも大切である。温熱療法は1回5分間1日2回(ホットタオルは1回3分以内)施行が基本で，症状が改善してきたら1日1回で継続するのが望ましい。しかし1日2回は時間がとれない場合は1日1回でも構わない。継続できることが重要である。歯磨きのように毎日の生活習慣に組み入れてもらうのが長続きするコツである。

　病院で指導がてら，温熱療法を施行した後脂質の圧出を行い，その快適さを認識してもらってから患者自身に自宅で温熱療法とマッサージを行ってもらうようにすると，モチベーションが上がって継続しやすくなると思われる。

文献

1) Geerling G et al：The international workshop on meibomian gland dysfunction：report of the subcommittee on management and treatment of meibomian gland dysfunction. Invest Ophthalmol Vis Sci　52：2050-64, 2011
2) Mori A et al：Disposable eyelid-warming device for the treatment of meibomian gland dysfunction. Jpn J Ophthalmol　47：578-86, 2003
3) Arita R et al：Decreased surface temperature of tarsal conjunctiva in patients with meibomian gland dysfunction. JAMA Ophthalmol　131：818-9, 2013
4) Korb DR et al：Case report：a successful LipiFlow treatment of a single case of meibomian gland dysfunction and dropout. Eye Contact Lens　39：e1-3, 2013
5) Mori A et al：Efficacy and safety of infrared warming of the eyelids. Cornea　18：188-93, 1999
6) Goto E et al：Treatment of non-inflamed obstructive meibomian gland dysfunction by an infrared warm compression device. Br J Ophthalmol　86：1403-7, 2002
7) 有田玲子ほか：日本で市販されている5種類の温罨法の眼表面への効果の比較検討．日眼会誌　118：523, 2014

第18章

MGDの新しい蒸気治療

慶應義塾大学医学部眼科学教室　平山雅敏
Masatoshi HIRAYAMA

Summary

　眼瞼のウォーミング（加温）やウォームコンプレスは，MGD治療において有用な手法とされている。加温には，蒸しタオル，熱電球，赤外線灯や温風，そして蒸気などの方法がある。蒸気による眼瞼加温機器には，ホットアイマスク型，据え置き型，ゴーグル型といった種類があり，それぞれに特徴がある。共通の利点として，蒸気を発生させる装置は，発熱の制御により温度を一定に保つことが可能であり，また，眼表面周囲の湿度を増加させることができるため，治療効果は従来の蒸しタオル法などと比較して良好であるとする報告もある。さらに，管理が容易な市販品の存在により，患者の治療コンプライアンスの向上に貢献しており，今後の普及が期待される。

はじめに

　マイボーム腺の炎症，閉塞，あるいは異常分泌に関連するマイボーム腺機能不全（meibomian grand dysfunction：MGD）は，眼科診療において最もよく目にする疾患のひとつである[1]。MGDによる眼表面への脂質分泌の減少は，涙液の蒸発亢進や，涙液不安定性の増加，眼瞼の潤滑性の減少，眼表面上皮障害を引き起こし，ドライアイ症状の原因となる。これまでの報告において，MGDの有病率は38.9％であり[2]，さらに，年代で分類したMGDの有病率の疫学研究においては，30歳より若年の層では約33％であるのに対し，60歳以上の年齢層においては約72％と報告されるなど，加齢との関連が示唆されている[3]。MGDは眼科診療において，25％から40％の頻度で涙液減少型ドライアイとともに診断される[4]。そのため，MGDに対する適切な診断と治療は，涙液の不安定性を改善すると考えられ，ドライアイ診療において不可欠であると期待されている。

I　MGDに対する眼瞼加温治療

　MGDにおいて，マイボーム腺からの分泌物は融点の高い脂質への変化が生じており，通常の体温，あるいは皮膚温において固形化するため，液状になることができないとされている[5]。ShineとMcCulleyらの報告によれば，MGD患者のマイボーム腺分泌物は，健常者のものと

表1 MGDに対する眼瞼加温治療と他の治療

MGDに対して推奨される治療
- ウォームコンプレスおよび眼瞼マッサージ
 （熱源）
 眼部加温装置，赤外線照射，蒸気，ホットアイマスク
- 人工涙液点眼の補助的な使用(ドライアイを合併した例)
- 抗生物質軟膏の局所投与(中～重症例)
- テトラサイクリンの投与(再発患者)
- ステロイド点眼の短期投与(重症例)

(Ehler J et al : Wills Eye Manual. Lippincott Williams & Wilkins, Philadelphia, 2008より改変)

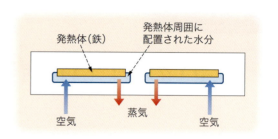

図1 蒸気を熱源としたホットアイマスクの仕組みの概略

鉄を含む発熱体が空気に触れることで発熱し，発熱体周囲の水分を蒸発させ蒸気を発生する。

エステル分画の構成が異なり，これにより融点が高くなるとされる。たとえば，健常者のマイボーム腺分泌物は32℃で融解しはじめるのに対し，閉塞性MGD患者のマイボーム腺分泌物は35℃で融解しはじめる[5]。そのため，MGDの治療のコンセプトのひとつは，固形化した分泌物の温度を融点以上まで上昇させ(ウォーミング)，液状化することで，分泌を促す手法である。また，同時に，眼瞼を圧迫することで，物理的に分泌を促進させるウォームコンプレスは，MGDに対する標準的治療としての地位を確立しつつある。ウォーミングやウォームコンプレスはさまざまな方法で実施することが可能であり，その熱源として蒸しタオル，熱電球，赤外線灯や温風を用いた方法などが報告されている(表1)[6)～8)]。Olsonらの報告では，閉瞼して蒸しタオルにより5分間のウォームコンプレスを施行したところ，およそ80％以上の閉塞性MGD患者において涙液脂質層の厚みの増加が認められ，15分以上の施行によりさらに20％の患者において効果を認めた[9]。Gotoらは，閉塞性MGD患者に対して，赤外線を用いて1日2回，5分間の眼瞼のウォームコンプレスを2週間行うことで，涙液安定性が改善したと報告している[7]。近年，効果的なウォーミングを目指して，ホットアイマスクなどさまざまな機器の開発が行われており，治療コンプライアンスの改善に寄与している。そこで本稿では，新たなウォーミングの手法として発展している蒸気を用いたMGD治療について解説する。

II 蒸気を用いた眼瞼加温―ホットアイマスク型

眼瞼加温を目的として，アイマスクを改良し，発熱機能を持たせたホットアイマスクが既に市販されている。マスクの内部には，鉄粉と水分を含んだ発熱体があり，袋を開けることで，空気中の酸素が発熱体に触れ，発熱体の中の鉄粉が酸化して熱が発生する。その熱で，発熱体に含まれている水分が蒸発し，眼瞼を加温する(図1)。眼瞼加温は，病理変化を起こしたマイバム脂質を融解することによりマイボーム腺の分泌を改善することが期待される。これまでの研究において，40℃，5分間の加温で涙液油層の改善が可能であると報告されている[9]。また，Blackieらは，45℃のホットコンプレスを4分間続けることを推奨している[6]。ホットアイマスク型の蒸気による眼瞼加温では，マスクが温まる速度などを考慮する必要があるものの，製品によっては，蒸気により約40℃，10分間の眼瞼加温が可能であるため，ウォームコンプレ

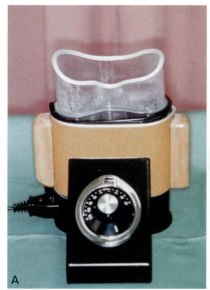
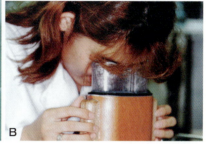

図2 蒸気を熱源とした据え置き型眼瞼加温機器（A）と使用時（B）

(文献10より引用)

スを併用することでより効果的な治療が期待される。加えて、ホットアイマスク型は、比較的容易に管理でき、市販されているため、患者の治療コンプライアンスの改善に寄与する可能性がある。

Ⅲ 蒸気を用いた眼瞼加温—据え置き型

　蒸気を用いた眼瞼加温機器は、写真に示すように、金属製の調節部分と木製のエクステリア部分から構成される（図2）[10]。エクステリア部分には、最大容量200 mLの水を入れることができる。エクステリア部分の先端には、ゴム製のクッションがついた、プラスチック製の水中ゴーグルを模したアイピースがセットされている。金属部分の土台には、サーモスタットがあり、蒸気を生成することが可能になっている。前面にあるダイアルによりサーモスタットの温度調節を行うことができ、たとえば、60℃に設定すると、自動的にサーモスタットがスイッチのオン・オフを繰り返し、水温は継続的に58.5 ± 0.5℃の範囲に維持される。患者は、アイピース部分に自身の目の部分を押し付け、10分間、蒸気を当てる。機器の使用中は、自由に瞬目をすることができる。サーモスタットを60℃に設定した場合、前述のように水温は58.5℃ ± 0.5℃であり、アイピース内は46.3 ± 1.9℃に維持される。Non-contact infrared radiation thermometer（IT-540S；Horiba, Kyoto, Japan）を用いた温度測定によると、本条件下では、10分間の機器使用により、眼瞼と角膜表面の温度は36℃前後まで有意に上昇する（図3）。

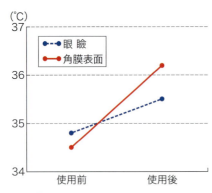

図3 MGD患者における眼瞼加温器の使用前後における眼瞼と角膜の温度変化

据え置き型眼瞼加温機器の使用により，眼瞼と角膜表面の温度は有意に上昇した。

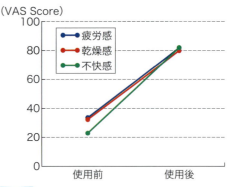

図4 眼瞼加温器の長期使用前後におけるドライアイ症状VAS Scoreの変化

据え置き型眼瞼加温機器の長期的な使用により，ドライアイの自覚症状は有意に改善した。

Ⅳ 蒸気を用いた眼瞼加温機器の臨床成績

　Matsumotoらは，この蒸気を用いた据え置き型の眼瞼加温機器の効果を前向き臨床研究により検討している[10]。まず，単純性MGD患者15名30眼を対象に，蒸気を用いた眼瞼加温機器を用いて，安全性と短期における治療効果を解析した。10分間の使用前後における，ドライアイ症状（眼疲労感，眼乾燥感，眼不快感についてVASスコアにより評価），涙液所見（涙液層破壊時間，シルマーテスト，涙液脂質層厚），眼表面染色所見を評価したところ，ドライアイ症状と涙液安定性について有意な改善を示した（図4，5）。この短期効果の研究において，本治療の安全性について検討したところ，眼瞼温度はMGD患者において平均1℃の上昇を認め，角膜温度は平均1.7℃の上昇を認めた。治療後の角膜の最終的な温度は，36℃前後である。角膜上皮混濁は47℃以上で生じるという報告があることから，この範囲の温度変化は安全であると考えられている[11]。さらに，治療後の細隙灯顕微鏡による前眼部検査による異常所見は認めなかった。蒸気を用いた眼瞼加温機器による治療は，眼瞼加温によるマイボーム腺分泌物の脂質融解を促すのと同時に，蒸気による眼表面への水分供給を兼ねており，治療効果へ影響していると考えられる。さらに，2週間の長期使用においても，ドライアイ症状と涙液安定性は改善した。加えて，蒸しタオルによるウォームコンプレスと治療効果を比較したところ，蒸気を用いた眼瞼加温機器の使用により，涙液層破壊時間は有意に改善することが明らかとなった。本研究においては，涙液蒸発率は測定されていないが，涙液脂質層の改善から推察すると，蒸気による眼瞼加温機器の使用は，涙液蒸発率も改善している可能性がある。今後，長期使用におけるより効果的な温度や使用期間の設定の検討が期待されている。

　Mitraらは，違うタイプの蒸気を用いた眼瞼加温装置を開発している（図6，7）[12]。この機器は，眼瞼と眼表面を覆うようにデザインされた，左右独立のゴーグル型の機器である。蒸気発生のための水を入れる容器がゴーグルに装着されており，ゴーグル部はくもり防止ガラスとなっている。しかも，熱サイフォンが装着され，ゴーグル内の温度を適切に保つことができる。

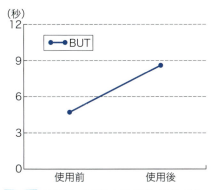

図5 眼瞼加温器の長期使用前後におけるBUTの変化

据え置き型眼瞼加温機器の長期的な使用により，BUTは有意に改善した．

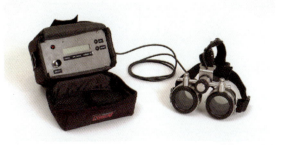

図6 蒸気を熱源としたゴーグル型眼瞼加温機器

調節部と装着部からなり，持ち運びが可能な設計となっている．

(文献12より引用)

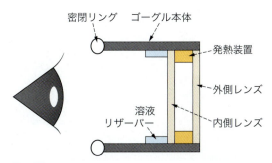

図7 蒸気を熱源としたゴーグル型眼瞼加温機器の原理

ゴーグル部にある熱源により，密閉されたゴーグル内の温度を一定に保つことができ，リザーバーにある水分が蒸気を発生する．

ゴーグル内の過剰な水分は回収され再利用される．この機器を用いたところ，健常者の涙液脂質層の厚みが増加し，涙液の安定性がさらに高まり，眼症状の改善を認めた．蒸気を用いた眼瞼加温装置が蒸しタオルなどの従来のウォームコンプレスの方法と比べて優れている点は，熱サイフォンなどの使用により眼瞼への熱伝導を一定・均一に行い，眼瞼の温度を適切に維持できることであり，かつ，マイボーム腺分泌に重要な瞬目を邪魔することなく実施できることである．

V 静電噴霧による持続的涙液補充

静電噴霧(electro spray)は，厳密な意味での蒸気(steam)とは異なるが，新しい持続的涙液補充機器としての可能性が報告されたため，本項で解説する．静電噴霧とは，溶液に静電圧をかけ，小水滴を生成し，霧状に噴出させる仕組みである．噴出された小水滴は電荷をもち，互いに反発するため，空気中で水滴の形状を保ったまま目的部位に到達する(図8, 9)．静電噴霧

第3部 治療編

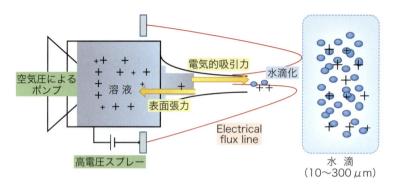

図8 静電噴霧の原理
空気圧と静電圧により人為的に水滴を形成し，噴霧する。

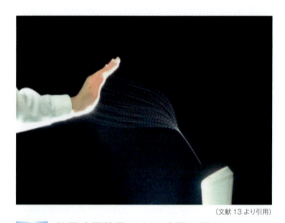

（文献13より引用）

図9 静電噴霧装置による噴霧の様子
噴霧された水滴は，その荷電を利用して眼表面を含む体表面へ吸着する。

　装置は，もともと皮膚の保湿・美容を目的として開発，市販されており，コンパクトに設計されているため，持ち運び可能で，狭い場所に置くことができる。われわれは，ディスプレイ作業に従事するオフィスワーカーを対象に，静電噴霧装置を用いてドライアイ治療を行ったところ，ディスプレイ作業中に1日4時間使用することでドライアイ症状が改善すると報告した[13]。さらに，涙液脂質層の解析において，正常者と比べ，明らかな脂質層の増悪は認めなかった。本研究では，涙液脂質層の厚みに関する検討はされていないものの，噴霧された溶液にはヒアルロン酸を含む水分だけでなく，水滴を保つための脂質も含まれるため，静電噴霧により眼表面への脂質を含んだ水滴が到達している可能性がある。本装置は，ディスプレイ作業中に机に装置を置くことで，作業を中断することなく持続的に治療が可能であることが利点である。現在のところ，本機器には加温機能はないが，今後，溶液に含まれる脂質の種類や量，水滴の温度を検討することにより，効果的な眼瞼加温や涙液脂質の補充へ繋がる可能性がある。

まとめ

これまでの臨床研究により，蒸気による眼瞼加温の有用性に関するエビデンスは着実に確立されつつある．蒸気を発生させる装置は，発熱の制御により温度を一定に保つことが可能であり，また，眼表面周囲の湿度を増加させることが利点である．市販品が多く存在することも治療コンプライアンスの向上に貢献しており，機器の扱いの手軽さやデザインなどがさらに洗練されることで，より多くの患者に受け入れられることが期待される．

文献

1) Driver PJ et al：Meibomian gland dysfunction. Surv Ophthalmol 40：343-67, 1996
2) Hom MM et al：Prevalence of Meibomian gland dysfunction. Optom Vis Sci 67：710-2, 1990
3) Molinari JF et al：Meibomian gland status and prevalence of giant papillary conjunctivitis in contact lens wearers. Optometry 71：459-61, 2000
4) Bowman RW et al：Chronic blepharitis and dry eyes. Int Ophthalmol Clin 27：27-35, 1987
5) McCulley JP et al：Meibomian secretions in chronic blepharitis. Adv Exp Med Biol 438：319-26, 1998
6) Blackie CA et al：Inner eyelid surface temperature as a function of warm compress methodology. Optom Vis Sci 85：675-83, 2008
7) Goto E et al：Improvement of tear stability following warm compression in patients with meibomian gland dysfunction. Adv Exp Med Biol 506：1149-52, 2002
8) Ishida R et al：Tear film with "Orgahexa EyeMasks" in patients with meibomian gland dysfunction. Optom Vis Sci 85：684-91, 2008
9) Olson MC et al：Increase in tear film lipid layer thickness following treatment with warm compresses in patients with meibomian gland dysfunction. Eye Contact Lens 29：96-9, 2003
10) Matsumoto Y et al：Efficacy of a new warm moist air device on tear functions of patients with simple meibomian gland dysfunction. Cornea 25：644-50, 2006
11) Mori A et al：Efficacy and safety of infrared warming of the eyelids. Cornea 18：188-93, 1999
12) Mitra M et al：Tear film lipid layer thickness and ocular comfort after meibomian therapy via latent heat with a novel device in normal subjects. Eye(Lond) 19：657-60, 2005
13) Hirayama M et al：Efficacy of a novel moist cool air device in office workers with dry eye disease. Acta Ophthalmol 91：756-62, 2013

第3部 治療編

第19章

MGD 角膜炎の治療

京都府立医科大学眼科学教室/京都市立病院(京都市) **鈴木　智**
Tomo SUZUKI

Summary

マイボーム腺機能不全(MGD)に伴う眼表面の異常については，マイボーム腺そのものに炎症があるかどうかによって眼表面の所見および治療法が異なる．日本人に多い閉塞性 MGD は非炎症性で，涙液の蒸発亢進に伴う角膜下方の点状表層角膜症(SPK)を認めることが多いが，この場合には meibum の粘度上昇／固形化の改善のために温罨法を励行し，併発している蒸発亢進型ドライアイに対しての眼局所治療を中心に行う．MGD に炎症を伴う場合には，角膜に SPK のみならず炎症細胞浸潤や血管侵入を認めることもあるが，この場合にはマイボーム腺内で増殖している可能性のある細菌に対して感受性のある抗菌薬の内服治療が有効である．

はじめに

　マイボーム腺機能不全(MGD)に伴う角膜の異常についての報告は，1977年，McCulley と Sciallis により発表された "Meibomian keratoconjunctivitis"[1] が最初である．マイボーム腺分泌脂(meibum)のうっ滞，分泌低下とともに角膜下方を中心とした点状表層角膜症(superficial punctate keratopathy：SPK)を特徴的な所見とするもので，マイボーム腺そのものの炎症は顕著ではない(図 1A, B)．それに対して，マイボーム腺そのものに明らかな炎症があり，角膜に SPK のみならず，細胞浸潤や血管侵入を伴う「マイボーム腺炎角結膜上皮症 meibomitis-related keratoconjunctivitis」という疾患群が存在する[2](図 1C, D)．すなわち，マイボーム腺の炎症の有無によって眼表面の所見が異なる可能性がある．

　本稿では，日本人に多い閉塞性 MGD(obstructive MGD：oMGD)を中心に，マイボーム腺の炎症の有無に分けて合併する角膜炎とその治療について解説する．また，通常，「角膜炎(keratitis)」というと，炎症性細胞浸潤を伴う角膜障害を意味するが，臨床的に細胞浸潤が明らかでない SPK も含めて解説する．

I　非炎症性・閉塞性 MGD に伴う角膜炎(図2)

　日常診療でしばしば遭遇する角膜炎である．女性あるいは高齢者に認めることが多い．マイボーム腺開口部には plugging や pouting などの閉塞所見を認め，手指による圧迫で meibum

第 19 章　MGD 角膜炎の治療

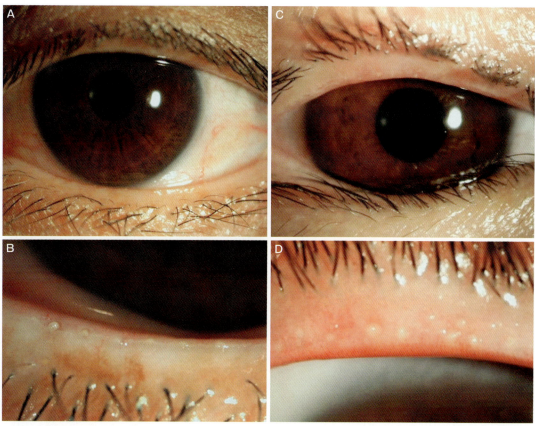

図1　閉塞性 MGD（oMGD）の細隙灯顕微鏡所見
A，B：非炎症性 MGD
C，D：炎症性 MGD

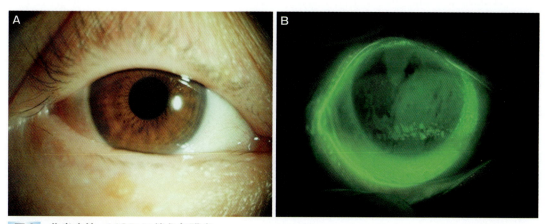

図2　非炎症性 oMGD に伴う角膜炎
A：マイボーム腺開口部の閉塞所見，瞼縁の不整を認める。
B：フルオレセイン染色で涙液の蒸発亢進と角膜下方を中心とした SPK を認める。

第3部　治療編

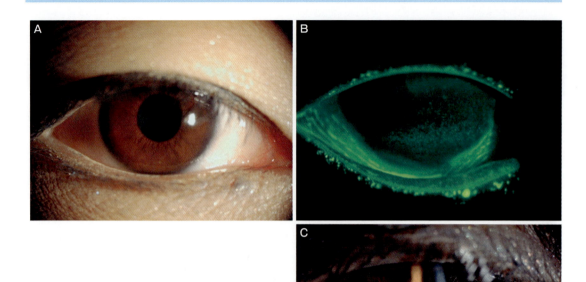

図3　化粧品に関連したMGD
A：化粧品がマイボーム腺開口部を塞いでいる（下眼瞼縁に顕著）。
B：フルオレセイン染色では，蒸発亢進型ドライアイにみられるような角膜下方を中心としたSPKを認める。
C：スリット光を用いて観察すると，涙液に化粧品の粒子が混在しているのがわかる。

の分泌低下を認める。進行例では，マイボーム腺開口部は萎縮し，眼瞼縁に不整（irregularity）を認める（図2A）。マイボーム腺そのものには充血，発赤，腫脹などの炎症所見は明らかではない。涙液油層の厚みが低下することから，BUT（break up time of tear film）が低下し，涙液の蒸発亢進をきたす。涙液は瞬目に伴って眼表面の下方から蒸発するため，典型例では角膜下方を中心としたSPKを認める（図2B）。すなわち，「非炎症性・閉塞性MGDに伴う角膜炎」とは，典型的には「蒸発亢進型ドライアイに伴う角膜下方のSPK」であり，角膜内への炎症細胞浸潤，眼表面の炎症所見は明らかではない。患者は蒸発亢進型ドライアイに伴う症状，すなわち，「目が疲れやすい」，「じっと目を開いていると見にくくなる（実用視力の低下）」，「目がごろごろする」などの症状を訴えることが多い。

　治療としては，meibumの粘度上昇・固形化が生じて分泌が低下していることから，眼瞼温罨法（40℃×10分）によって，meibumの分泌を促進することでマイボーム腺機能の改善を図ることが重要である。対症療法としては，蒸発亢進型ドライアイによる症状の改善のために，ムコスタ®やジクアス®を処方する。

cf．眼瞼縁の化粧に関連したMGDに伴う角膜炎（図3）
　眼瞼縁，特にマイボーム腺開口部を塞ぐような化粧（図3A）によって，meibumの分泌が低下し，蒸発亢進型ドライアイに伴う角膜下方のSPKと類似のSPK（図3B）を生じることがある。

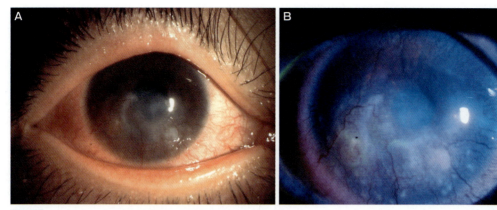

図4　マイボーム腺炎角結膜上皮症（フリクテン型）
A：上眼瞼縁中央部のマイボーム腺開口部を中心としたマイボーム腺炎が顕著である。延長線上の角膜には上皮下細胞浸潤，表層性血管侵入を認める。
B：フルオレセイン染色所見。上皮下浸潤に一致した上皮びらんを認める。

スリット光を用いて観察すると，涙液中に化粧品の粒子が混在するのを認めることもあり（図3C），涙液の表面張力低下もきたしている。治療は，睫毛根部より眼球側へは化粧をしないということで改善する場合がほとんどである。

II 炎症性・閉塞性 MGD に伴う角膜炎

マイボーム腺そのものに発赤や腫脹などの明らかな炎症所見を認めるものを「マイボーム腺炎 meibomitis」（図1D）と呼ぶ。もともと oMGD が存在したところに細菌感染に伴う炎症を生じたものと考えられる。マイボーム腺炎に関連して，角膜に SPK，炎症細胞浸潤，血管侵入などを生じる病態を「マイボーム腺炎角結膜上皮症」と呼ぶ[2)3)]。その病型は，角膜上の結節性病変を特徴とする「フリクテン型」と，結節性病変は認めず SPK が主体である「非フリクテン型」の2つに大別できる。どちらの病型も，マイボーム腺炎の重症度と角膜上皮障害の重症度は相関する。

1. マイボーム腺炎角結膜上皮症（フリクテン型）（図4）

圧倒的に若年女性に多くみられる病態で，マイボーム腺開口部は閉塞しており，かつ開口部周囲の発赤・腫脹などの炎症所見が明らかである（図4A）。眼瞼を翻転して眼瞼結膜側から観察することで，マイボーム腺に沿った（特に開口部周辺の）炎症所見を認める（図5）。患者は，幼少時より霰粒腫を繰り返している場合が多く，特徴的な HLA（ヒト白血球抗原）を認めることが多く，もともとマイボーム腺に異常をきたしやすい遺伝的素因があると考えられる[4)]。フリクテン型が高齢者に認められることはまれである。マイボーム腺炎の原因は，開口部が閉塞したマイボーム腺内で嫌気性菌（主に *Propionibacterium acnes*）が増殖しているためと考えられる。かつては，結核菌やブドウ球菌に対するアレルギーなどと考えられてきたが，実際には患者からこれらの病原体を検出することはまれである。患者の meibum の細菌培養結果[5)]およ

第3部　治療編

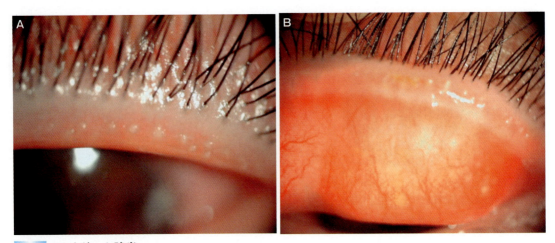

図5　マイボーム腺炎
眼瞼を翻転して眼瞼結膜側から観察することで，マイボーム腺炎がより明確になる(B)。

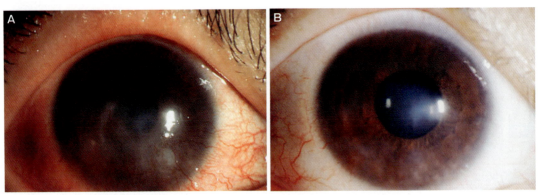

図6　マイボーム腺炎角結膜上皮症(フリクテン型)：治療前(A)と治療後(B)
抗菌薬内服を中心とした治療によりマイボーム腺炎とともに眼表面炎症も消退する(B)。

び動物モデルの実験[6]から，フリクテン型の原因は P. acnes による遅延型アレルギー反応(DTH)の可能性が高いと考えられている。また，この細菌によって角膜上に感染アレルギー(DTH)による炎症細胞浸潤を生じ，典型例では細胞浸潤が結節状に隆起し(いわゆる「フリクテン」)，表層性血管侵入を伴っている(図4A)。マイボーム腺炎の重症度と眼表面炎症の重症度は相関している。治療は，マイボーム腺内で増殖していると考えられる細菌の薬剤感受性に合わせた抗菌薬の内服治療が奏効する。特に，若年者では P. acnes に感受性の良い抗菌薬，すなわち，初期はセフェム系抗菌薬で殺菌的に菌量を減らし，その後クラリスロマイシンで静菌的に常在細菌をコントロールするという使用法が有効である(図6B)。点眼もセフェム系抗菌薬が有用である。ステロイド薬については，初期に眼表面の炎症が強い場合には短期的な投与が必要になる場合がある。眼表面の炎症が改善した時点で治療を終了すると再発しやすい。これは，マイボーム腺炎に関連していると考えられる細菌が十分に除菌されていないためと考えられる。再発を繰り返すと病態が非常に複雑になり，重度の視力低下を生じることもある。マイボーム腺炎の改善は，眼表面の炎症の沈静化より少し遅れることに注意しなければならな

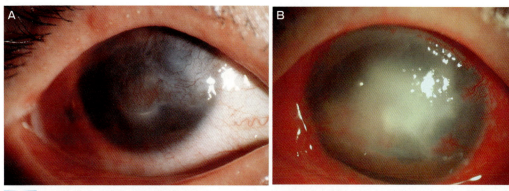

図7 マイボーム腺炎角結膜上皮症（フリクテン型）の重症例（A）とヘルペスによる壊死性角膜炎（B）の比較
マイボーム腺炎の有無に注目することが鑑別に重要である。

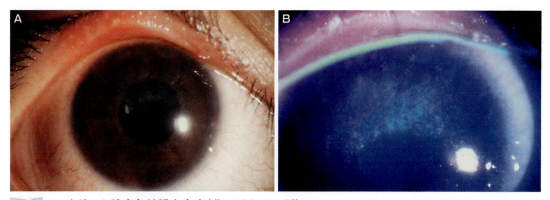

図8 マイボーム腺炎角結膜上皮症（非フリクテン型）
上眼瞼縁中央部のマイボーム腺炎(A)とともに，角膜上方を中心としたSPK(B)と上方からの血管侵入(A)を認める。

い。重症例および難治例にはマイボーム腺内の抗菌薬の濃度を高める目的で感受性のある抗菌薬の点滴を行うことも効果的である[7]。角膜周辺部での穿孔例や瘢痕の強い症例については角膜移植を行うが，原則として周辺部表層角膜移植を選択すべきである。

　フリクテン型の重症例（図7A）とヘルペスウイルスによる壊死性角膜炎（図7B）は，ともに角膜実質内に細胞浸潤や血管侵入が認められるが，壊死性角膜炎では通常マイボーム腺炎は認められず高齢者に多いことなどが鑑別のポイントとなる。

　なお，亜熱帯地方では，類似の所見が *Demodex* でも生じるという報告があるが[8]，*Demodex* そのものが角膜炎の原因となり得るかどうかは現時点では不明である。

2．マイボーム腺炎角結膜上皮症（非フリクテン型）（図8A, B）

　閉塞性MGDに明らかな炎症所見を伴っているが，角膜には結節性細胞浸潤は伴わず，SPKを伴っている病態が存在する。この場合も，マイボーム腺炎の重症度と，眼表面炎症の重症度は相関しており，炎症が高度になると血管新生も伴うようになる。非フリクテン型も，若年女性に多い印象ではあるが，性別や年齢に一定の傾向があることはいまだ報告されていない。

meibumの細菌培養では，主な検出菌が20〜40歳代では*P. acnes*であるのに対して，70歳代ではブドウ球菌であることから，非フリクテン型の起因菌も年齢によって変化している可能性が推測される。「細胞浸潤が結節状になるかどうか」については宿主の免疫状態が関与している可能性が推測される。細菌増殖によるマイボーム腺炎が角膜上皮障害の原因であると考えられるため，その治療が基本となる。若年者は，*P. acnes*を，高齢者ではブドウ球菌を念頭に置いて，抗菌薬の内服治療を行う。

文献

1) McCulley JP et al：Meibomian keratoconjunctivitis. Am J Ophthalmol 84：788-93, 1977
2) 鈴木 智ほか：マイボーム腺炎に関連した角膜上皮障害（マイボーム腺炎角膜上皮症）の検討．あたらしい眼科 17：423-7, 2000
3) Suzuki T et al：Meibomitis-related keratoconjunctivitis in childhood and adolescence. Am J Ophthalmol 144：160-1, 2007
4) Suzuki T et al：Phlyctenular keratitis associated with meibomitis in young patients. Am J Ophthalmol 140：77-82, 2005
5) 鈴木 智ほか：角膜フリクテンの起炎菌に関する検討．あたらしい眼科 15：1151-3, 1998
6) Suzuki T et al：Ocular surface inflammation induced by *Propionibacterium acnes*. Cornea 21：812-7, 2002
7) 鈴木 智ほか：角膜フリクテンに対する抗生物質点滴大量投与の試み．あたらしい眼科 15：1143-5, 1998
8) Kheirkhah A et al：Corneal manifestations of ocular demodex infestation. Am J Ophthalmol 143：743-9, 2007

第20章

重症ドライアイにおける MGD 管理

慶應義塾大学医学部眼科学教室　西條裕美子，小川葉子
Yumiko SAIJO, Yoko OGAWA

Summary

重症ドライアイをきたす疾患として，シェーグレン症候群，慢性移植片対宿主病，Stevens-Johnson症候群，眼類天疱瘡が挙げられる。これらの疾患は，原因が異なるが，主に粘膜と皮膚が障害されることが共通している。涙腺が障害されることにより涙液分泌減少が生じ，また，マイボーム腺機能不全（MGD）により涙液蒸発亢進が生じる。涙液・眼表面・眼瞼・マイボーム腺を適切に評価し，ドライアイの治療を徹底する。MGDの治療は，眼瞼の清拭，温罨法，眼軟膏塗布，点眼，抗菌薬の内服等を行うが，短期で奏効することは少なく，継続が大切である。

I 重症ドライアイを引き起こす疾患

重症ドライアイをきたす疾患として，シェーグレン症候群（SS），慢性移植片対宿主病（慢性GVHD），Stevens-Johnson症候群（SJS），眼類天疱瘡（OCP）が挙げられる。

SSは涙腺や唾液腺が障害される自己免疫疾患であり，慢性GVHDは造血幹細胞移植後の重篤な難治疾患であり瞼球癒着を伴う重症ドライアイなどの重篤な眼表面障害をきたす。また，SJSはウイルス感染や薬剤投与との関連性，OCPは自己免疫機序という違いがあるが，ともに角膜輪部が障害され重篤な角膜上皮障害を生じる疾患であり，しばしば重症ドライアイを伴う。これらの疾患は，原因が異なるが，主に粘膜と皮膚が障害されることが共通している[1]。涙腺の導管内側には粘膜が存在するため眼表面の粘膜・眼瞼および外分泌腺が障害されることにより涙液分泌障害が生じる。また，マイボーム腺は上下眼瞼に存在する外分泌腺であり，眼瞼の炎症やマイボーム腺が障害されることによりマイボーム腺機能不全（MGD）が生じる。涙液分泌減少と涙液の蒸発亢進が起こり，重症ドライアイが生じ，高度の角結膜上皮障害がみられる。また，MGDは大きく，分泌減少型と分泌増加型に分類されるが，これらの疾患では，分泌減少型MGDを生じる[2]（**表1**）。

II ドライアイとMGDの検査について

自覚症状の確認，涙液・眼表面の適切な評価とともに，眼瞼・マイボーム腺の評価も重要である。細隙灯顕微鏡で眼瞼，角結膜をよく観察する。マイボーム腺の変化は，特に瞼縁の所見

表1　マイボーム腺機能不全の分類

1. 分泌減少型
① 原発性（閉塞性，萎縮性，先天性）
② 続発性（アトピー，Stevens-Johnson症候群，移植片対宿主病，トラコーマ，などに続発する）

2. 分泌増加型
① 原発性
② 続発性（眼感染症，脂漏性皮膚炎，などに続発する）

（文献2より転載）

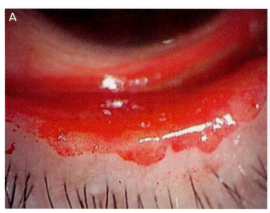 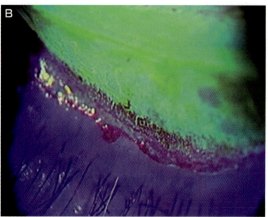

図1　Marx's lineの観察
A，B：Marx's lineがマイボーム腺開口部を超えて皮膚側に形成されている．また，その走行はirregularである．

に反映される．瞼縁の血管拡張・眼瞼縁不整・マイボーム腺開口部の閉塞所見について確認する．また，眼瞼の翻転も行い，眼瞼結膜も観察する．フルオレセイン染色を行い，角結膜上皮障害の程度，涙液層破壊時間（BUT）を測定し，Marx's lineの観察を行う[3]．Marx's lineは，マイボーム腺機能の低下に伴って，皮膚側に前方移動する（図1）．また，ローズベンガルやリサミングリーン染色による角結膜上皮障害の程度を観察する．拇指による眼瞼の中等度圧迫でマイボーム腺からmeibumの圧出について確認する．そして，シルマーテストによる涙液分泌量の評価を行う．これらの検査からドライアイ・眼表面・MGDの評価を行う．

マイボグラフィーや共焦点顕微鏡によるマイボーム腺の観察や，涙液スペキュラーによる涙液油層の分布・伸展動態の評価，マイボメトリーによるmeibumの定量的評価，涙液蒸発率測定もMGDの診断の参考になる[2]．

III　各疾患について

SSは，涙腺，唾液腺などに高度なリンパ球浸潤を伴い，腺組織の破壊，萎縮をきたし，ドライアイ，ドライマウスを引き起こす自己免疫疾患である（図2，3）．SSによる角結膜上皮障

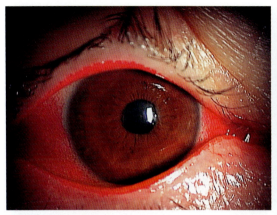

図2 SSによるドライアイのローズベンガル角結膜染色像
角膜と球結膜が点状に広範囲に染色されている。

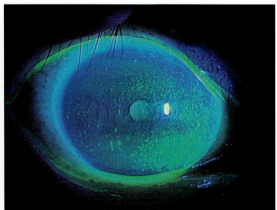

図3 SSによるドライアイのフルオレセイン角膜染色像
眼表面に緑色にびまん性に染色される点状角膜上皮炎を認める。

害は，涙液分泌減少によるものと考えられてきたが，SS患者においてMGDの頻度は健常群より高く，MGDもドライアイに関与していると考えられている[4]。マイボグラフィーによるSS患者のマイボーム腺の変化は，non SS症例と比較し，マイボーム腺構造の消失の頻度が高く[5]（図4），共焦点顕微鏡では，腺房の拡大や開口部の閉塞所見は少なく，炎症によるマイボーム腺の変化が関与していると考えられる[6]。

慢性GVHDによるドライアイ（図5, 6）は同種造血幹細胞移植後約50％に認められ，MGDを合併することが多い[7]（図7）。慢性GVHDによるドライアイは，造血幹細胞移植後半年に発症することが多い。眼瞼結膜所見では，ドライアイ発症後，わずか3か月以内に線維化血管膜が生じ，瞼球癒着，結膜嚢短縮，上下眼瞼癒着，結膜線維化が生じる症例もある[8]（図8）。この場合，結膜嚢に開口する涙腺排出導管や眼瞼縁のマイボーム腺の導管開口部が閉塞している所見があり，急速なドライアイの発症および進展の原因になると考えられる[9]。他臓器にGVHDを認める重症ドライアイ患者のマイボーム腺は，高度に障害されており，マイボグラフィーでは，多数のマイボーム腺の脱落を認め（図9），共焦点顕微鏡では，マイボーム腺の高度な萎縮，マイボーム腺周囲の高度の線維化，炎症細胞の浸潤が認められる[10]（図10）。涙液スペキュラー像には，油層所見の欠損を認める（図11）。慢性GVHDのドライアイの臨床的特徴は，ドライアイの発症後，急速に進行する眼表面の炎症と線維化である。マイボーム腺の変化はドライアイ発症後，早期に観察され，眼慢性GVHDによる病的線維化状態がマイボーム腺にも惹起されている可能性が考えられる。

SJS，OCPでは，涙腺導管の障害による涙液減少型ドライアイと，MGDに伴う油層の減少に起因した蒸発亢進型ドライアイを合併する。またSSおよびGVHDも同様であるが，特にSJS，OCPではより高度の結膜杯細胞の消失により，ムチン分泌不全のため油層と水分とムチンを含む液層の2層構造すべてが障害される。瞼結膜の線維化とマイボーム腺構造の消失を高率に認める（図12）。これらの疾患では，マイボーム腺導管内の角化が進み，腺構造は線維性組織に置換されて消失する。マイボグラフィーでは，マイボーム腺は観察されなくなり（図

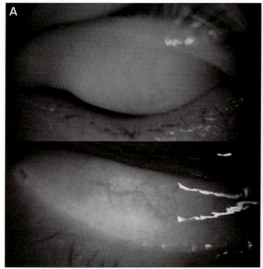
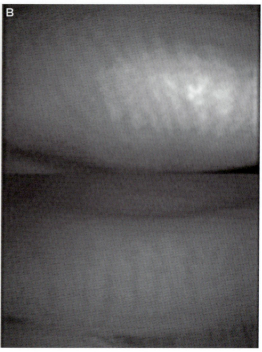

図4　マイボグラフィー像
A：SSによるドライアイ。正常マイボーム腺像(右)に比して上下眼瞼に多数のマイボーム腺の脱落を認める。
B：normal control。上下眼瞼に整然としたマイボーム腺の配列を認める。

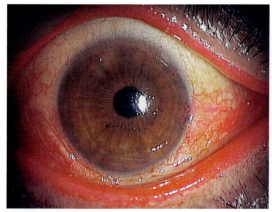
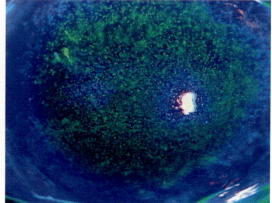

図5　GVHDによるドライアイのローズベンガル角結膜染色像
角膜と球結膜が点状に比較的広範囲に染色されている。

図6　GVHDによるドライアイのフルオレセイン角膜染色像
眼表面に緑色に広範囲にびまん性に染色される点状表層角膜上皮炎を認める。

13)。共焦点顕微鏡では，萎縮したマイボーム腺が観察される。結膜上皮や結膜下組織を中心とした炎症が起こり，二次的にマイボーム腺が障害されると推測される[11]。

第20章　重症ドライアイにおけるMGD管理

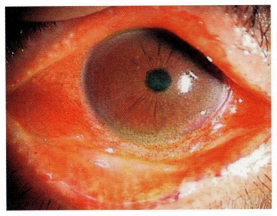

図7 GVHDによるMGDの細隙灯顕微鏡所見
瞼縁の血管拡張，瞼縁の不整，瞼縁のplugging，皮膚粘膜移行部の乱れを認める。
（文献10より引用）

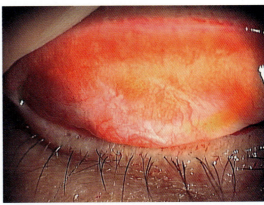

図8 GVHDによるMGDの細隙灯顕微鏡検査所見
上眼瞼結膜に線維化を認める。

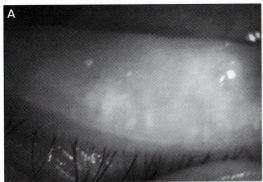

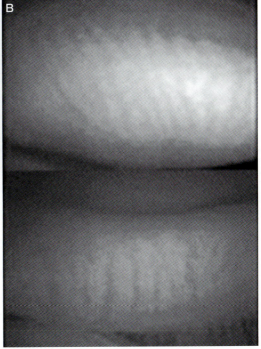

図9 マイボグラフィー像
A：GVHDによるドライアイ。正常マイボーム腺像（右）に比して下眼瞼に多数のマイボーム腺の脱落を認める。
B：normal control. 上下眼瞼に整然としたマイボーム腺の配列を認める。

第3部 治療編

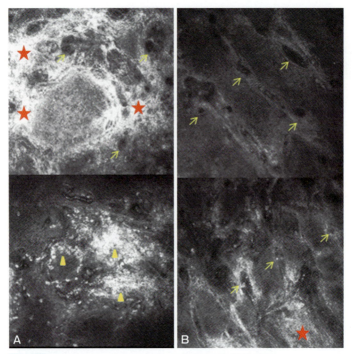

図10 GVHDによるMGDの共焦点顕微鏡所見
造血幹細胞移植後ドライアイ診断時のマイボーム腺の画像
A：47歳，男性
B：47歳，女性
→：マイボーム腺の高度の萎縮
★：マイボーム腺周囲の線維化
▲：炎症細胞浸潤

（文献10より引用）

Ⅳ 治療方法

ドライアイとMGDの治療を並行して行う。

1．ドライアイに対する治療
1）人工涙液

人工涙液には，涙液に含まれる塩化ナトリウムや塩化カリウムが有効成分として配合され，pHや浸透圧も涙液と同程度に調整されている。重症ドライアイでは，涙液クリアランスが低下しており，防腐剤が貯留して影響が現れやすいので，防腐剤抜きの人工涙液を選択する。人工涙液には，一時的な水分補給と眼表面の異物除去の働きがある。

2）ヒアルロン酸ナトリウム点眼

眼表面の保水作用による涙液層の安定化と，角膜上皮創傷治癒作用がある。防腐剤抜きのヒアルロン酸ナトリウム点眼を使用する。

3）レバミピド点眼，ジクアホソルナトリウム点眼

レバミピド点眼は，ムチン産生促進薬であり，防腐剤が入っていないユニットドーズの点眼

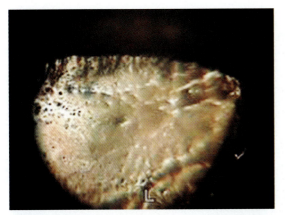

図11 GVHDによる重症ドライアイの涙液油層像
角膜表面の露出を認める。DR-1™の干渉色パターンはGrade 5。

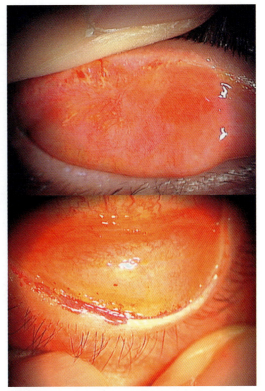

図12 SJSの細隙灯顕微鏡検査所見
上下眼瞼結膜に線維化，瞼縁のpluggingを認める。

薬である。抗炎症作用が報告されている。ジクアホソルナトリウム点眼はムチン産生促進薬であるとともに，結膜からの水分分泌効果がある。マイボーム腺上皮にP2Y$_2$ receptorが存在するとされているためマイボーム腺機能不全に対する効果も期待されている[12]。

4) 血清点眼

眼表面を水分で潤すのではなく，涙液の成分に近い血清を利用して眼表面に必要なビタミンAや上皮成長因子を補給してドライアイを改善させる。

5) 涙点プラグ・涙点閉鎖術

涙液の流出を阻害し，涙液を眼表面に貯留させ，眼表面に涙液の有効成分・涙液量を保持する。涙点プラグが脱落を繰り返す症例やサイズが合わない場合には，焼灼や縫合による涙点閉鎖術を行う。

2．MGDに対する治療

治療は，眼瞼の清拭 (lid hygiene) を基本とする。コットンや綿棒を用い，眼瞼縁の洗浄を行う。近年，眼瞼専用のアイシャンプーも開発されている。lid hygieneを行うことにより，マイボーム腺脂質の排出，固形化した脂質や角化組織の除去，および菌量の減少が期待できる。また，眼瞼を温めること（温罨法）により，1) 導管の拡大と開口部の拡張が得られ，脂質の分泌

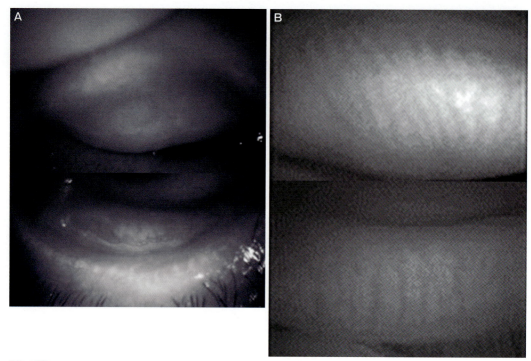

図13 マイボグラフィー像
A：OCPによるドライアイ。正常マイボーム腺像（右）に比して上下眼瞼に多数のマイボーム腺の脱落を認める。
B：normal control。上下眼瞼に整然としたマイボーム腺の配列を認める。

が増加し，涙液層の安定化が得られる。2）また，体温より低い温度で固まっている脂質が，温度上昇により融解して脂質が分泌されると考えられる。lid hygieneや温罨法は，継続が大切である。眼瞼縁や眼瞼結膜・球結膜の炎症所見が強い場合には，低力価のステロイド点眼薬やステロイド眼軟膏，抗菌薬の点眼・抗菌薬の眼軟膏を併用することもある。低力価ステロイド点眼は，一部のドライアイの治療にも有効とされるが，副作用として感染症や緑内障の発症に注意が必要である。抗菌薬には，マイボーム腺や眼瞼縁の菌量を減らし，細菌の持つリパーゼの影響を減らす効果がある。症状が高度の場合には，テトラサイクリン系，ミノサイクリン系の抗生物質の内服を併用する[13]。テトラサイクリンには，慢性炎症に対する抗菌作用だけではなく，サイトカイン抑制などの抗炎症作用，抗血管新生抑制効果も報告されている。また，眼瞼縁に沿って，ごく少量の眼軟膏を塗布すると，それが油層の供給源となり，涙液層の安定化が得られ，効果的なことがある[14]。瞼縁の角化組織が眼表面と接触することによって機械的な上皮障害を起こしていることがあるので，角化組織は積極的に除去する[15]。

　重症ドライアイによるMGDの治療は，非常に難しく，短期で奏効することは少なく，継続が大切である。今後は，各疾患の複雑な病態を多角的に評価し，病態に基づいた治療の開発が期待される。

文献

1) 小川葉子:重症ドライアイの治療. Frontiers in Dry Eye 3:43-8, 2008
2) 天野史郎ほか:わが国 MGD ワーキンググループの考え方. あたらしい眼科 28:1067-72, 2011
3) Yamaguchi M et al:Marx line:fluorescein staining line on the inner lid as indicator of meibomian gland function. Am J Ophthalmol 141:669-75, 2006
4) Kawasaki S et al:Up-regulated gene expression in the conjunctival epithelium of patients with Sjögren's syndrome. Exp Eye Res 77:17-26, 2003
5) Shimazaki J et al:Meibomian gland dysfunction in patients with Sjögren syndrome. Ophthalmology 105:1485-8, 1998
6) Villani E et al:In vivo confocal microscopy of meibomian glands in Sjogren's syndrome. Invest Ophthalmol Vis Sci 52:933-9, 2011
7) Ogawa Y et al:Dry eye after haematopoietic stem cell transplantation. Br J Ophthalmol 83:1125-30, 1999
8) Robinson MR et al:Topical corticosteroid therapy for cicatricial conjunctivitis associated with chronic graft-versus-host disease. Bone Marrow Transplant 33:1031-5, 2004
9) 小川葉子:慢性移植片対宿主病とドライアイ. 横井則彦(編):専門医のための眼科診療クオリファイ 19 ドライアイスペシャリストへの道. 372-5, 中山書店, 2013
10) Ban Y et al:Morphologic evaluation of meibomian glands in chronic graft-versus-host disease using in vivo laser confocal microscopy. Mol Vis 17:2533-43, 2011
11) 島﨑 潤:マイボーム腺機能不全とドライアイ. あたらしい眼科 18:311-5, 2001
12) Cowlen MS et al:Localization of ocular $P2Y_2$ receptor gene expression by in situ hybridization. Exp Eye Res 77:77-84, 2003
13) Dougherty JM et al:The role of tetracycline in chronic blepharitis. Inhibition of lipase production in staphylococci. Invest Ophthalmol 32:2970-5, 1991
14) Goto E et al:Successful tear lipid layer treatment for refractory dry eye in office workers by low-dose lipid application on the full-length eyelid margin. Am J Ophthalmol 142:264-70, 2006
15) 田 聖花:ドライアイ Meibom 腺機能不全. 高村悦子ほか(編):眼科インストラクションコース 16 アレルギー性眼疾患とドライアイ―重症度別治療法. 108-13, MEDICAL VIEW, 2008

第3部 治療編

第21章

MGDのメカニズム，動物モデル，基礎研究

*慶應義塾大学眼科学教室，**東京医科歯科大学眼科学教室 *イブラヒム オサマ，*,**村戸 ドール
Osama IBRSHIM, Murat DOGRU

Summary

マイボーム腺機能不全（MGD）は，蒸発亢進型ドライアイの最も多い原因であると想定されており，涙液減少型ドライアイとも関連があると考えられている。ドライアイに関する2004年国際ワークショップ報告書では，ドライアイに関連する内因性因子として「マイボーム腺脂質異常」を想定している。マイボーム腺はドライアイの病因の中で中心となる要素であり，涙液層の蒸発状態に関与するということがわかっている。

MGDの病態発生にかかわる因子には多数のものが報告されている。適切な治療が行われなければ，異なる経路が相加・相乗的に作用し悪化する。これまでにMGDの原因として開口部と導管上皮の角化や腺分泌物の粘性の亢進や腺開口部の閉塞が挙げられている。マイボーム腺炎が慢性化すると，亢進した導管内圧によってマイボーム腺分泌細胞が消失し，それが扁平上皮化生を起こし，導管と腺房の上皮が完全に角化する。その他MGDの病態発生にかかわる因子には，腺房の萎縮，加齢の影響，炎症の関与，アンドロゲンの影響，コンタクトレンズ（CL）装用，細菌リパーゼやトキシン，血流の影響も報告されている。種々の動物モデルが作成され腺萎縮の発症や進行の原因解明研究が進んでいる。最近のマウスの研究では酸化ストレスの関与も示唆されており，これらについて下述する。

I マイボーム腺機能不全のメカニズムと基礎研究

閉塞性MGDでは，涙液油層の不足による涙液蒸発とそれに伴う涙液層破壊時間の短縮がみられ，瞬目時の摩擦による機械的刺激に伴う眼表面炎症が亢進し，角膜上皮障害が生じ，視力の不安定化が起こる。また瞼板内でマイボーム腺組織自体の萎縮と脱落が進む。マイボーム腺の萎縮変性は自覚症状に乏しいため，診断にはマイボグラフィーが必要である[1]～[5]。近年，閉塞性MGDの経過と病態の理解が進み，過角化やマイバム（meibum）の粘性の病的な亢進により開口部と導管が閉塞することが主なMGDのメカニズムであることが明らかになった[6]～[9]。眼瞼縁と涙液層へのマイバムの排出が閉塞によって阻害されても，腺房からの分泌が続くため，マイバムが腺の導管系内に蓄積する[10]。閉塞した腺におけるマイバムの遷延的な蓄積により導管系の内圧が徐々に亢進し，導管系が徐々に拡張する。慢性化すると，亢進した内圧は細い連結小導管から分泌腺房にも及ぶ。腺房が萎縮し，マイボーム腺分泌細胞が消失し[8]，最終的に

は扁平上皮化生を起こし，導管と腺房の上皮が完全に角化する[11]。腺房の萎縮で続発性の分泌低下が起こり，腺萎縮がマイボーム腺でみられる腺脱落の理由であるとも考えられる。腺萎縮は，マイボーム腺の拡張が瞼板の堅い結合組織で制限されるので[11]，主に圧迫萎縮として現れるが，細胞分化を阻害する他の因子の関与も考えられる。

　ヒトのマイボーム腺の病理組織学的変化についての報告はきわめて限られている。MGDの機序は，①導管上皮の過角化による角化物が導管開口部を閉塞させる(plugging)と②マイボーム腺の腺細胞の機能異常により脂質の組成変化や萎縮による脂質の量の変化の2つに大別され，導管上皮細胞の異常と腺細胞の異常は生体内では相互に密接に関連しMGDの機序を複雑にしている。剖検例72例について病理所見の頻度および性別との関係を検討した報告によると[9]，病理的なマイボーム腺は，①導管の拡張や腺小葉の囊胞状拡張，導管上皮の萎縮あるいは過角化，②腺小葉の萎縮と基底膜肥厚，③腺小葉の一部の破壊と周囲のリンパ球，マクロファージ，多核巨細胞などの炎症性細胞浸潤と線維芽細胞増殖，血管新生を伴う肉芽腫性炎症反応を呈する。脂質の組成変化は通常19.5℃から32.9℃である融点を上昇させ，粘度の高い分泌物による閉塞を引き起こし，眼表面における涙液の脂質層を不安定にする。高齢者に多く観察される腺小葉の萎縮は脂質の分泌量が減少する。一方導管や腺小葉の囊胞状拡張は年齢との間に有意な関連はみられず，加齢以外の他の要因が関係していると示唆される。組織学的には性差による変化の差異を認めていない。

　閉塞性MGDの病態発生に関わるその他の因子には，上述した過角化，マイバムの粘性の亢進の他に腺房の萎縮，加齢の影響，炎症の関与，アンドロゲンの影響，コンタクトレンズ(CL)装用，細菌リパーゼやトキシン，血流の影響が報告されている。

II　過角化

　マイボーム腺はその胎生発生と構造において睫毛毛包と高い相同性を有しており，過角化がMGDの中心的病理メカニズムとして生じることは，多数の文献で紹介されている[9]。導管系全体の内面は角化初期の特徴であるケラトヒアリン顆粒を形成する重層扁平上皮で覆われている。眼瞼縁表面から増殖した角化表皮が内面を覆い，正常では完全な角化は中央導管の終端部分にしかみられない[12]。過角化は，この初期角質化が完全な角化に進行しないように機能していた機序が働かなくなったため引き起こされると考えられる。この導管上皮に過角化が起こり，導管開口部付近の閉塞(plugging)が起こると腺の分泌障害が起こり導管拡張の拡張をきたす[8]。それはウサギのマイボーム腺開口部を焼灼して閉塞させると導管が拡張したという報告からも推察される[10]。過角化は，閉塞性MGDを引き起こし，変性した腺の拡張と炎症のない萎縮の原因となる。さまざまな内因性・外因性の要因が角化を引き起こす。上皮の角化やマイボーム腺の閉塞の増悪因子としては年齢[13]～[15]，ホルモンバランス異常[16]，薬物と化学物質の毒性作用[17]，マイボーム腺脂質の分解産物[18]，エピネフリン点眼薬[1]，CL装用等の報告がある[2]。

Ⅲ　マイバムの粘性の亢進

　過角化の次に重要な病態発生因子は，マイバムの粘性亢進であり，閉塞性 MGD の全例で認める[19]。原発性のものと続発性のものがある。閉塞した腺の導管系内でのマイバム停滞により閉塞がさらに悪化する。粘性の高いマイバムは，高度角質化した細胞物質との混合物であり，このことは圧出された患者のマイバムの塗抹サンプル，またはインプレッションサイトロジーでも明らかである。

Ⅳ　腺房の萎縮

　過角化とそれに伴うマイボーム腺の閉塞の他に，組織学的に白血球の浸潤を伴わず，マイボーム腺分泌細胞が消失し，腺房上皮の扁平上皮化生，腺房が萎縮する場合がある[20]。継続して産生される分泌物の貯留のために腺の内圧が亢進する。腺房の変性と萎縮は，導管系の拡張後に生じ，分泌低下を続発する。加齢も萎縮を引き起こすと報告されている[2,9,20]。

Ⅴ　加齢の影響

　加齢に伴い腺房の萎縮，マイボーム腺の脱落が生じる[14,15]。マイボーム腺脱落により，眼乾燥感が起こる。ヒトのマイボーム腺でみられる病理所見のひとつは，明らかな導管の拡張を伴わない腺房萎縮であり，原発性に生じた腺房萎縮が，マイボーム腺分泌物の減少を引き起こす可能性がある[17,20]。マイボーム腺の脱落に伴い脂質産生が減少，涙液層破壊時間が短縮する。この腺脱落が腺組織の生理的消失を意味しているのか，周囲の瞼板組織の性質が変化したために見えなくなったのかどうかは，現時点では不明である[9,21]。また，加齢に伴い増加した変性過角化物が，開口部を狭窄させマイボーム腺開口部を損なう変化も生じる。

Ⅵ　炎症の関与

　生体共焦点顕微鏡を使った最近の研究[22]で，一部の症例で腺房周囲の炎症の存在の可能性が示されているが，生体共焦点顕微鏡は炎症の有無を，組織病理学ほどには明確に判断することができない[8,11,20,23]。現在は，無症候の炎症反応変化が変性過程に寄与していると仮定されている。炎症反応は炎症の下流にある作動物質（ホスホリパーゼ A2，ロイコトリエン，アラキドン酸[24]など）と誘導された炎症性サイトカイン（MAP キナーゼ[25]や他の経路で誘発されたもの）によって起こる。腺構造の拡張と萎縮変化の程度は，閉塞の程度と過程の経過時間に依存すると考えられ，このことは閉塞性 MGD には適切な時期での診断と適切な治療が必要であることを示している[26,27]。閉塞性 MGD における炎症の関与については，今後さらなる研究が必要である。

Ⅶ アンドロゲンの影響

アンドロゲン不足によって，眼瞼縁上皮の過角化や脂質プロファイルの変化やドライアイ症状などが引き起こされる[28)29)]。アンドロゲンは主に皮脂腺の腺房上皮細胞に作用する。これらの細胞にはアンドロゲン受容体のmRNAと核内蛋白質の両方が存在し，腺房細胞はアンドロゲンに反応して複数の遺伝子の転写を増加させ，脂質の同化と分泌の両方を増大させる蛋白質を合成する。睾丸摘出もしくは抗アンドロゲン局所投与により皮脂腺の活性と分泌が抑制される。また，皮脂腺の機能は加齢とともに低下し，腺房上皮細胞の萎縮と血清アンドロゲンレベルの低下が相関する。皮脂腺の増殖と発達はアンドロゲン依存性だが，切除した細胞培養の実験において，皮脂腺細胞が完全に分化・成熟するにはアンドロゲンだけでは不十分でペルオキシソーム増殖因子活性化受容体γ（PPAR-γ：peroxisome proliferator activated receptor-γ）の働きが必要となるようである。これはリガンド活性型転写因子であり，脂質代謝にかかわるペルオキシソーム，ミクロソーム，ミトコンドリアといった細胞内小器官にあるPPAR応答エレメントを介して遺伝子発現を制御する重要な役割を果たしており[30)]，in vivoおよびin vitroでの脂肪組織の分化に不可欠である。PPAR-γの発現パターンは幼若・若年成体マウスでの細胞質内局在から，高齢マウスの核局在に徐々に分布を変え，この局在部位の変化は，個々のマイボーム腺細胞の中の脂肪滴が小さくなるという腺房萎縮の進行と平行して生じる[14)]。PPAR-γの欠損はマイボーム腺の加齢関連の萎縮過程に関与している可能性がある。

Ⅷ コンタクトレンズ装用とMGD

CL装用者でもマイボーム腺脱落率が高いことが報告されている[2)]。この脱落率はCL装用時間数に依存し，種類には無関係である。この病態発生機序としては，結膜と瞼板組織の慢性で機械的な障害により，結膜から瞼板を通過してマイボーム腺に至る経路に存在する炎症メディエーターが，腺脱落や腺萎縮に関与する可能性がある[27)]。

Ⅸ 感染症とMGD

直接的・間接的な細菌感染はMGDの病態発生には重要ではないという報告があるにもかかわらず，病態発生に関係しているという意見は根強い[31)32)]。細菌性リパーゼやトキシンといった細菌の産生物により脂質の構成成分が変化し，涙液層の物理的な性状が影響を受けて，蒸発亢進型ドライアイを引き起こすというものである。またニキビダニ（*Demodex*）感染が眼瞼炎に関連することがよく知られている[33)]。

Ⅹ 血流の影響

脂肪合成には酸素源となる大量の血液供給も必要であるがマイボーム腺導管が閉塞した時などに起きる局所的腫脹は血流を低下させ，腺の萎縮を引き起こす要因になる可能性がある。腺

XI MGD 動物モデル

　MGD 動物モデルは病態生理メカニズムの探索に非常に有益である。ウサギ[12)34)35)]とサル[36)]において，エピネフリンの局所投与[1)12)35)]，イソトレチノインの全身投与[34)]，ポリ塩化ビフェニル中毒[7)]によってマイボーム腺開口部は閉塞し，導管上皮の過角化や導管の囊胞状拡張が誘発されるモデルが作製されている。マイボーム腺閉塞の程度は開口部の異常角化と肥厚と相関しており，重症例では囊胞状に拡張した導管にチーズ様のマイバムを大量に認め，角化と脂質合成との間に関係があると推測される。加齢により腺機能の低下が原発 MG の病態を招く可能性はあるが，MGD の主な病態は開口部自体の過角化による腺の閉塞に起因するものであり，特徴的な所見として導管の囊胞状拡張が現れるといえる。

　マウスのマイボーム腺への加齢の影響の研究によると[14)]，マイボーム腺基底層において，増殖する細胞の有糸分裂が加齢とともに顕著に減少することが，Ki67 の免疫染色で示されている。それに並行して，腺房の大きさが小さくなり PPAR-γ の発現の局在が，幼若個体（2 か月齢）および若い成体（6 か月齢）の細胞質内から，高齢個体（2 歳）の核内に移動する。また，幼若個体でみられた多数の小さな脂肪滴が，高齢個体では数少ない大きな脂肪滴になっており，脂質産生が減少することがオイルレッド O 染色で確認されている。高齢個体で起こり，そして増加した白血球浸潤の反映だと考えられる B リンパ球誘導成熟蛋白質 1（BLIMP1：B lymphocyte-induced maturation protein 1）および骨髄細胞のマーカー分子である CD45 陽性細胞の増加が腺房周囲に観察される。これが萎縮性変化に伴う事象を意味しているのかどうか，それとも腺萎縮の発症や進行の原因のひとつとして関与しているのかはいまだ不明である[14)]。

　最近，スーパーオキシドジスムターゼ（SOD）ノックアウトマウスを用いて酸化ストレスについて研究した報告もある[37)]。活性酵素種 reactive oxygen species（ROS）は加齢によって蓄積され，蛋白質，脂質，DNA を含む細胞の構成成分を障害し，加齢に関する慢性疾患に寄与する。この変化は ROS と SOD を含む抗酸化防御酵素とのバランスが壊れる結果である。SOD ファミリーには SOD1，SOD2，SOD3 があるが，SOD1 は量が多く活性が強い。Sod1 ノックアウトマウスでは，涙液分泌減少，眼表面の上皮障害，涙液および血清の炎症性サイトカイン上昇を認め，病理組織学的には構造変化，脂質および DNA 酸化障害の増加，アポトーシス増加を認め（図1），電子顕微鏡ではミトコンドリアの超微細構造変化を示す（図2）。脂質鎖を伸ばし脂質を合成するには，莫大なミトコンドリアのエネルギーが必要であり，結合に必要な炭素はミトコンドリアに由来する。酸化ストレスが MGD の病態に関係しており，ミトコンドリアの変化により ATP が減少し，腺分泌に影響する可能性がある[37)]。

第21章　MGDのメカニズム，動物モデル，基礎研究

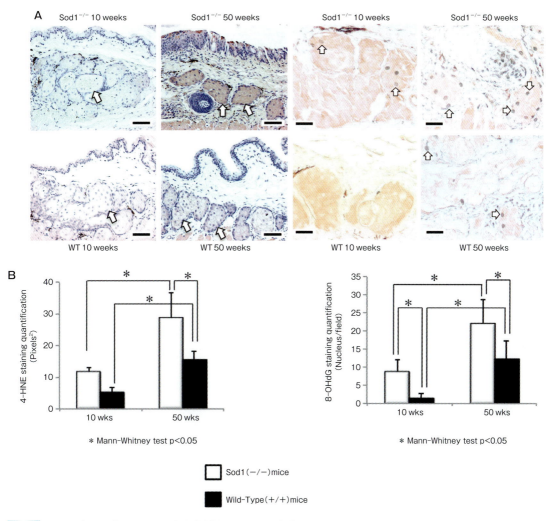

図1　マイボーム腺における酸化脂質とDNAの変化

(文献37 Figure 4より引用)

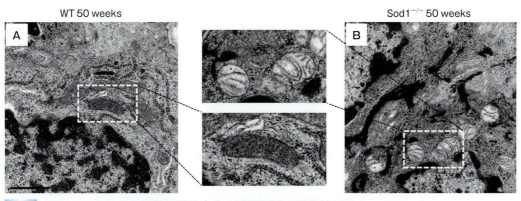

図2　ミトコンドリアの超微細構造変化の透過型電子顕微鏡所見

(文献37 Figure 7より引用)

文献

1) Jester JV et al：In vivo biomicroscopy and photography of meibomian glands in a rabbit model of meibomian gland dysfunction. Invest Ophthalmol Vis Sci　22：660-7, 1982
2) Arita R et al：Noncontact infrared meibography to document age-related changes of the meibomian glands in a normal population. Ophthalmology　115：911-5, 2008
3) Mathers WD et al：Meibomian gland lipids, evaporation, and tear film stability. Adv Exp Med Biol　438：349-60, 1998
4) Nichols JJ et al：An assessment of grading scales for meibography images. Corne　24：382-8, 2005
5) Robin JB et al：In vivo transillumination biomicroscopy and photography of meibomian gland dysfunction. A clinical study. Ophthalmology　92：1423-6, 1985
6) Knop E et al：Keratinisation status and cytokeratins of the Human Meibomian gland epithelium. Acta Ophthalmol　87：2232, 2009
7) 大西克尚ほか：実験的PCB中毒サルの瞼板透明標本によるマイボーム腺の観察．福岡医学雑誌　74：240-5, 1983
8) Gutgesell VJ et al：Histopathology of meibomian gland dysfunction. Am J Ophthalmol　94：383-7, 1982
9) 小幡博人ほか：剖検例72例におけるマイボーム腺の病理組織学的検討．日眼会誌　98：765-71, 1994
10) Olami Y et al：Turnover and migration of meibomian gland cells in rats' eyelids. Ophthalmic Res　33：170-5, 2001
11) Straatsma BR et al：Cystic Degeneration of the Meibomian Glands. AMA Arch Ophthalmol　61：918-27, 1959
12) Jester JV et al：Meibomian gland dysfunction. II. The role of keratinization in a rabbit model of MGD. Invest Ophthalmol Vis Sci　30：936-45, 1989
13) Norn M：Expressibility of meibomian secretion：relation to age, lipid precorneal film, scales, foam, hair and pigmentation. Acta Ophthalmol（Copenh）　65：137-42, 1987
14) Nien CJ et al：Age-related changes in the meibomian gland. Exp Eye Res　89：1021-7, 2009
15) Hykin PG et al：Age-related morphological changes in lid margin and meibomian gland anatomy. Cornea　11：334-42, 1992
16) Suzuki T et al：Estrogen and progesterone control of gene expression in the mouse meibomian gland. Invest Ophthalmol Vis Sci　49：1797-808, 2008
17) 向野利彦ほか：慢性化した実験的PCB中毒サルのマイボーム腺病変の組織学的研究．福岡医学雑誌　78：254-8, 1987
18) McCulley JP et al：Bacterial aspects of chronic blepharitis. Trans Ophthalmol Soc U K　105：314-8, 1986
19) Shimazaki J et al：Ocular surface changes and discomfort in patients with meibomian gland dysfunction. Arch Ophthalmol　113：1266-70, 1995
20) Obata H：Anatomy and histopathology of human Meibomian gland. Cornea（7 Suppl）　21：S70-4, 2002
21) Ong BL et al：Evidence for keratin proteins in normal and abnormal human meibomian fluids. Curr Eye Res　10：1113-9, 1991
22) Matsumoto Y et al：The evaluation of the treatment response in obstructive meibomian gland disease by in vivo laser confocal microscopy. Graefes Arch Clin Exp Ophthalmol　247：821-9, 2009
23) Korb DR et al：Meibomian gland dysfunction and contact lens intolerance. J Am Optom Assoc　51：243-51, 1980
24) Auw-Hädrich C et al：Chronische Blepharitis. Pathogenese, klinischer Verlauf und therapeutische Ansätze. Ophthalmologe　104：817-28, 2007［Article in German］
25) Knop E et al：The lid margin is an underestimated structure for preservation of ocular surface health and development of dry eye disease. In；Brewitt H ed.：Research Projects in Dry Eye Syndrome. 108-22, Karger, Basel, 2010
26) Knop E et al：Meibomian glands, Part III：meibomian gland dysfunction（MGD）-plaidoyer for a discrete disease entity and as an important cause of dry eye. Ophthalmologe　106：966-79, 2009［Article in German］
27) Knop E et al：Meibomian glands. Part IV：Functional interactions in the pathogenesis of meibomian gland dysfunction（MGD）. Ophthalmologe　106：980-7, 2009［Article in German］
28) Sullivan BD et al：Influence of aging on the polar and neutral lipid profiles in human meibomian gland secretions. Arch Ophthalmol　124：1286-92, 2006
29) Cermak JM et al：Is complete androgen insensitivity syndrome associated with alterations in the meibomian gland and ocular surface? Cornea　22：516-21, 2003
30) Mao-Qiang M et al：Peroxisome-proliferator-activated receptor（PPAR）-γ activation stimulates keratinocyte differentiation. J Invest Dermatol　123：305-12, 2004
31) Driver PJ et al：Meibomian gland dysfunction. Surv Ophthalmol　40：343-67, 1996
32) Dougherty JM et al：Bacterial lipases and chronic blepharitis. Invest Ophthalmol Vis Sci　27：486-91, 1986
33) English FP et al：Demodicosis of ophthalmic concern. Am J Ophthalmol　91：362-72, 1981

34) Lambert RW et al：Pathogenesis of blepharoconjunctivitis complicating 13-cis-retinoic acid(isotretinoin) therapy in a laboratory model. Invest Ophthalmol Vis Sci　29：1559-64, 1988
35) Lambert R et al：Hyperkeratinization in a rabbit model of meibomian gland dysfunction. Am J Ophthalmol　105：703-5, 1988
36) Ohnishi Y et al：Polychlorinated biphenyls poisoning in monkey eye. Invest Ophthalmol Vis Sci　18：981-4, 1979
37) Ibrahim OM et al：Oxidative stress induced age dependent meibomian gland dysfunction in Cu, Zn-superoxide dismutase-1(Sod1) knockout mice. PLoS One　18：e99328, 2014

附録1 慶應義塾大学式 MGD 外来の実際

慶應義塾大学医学部眼科学教室　川島素子
Motoko KAWASHIMA

Summary

慶應義塾大学眼科では，2013年にマイボーム腺機能不全外来（MGD外来：毎週木曜日午後，完全予約制）を開設し，自覚症状や既往歴・既存治療等の患者背景を詳細に問診し，各種涙液関連検査，眼瞼・マイボーム腺の形態観察（非侵襲的マイボグラフィ）を行い，総合的に診断，そのうえで，状態にあわせたMGDおよびドライアイの最適な治療法を提案，リッドハイジーンや温罨法などのセルフケア方法をアドバイスし，治療効果を客観的に評価している。生活スタイルや食生活に関する指導，さらに新しい治療法も積極的に取り入れている。また，臨床研究も積極的に行い，有効な治療方法等を発信し患者に還元できるよう取り組んでいる。

はじめに

慶應義塾大学眼科では，2013年にマイボーム腺機能不全外来（MGD外来：毎週木曜日午後完全予約制）を開設し，ひとりひとりに十分な時間をとって診察を行い治療方針を決めるというMGDに特化した専門外来を行っている。まず自覚症状や既往歴・既存治療等の患者背景を詳細に問診し，各種涙液関連検査，眼瞼・マイボーム腺の形態観察（非侵襲的マイボグラフィ）を行い，総合的に診断している。そのうえで，状態にあわせたMGDおよびドライアイの最適な治療法を提案，リッドハイジーンや温罨法などのセルフケア方法をアドバイスし，治療効果を客観的に評価している。生活スタイルや食生活に関する指導，さらに新しい治療法も積極的に取り入れている。また，臨床研究も積極的に行い，有効な治療方法等を発信し患者に還元できるよう取り組んでいる。以下にMGD外来の実際を紹介する。

診察の流れ

①問診票記入
② DR-1
③視力検査・実用視力検査
④眼瞼所見の観察
⑤フルオレセイン染色後，涙液メニスカス高・涙液層破壊時間（tear film break up time）・

角結膜障害の程度を評価
　⑥結膜弛緩の有無・MCJ（粘膜皮膚移行部）の移動の有無・涙点プラグ・閉鎖の状態を確認
　⑦Meibum の評価
　⑧非侵襲的マイボグラフィー検査
　⑨再度生体染色し，lid wiper syndrome の有無を確認
　⑩シルマー検査（シルマー試験Ⅰ法）
　⑪デモデックス（*Demodex*）の有無を確認
　⑫共焦点顕微鏡（confocal laser scanning microscopy）検査

　以上が当外来において行っている初診時の全工程である。検査順序は，MGD の正しい診断を行うために，非侵襲的な検査から行い，侵襲的な検査を最後にするということを徹底している。また，この工程を順序よく，検査漏れのないように行うために当外来特有のカルテを作成し，使用している（図1）。再診時はシルマー検査などを適宜省略するが，眼瞼・眼表面検査・meibum の評価は必ず行う。以下，各項目を補足説明する。

①問診票

　MGD 固有の問診票が確立されていないことと，ドライアイと MGD は密接な関係にあり[1]，ドライアイの評価を行っておくことは重要であることから，ドライアイ自覚症状の問診票：DEQS（DryEye Questionnaire Score）（図2）と，当外来で作成した初診問診票（図3）の2つを用いている。当外来の初診問診票では，DEQS の項目に載っていない眼表面の自覚症状，使っている薬剤（点眼・内服含め），食生活や生活スタイル等について問診している。この問診票をベースにして，直接患者の声に耳を傾けることにも十分な時間を取っている。

② DR-1

　涙液油層を可視化できる方法は少なく，DR-1（ニデック社）が当科で施行できる検査であり，非侵襲的な検査のひとつ目として行っている。電子カルテに静止画像が送られてくるため，患者に視覚的に説明することができ，治療効果の説明の際にも前後比較ができ，患者にも好評である。DR-1αでの動画が診療で使えるようになればさらに病態の把握や患者説明に役立と思われる。当初，涙液浸透圧もこの DR-1 検査と並行して行っていたが，現在はチップの入手の問題等から休止している。

③視力検査・実用視力検査

　一般検査としての視力検査とともに，通常の視力検査では検出できないドライアイでの「見えづらい」という視機能異常を検出できる[2,3]実用視力検査を行っている。実用視力検査結果は患者の主訴をグラフ化できるツールであり，病状を納得してもらいやすく説明にも活用している。治療による涙液の安定性改善に伴い実用視力が改善する症例も多く，治療前後での評価の重要なパラメータのひとつである。

④眼瞼の観察

　眼瞼は，肉眼での視診の後，細隙灯顕微鏡の弱拡大でまずは触らずに全体像を観察する。次に，強く触らずにマイボーム腺開口部およびマイボーム腺付近の観察をする。Meibum は少しの刺激でも分泌する場合があり，なるべく眼瞼を動かさないよう行うのが正しい評価につなが

付録1　慶應義塾大学式MGD外来の実際

	診察順と診察項目		右	左
1	問診		初診時問診票・DEQS・SPEED・追加項目	
2 or3	Osmolarity			
	DR-1		Ⅰ・Ⅱ・Ⅲ	Ⅰ・Ⅱ・Ⅲ
4	眼瞼所見	上	瞼縁血管拡張・MCJ移動・不整・plugging・foaming・thickness	瞼縁血管拡張・MCJ移動・不整・plugging・foaming・thickness
		下	瞼縁血管拡張・MCJ移動・不整・plugging・foaming・thickness	瞼縁血管拡張・MCJ移動・不整・plugging・foaming・thickness
5	（フルオ）TMH		低・並・高	低・並・高
6	BUT（秒）		． ．	． ．
7	フルオスコア		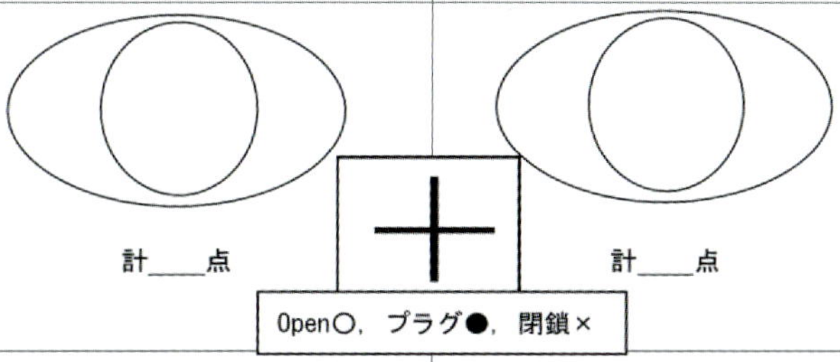 計＿＿点　Open○，プラグ●，閉鎖×	計＿＿点
8	リサミングリーン			
9	Meibum	島崎（上）	0・1・2・3	0・1・2・3
		MGE（下）	耳＿＿　中＿＿　鼻＿＿	鼻＿＿　中＿＿　耳＿＿
10	マイボグラフィ		Distortion・dilation・shortening・dropout 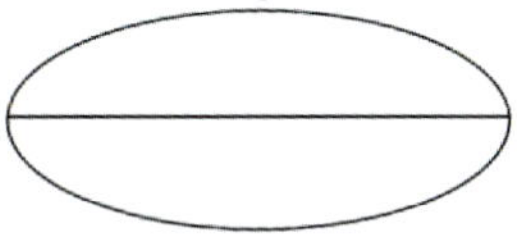　Distortion・dilation・shortening・dropout	Distortion・dilation・shortening・dropout 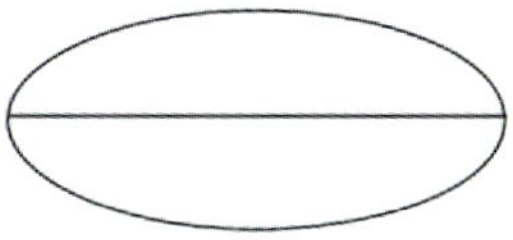　Distortion・dilation・shortening・dropout
	マイボスコア		0・1・2・3・4・5・6	0・1・2・3・4・5・6
11	シルマー（Ⅰ法）			
12	Lid wiper		有・無	有・無
13	demodex		有・無	有・無
14	Confocal microscopy			

図1　当MGD外来で使用しているカルテ

る．眼瞼評価項目は血管拡張・plugging・thickness・不整・foamingと，生体染色後のMCJの移動の有無の6項目で評価している．

⑤生体染色所見

極少量のフルオレセイン染色液を点入後数回軽く瞬目を行ってもらった後に，涙液メニスカスの高さを3段階（1：低い，2：並み，3：高い）で評価している．その後BUTを3回測定し，ドライアイ診断基準のスコアに則って9点満点法により角結膜染色スコアをつけている．スコア以外にスケッチで所見を追記することも多い．結膜弛緩の有無，涙点プラグや涙点閉塞の有無についてもこの時に確認しておく．

目の症状

ご記入日：　年　月　日
（必ずご記入ください）

目の症状と日常生活についての質問票

この質問票は、あなたがどの程度さまざまな目の症状を感じておられるか、あるいは日常生活でどのような問題を感じておられるかについてお聞かせいただき、診療の参考にさせていただくものです。
質問に対しては難しく考えることなく、あなたの印象でお答えください。

◇ 以下のそれぞれの質問について、【頻度】の 0~4 のいずれかひとつに○をつけてください。
➤ 【頻度】が 0（なかった）の場合 → 次の質問へお進みください。
➤ 【頻度】が 1~4 の場合 → 【程度】の 1~4 のいずれかひとつに○をつけてください。

すべての質問にモレなくご回答をお願いいたします。

6項目

◆ この 1 週間で、
次のような症状がありましたか？

	【頻度】						【程度】			
	なかった	たまにあった	時々あった	よくあった	いつもあった		あまり気にならなかった	やや気になった	気になった	非常に気になった
1）目がゴロゴロする（異物感）	0	1	2	3	4	→	1	2	3	4
2）目が乾く	0	1	2	3	4	→	1	2	3	4
3）目が痛い	0	1	2	3	4	→	1	2	3	4
4）目が疲れる	0	1	2	3	4	→	1	2	3	4
5）まぶたが重たい	0	1	2	3	4	→	1	2	3	4
6）目が赤くなる	0	1	2	3	4	→	1	2	3	4

日常生活への影響

➤ 【頻度】が 0（なかった）の場合 → 次の質問へお進みください。
➤ 【頻度】が 1~4 の場合 → 【程度】の 1~4 のいずれかひとつに○をつけてください。

9項目

1 週間で、
次のようなことがありましたか？

	【頻度】						【程度】			
	なかった	たまにあった	時々あった	よくあった	いつもあった		あまり困らなかった	やや困った	困った	非常に困った
7）目を開けているのがつらい	0	1	2	3	4	→	1	2	3	4
8）目を使っていると物がかすんで見える	0	1	2	3	4	→	1	2	3	4
9）光をまぶしく感じる	0	1	2	3	4	→	1	2	3	4
10）新聞、雑誌、本などを読んでいる時、目の症状が悪くなる	0	1	2	3	4	→	1	2	3	4
11）テレビを見ている時、パソコン・ケータイを使っている時に目の症状が悪くなる	0	1	2	3	4	→	1	2	3	4
12）目の症状のため 集中力が低下する	0	1	2	3	4	→	1	2	3	4
13）目の症状のため 仕事・家事・勉強に差し障りがある	0	1	2	3	4	→	1	2	3	4
14）目の症状のため 外出を控えがち	0	1	2	3	4	→	1	2	3	4
15）目の症状のため 気分が晴れない	0	1	2	3	4	→	1	2	3	4

◇ 最後に、この 1 週間のあなたの目の症状やそれに伴う日常生活の困りごとを含めた全般的な状態をお聞かせください。
以下のうち、あなたの状態に最もあてはまると思う番号に○をつけてください。

1	2	3	4	5	6
最高に良い	とても良い	良い	あまり良くない	良くない	ぜんぜん良くない

図 2　ドライアイ QOL 質問票：DEQS（目の症状 6 項目，日常生活への影響 9 項目から構成される：ドライアイ研究会作成）

MGD 外来受診のみなさま　Ver. 3

お名前＿＿＿＿＿＿＿＿　年齢　歳（男・女）
身長　cm　体重　kg
◎現在までドライアイと診断されたことはありますか？
1 はい　2 いいえ
◎現在使用しているドライアイ用の目薬についてお書き下さい.
ヒアレイン　回点眼　を　年前からつけている
ジクアス　回点眼　を　年前からつけている
＿＿＿＿＿＿　回点眼　を　年前からつけている
＿＿＿＿＿＿　回点眼　を　年前からつけている
◎ドライアイ以外の目薬や治療をわかる範囲でお書き下さい.
例）涙点プラグ，緑内障点眼薬，結膜炎の点眼薬
（　　　　　　　　　　　　）.
◎コンタクトレンズ（以下 CL）の装用をしている方、していた方
装用 CL の種類・期間をお書き下さい。
（例；ハード CL を 10 年、2 週間タイプを 5 年、1Day を 3 年・・・等）
＿＿＿＿＿＿＿＿＿＿＿＿＿＿＿＿＿＿＿＿
◎視力矯正手術を受けたことはありますか？
手術名（　　　　）いつ（　　　　）例）　年目

◎一日の中で特に調子の悪いのはいつですか？○をして下さい.
起床時　午前中　昼間　夕方　夜間　その他（　　　）

◎ものもらいになったことはありますか？ 1 はい　2 いいえ
ものもらいはくり返しなりますか？　1 はい　2 いいえ
◎まぶたの手術を受けたことがありますか？ 1 はい　2 いいえ
時期がわかればお書き下さい＿＿＿＿＿＿＿＿
◎喫煙されますか？ 1 はい　（1 日　本位）　2 いいえ
過去に喫煙されていましたか？（1 日　本位）　2 いいえ
◎食生活において，魚類は一週間でどれくらい召し上がりますか？
□毎日　□3～4 日/週　□1～2 回/週　□ほとんど食べない

◎以下の当てはまる項目にチェックして下さい
□　コーヒーを飲んだ時，症状が緩和される
□　眼を閉じても痛く感じる
□　眼のかゆみ・アレルギーがある
（花粉症・ハウスダスト・通年性・その他）

◎次の質問の当てはまる所に○を付けて下さい。

目やにが出る	4. いつも	3. 時々	2. たまに	1. 決してない
	4. とても辛い	3. 辛い	2. 少し辛い	1. 辛くない
涙が出る？	4. いつも	3. 時々	2. たまに	1. 決してない
	4. とても辛い	3. 辛い	2. 少し辛い	1. 辛くない
目の周りがべとつく？	4. いつも	3. 時々	2. たまに	1. 決してない
	4. とても辛い	3. 辛い	2. 少し辛い	1. 辛くない
瞬きの回数が多い？	4. いつも	3. 時々	2. たまに	1. 決してない
	4. とても辛い	3. 辛い	2. 少し辛い	1. 辛くない
眼の不快感がある？	4. いつも	3. 辛い	2. たまに	1. 決してない
	4. とても辛い	3. 辛い	2. 少し辛い	1. 辛くない

◎他の科を受診されている方はお答え下さい.
糖尿病　内服薬（　　　　　　）
高血圧　内服薬（　　　　　　）
高脂血症　内服薬（　　　　　）
その他＿＿＿＿＿（治療＿＿＿＿＿）
◎次の様な症状が当てはまれば○を付けて下さい。
（肩こりがある　頭痛がある　めまい・耳鳴り　眠れない日がある
不安や気分の落ち込みがある.）
◎寝る体勢は次のどれに当てはまりますか？
仰向け　うつ伏せ　右向き（顔の右側が下）　左向き（左側が下）
◎その他で気になる症状はありますか？＿＿＿＿＿＿＿＿
＿＿＿＿＿＿＿＿＿＿＿＿＿＿＿＿＿＿＿＿
ご協力ありがとうございました。

図 3　当外来の初診問診票

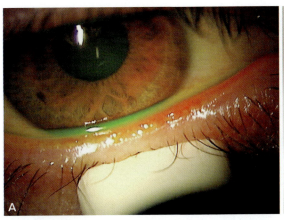
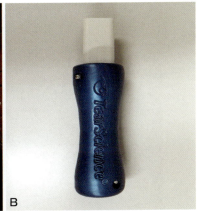

図4　MGEを用いた下眼瞼のマイボーム腺検査
A：実際の検査の様子，B：MGE本体

⑥ Meibumの圧出

　眼表面の涙液評価が終わった後に，meibumの評価を行う。当外来では現時点では，上眼瞼からの圧出と下眼瞼からの圧出の状態を（試験的に2つの評価方法で）評価している。上眼瞼は拇指にて軽度に圧迫を加え，圧出されたmeibumの状態（圧出性と分泌物の質）を参考に，島﨑分類[4]で評価している。下眼瞼はTearScience®社のMGE（meibomian gland evaluator）を用いて評価を行っている。下眼瞼を目尻・中央・目頭に3等分し，各区画をMGEを用いて眼瞼縁より2 mm程度下方を軽く押し，分泌された開口部の個数を記載する（図4）。これは本来の目的は，同社のMGD治療機器であるLipiFlow®の適応基準の評価のためであるが，当外来では下眼瞼におけるマイボーム腺機能の指標のひとつとして行っている。

⑦ マイボグラフィ検査

　マイボーム腺の形態観察をマイボグラフィを用いて行う。当外来では主に持ち運び式のマイボペンを使用している（図5）。上下の眼瞼を翻転し，形態学的な変化の有無についてマイボーム腺のdrop outをはじめ，短縮や屈曲の有無を確認しカルテにスケッチしコメントする。さらに，消失部位面積で分類（0～3段階）[5]し，片眼につき上下併せてスコアを出している（0～6）。治療効果の判定には明確な印象を持っていないが，特に初診時では，眼瞼のスリット画像とともにマイボグラフィの画像は患者説明に有効であり，患者のセルフケアの取り組み（モチベーションアップ）によい影響を与えると実感している。

⑨ Lid-wiper epitheliopathy（LWE）の有無を確認

　LWEとは，2002年にKorbらにより提唱された，ドライアイ症状を効率に伴う上眼瞼縁結膜の特異な上皮障害である[6]。眼表面摩擦関連因子の評価のひとつとしてルーチンに行っている。当外来では，マイボーム腺の形態観察まで終わった後に，リサミングリーン染色液で染色し直して再度細隙灯顕微鏡での観察を行っている。

⑩ シルマー検査

　シルマー検査（Ⅰ法）を行う。生体染色の際の涙液メニスカス高が低いことで，涙液減少はある程度予測できるが，ドライアイの確定診断に必須の検査であり，涙液減少の有無の正確な把

附録

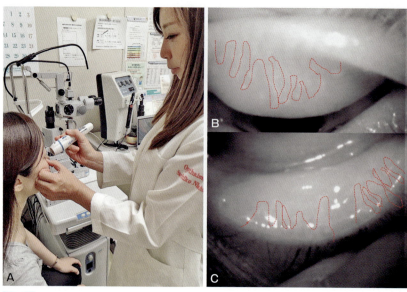

図5 マイボグラフィ検査と結果
A：外来において行うマイボグラフィ検査の様子（検者：井上佐智子医師。写真撮影用に明室で行っているが，実際には暗室で行われる）
B，C：上眼瞼(B)と下眼瞼(C)のマイボグラフィ画像（赤の点線より眼瞼側が，マイボーム腺残存部位）

握は，その後の治療方針に大きく関係する重要な指標のひとつである。初診時必須の検査としている。

⑪デモデックス(*Demodex*)の有無を確認

　難治性眼瞼縁炎の中には，デモデックス（毛囊虫）の増加に起因するものがあることが報告されている。特に睫毛根部に落屑があるところにはデモデックスが存在する可能性が高く，病態に関与しているといわれている。このため，診察時に，睫毛根部落屑物付着の多い睫毛を数本抜去し，デモデックスの有無をチェックしている。光学顕微鏡下の弱拡大で観察すると，デモデックスの有無を確認できる（図6）。デモデックスがいた場合，眼表面や涙液の状態にあわせた点眼の処方に加え，リッドハイジーンの指導を行っている（1～2回/1日）。デモデックスの存在は患者が受けるインパクトも強いようで，リッドハイジーンの継続率向上にも役立っている。

⑫共焦点顕微鏡(confocal laser scanning microscope)検査

　共焦点顕微鏡は，生体の局所的な解剖をそのまま検査することができる検査方法である。当外来でも，必要時最後に行っている。共焦点顕微鏡におけるMGDの組織学的な変化として，マイボーム腺の腺房密度の低下や腺房の直径が拡大していることが挙げられる（図7；当科症例）。その他炎症細胞密度が健常者に比較し患者で有意に高いことや，MGDの重症度に伴い腺房の萎縮，腺房周囲の線維化も認められている[7]。マイボーム腺の診断や重症度，さらには治療効果の判定にまで幅広く活用できる。主に臨床研究の評価項目として施行している。

付録1 慶應義塾大学式 MGD 外来の実際

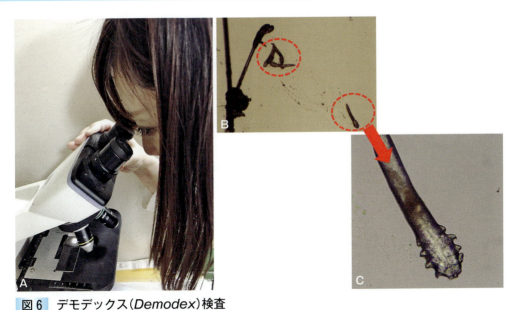

図6 デモデックス（*Demodex*）検査
A：顕微鏡下にて抜去した睫毛の観察，B，C：実際の *Demodex*

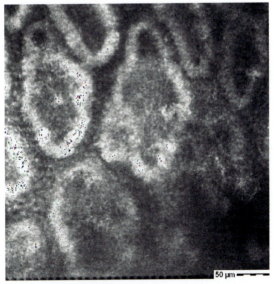

図7 共焦点顕微鏡におけるマイボーム腺：
MGD 患者像

おわりに

　以上，当 MGD 外来における診療の流れを紹介した。これらの検査結果と患者の主訴とを総合的に判断して，治療方針を呈示している。大学病院専門外来の性質上，患者が既にさまざまな治療を受けるも十分な結果が得られず，不安や不満の気持ちで外来を受診される難症例に多

く直面する。MGDは，処方薬や医師による施術だけでなく患者によるセルフケアも重要な位置を占めているため，まずは病態の正確な把握とともにコミュニケーションを十分とり信頼関係を構築することにも大きな注意を払っている。治療方針のストラテジーやその詳細，セルフケアの案内等は別項で解説されているので割愛するが，大学病院ならではの特殊検査を行えることや他科とのコンサルテーションを行えることなどを活かして，患者に適切な治療を深く理解・納得してもらったうえで行い，治療意識向上を促し，セルフケアの施行率・継続率を上げ，より効果的な診療が行えるよう心掛けている。

　並行して大学病院ならではの特殊検査を併用した臨床研究や新規治療も積極的に行っているが，その成果をもとに，特殊検査を行わずとも多忙な外来で時間をかけずに通常の診療内で評価し，治療法を選択できるような落とし込みも目指している。

文献

1) Lemp MA et al：Distribution of aqueous-deficient and evaporative dry eye in a clinic-based patient cohort：a retrospective study. Cornea　31：472-8, 2012
2) kaido M et al：Corneal fluorescein staining correlates with visual function in dry eye patients. Invest Ophthalmol Vis Sci　52：9516-22, 2011
3) Kaido M et al：The relation of functional visual acuity measurement methodology to tear functions and ocular surface status. Jpn J Ophthalmol　55：451-9, 2011
4) Shimazaki J et al：Meibomian gland dysfunction in patients with Sjögren syndrome. Ophthalmology　105：1485-8, 1998
5) Arita R et al：Noncontact infrared meibography to document age-related changes of the meibomian glands in a normal population. Ophthalmology　115：911-5, 2008
6) Korb DR et al：Lid-wiper epitheliopathy and dry-eye symptoms in contact lens wearers. CLAO J　28：211-6, 2002
7) Matsumoto Y et al：The application of in vivo laser confocal microscopy to the diagnosis and evaluation of meibomian gland dysfunction. Mol Vis　14：1263-71, 2008

附録2

MGDグッズの種類と使い方

羽根木の森アイクリニック（東京都世田谷区）/慶応義塾大学医学部眼科学教室　井上佐智子
Sachiko INOUE

はじめに

　マイボーム腺機能不全(meibomian gland dysfunction：以下MGD)は，自覚症状や重症度が多彩であり，患者QOLを著しく低下させる疾患であることがわかってきた．さらに最新の疫学調査では，ドライアイの約86％はMGDが要因であることもいわれており[1]，ドライアイは涙液の状態だけでなく，眼瞼に存在するマイボーム腺機能にも左右される疾患であるといえる．MGDは今まで眼科一般臨床においてあまり大きな注意を払われてこなかった疾患であるが，現在ドライアイ研究会においてMGDワーキンググループが発足され，急速に病態を解明すべきドライアイ関連疾患のひとつとなっている．今現在効果的な治療法が確立されていないが，眼瞼や眼周辺の状態や環境を整えることの有効性がいわれており[2]，さまざまなMGDグッズが発売されている．

　慶應義塾大学病院眼科MGD外来でも，涙液の層別治療の概念であるtear film oriented therapy(TFOT)に基づき，ドライアイ治療とMGDセルフケアグッズを組み合わせた使用方法を推奨している(図1)．

　具体的な方法としては，自身でできる方法と，医療機関でできる方法がある．自身でできるものとしては，眼瞼に対する洗浄療法リッドハイジーン(lid hygiene)・温罨法(warm compress)が中心になっており，近年眼瞼専用のクレンジング剤や，眼周囲専用温熱カイロなど一般的なアイテムが医療機関でなくても購入することができるようになり，治療がより身近になっている．今回，それらMGD関連グッズと使い方について紹介する．

I　自身でできるセルフケアグッズ

1. リッドハイジーンについて

　眼の周辺の清潔を保つことが目的である．今までは，眼の周辺のクレンジング剤としてベビーシャンプーを25倍希釈し，綿棒を使って清拭する方法が奨励されていたが，眼にしみたり，使用するまでに手間がかかるという患者側への負担が大きく，実際問題として継続が困難であった．ブドウ球菌性の眼瞼炎を伴う症例など，場合によってはタリビッド®眼軟膏を用いたリッドハイジーンが効果的であるが，耐性菌の問題などで長期使用には適応ではない．近年目もとのクレンジング剤が発売されている．これらは，ワンプッシュや使い捨てで，適量を簡

附録

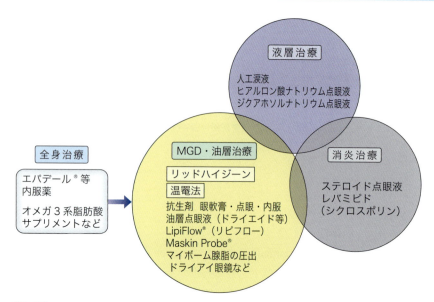

図1 TFOT に基づくドライアイ治療と MGD 治療の位置付け

単に手に取ることができる。いくつかの製品があるが，それぞれに特性があり，患者側における毎日の使用を考えた時の負担も少なく，コンプライアンスにおいても改善が大いに期待できる。リッドハイジーンの意義とは，マイボーム腺開口部の固形化してしまった脂質や角化組織を除去すること，菌量を軽減すること，またマッサージ効果でマイボーム脂質を排出することである。

　基本的な使用方法として，どの製品でも使用前に手を洗い，化粧を落してから行う。1日朝晩2回程度での実施が理想的であるが，汚れが目立たなくなってきてからは1日1回でも問題はない。以下代表的なものについて説明する(図2)。

1) アイシャンプー®

　アイシャンプー®は液体洗浄液であるが，最大の特徴は眼にしみないよう設計されていることである。5フリー(オイルフリー・パラベンフリー・アルコールフリー・着色料フリー・香料フリー)で，眼表面，眼瞼皮膚に対してもやさしく設計されている。使用後は洗い流すか，拭き取りの必要があるが，濡れた手に取っても使用可能であることから，入浴時に使用できるなど使い勝手の面でも工夫されている。

2) ティーツリー洗眼フォーム®

　Demodex というニキビダニが睫毛根部に生息していることで，マイボーム腺機能が低下することが知られているが，ティーツリーオイルは5%の濃度で *Demodex* に有効であることが明らかになっている[3]。この製品はティーツリーオイルを用いて製造された製品であるが，形状は泡状の洗剤で，直接擦る動作が軽減されることで，薄い眼周囲の皮膚にも安心して使用できる。また，ティーツリーオイルを中心に，天然成分で構成されている。

3) オキュソフト®

　洗浄成分と菌量調節成分，保湿成分が配合されているコットン製品で一回使い捨てのタイプ

	アイシャンプー®	ティーツリー®	オキュソフト®
性状	液体洗浄液	泡状	滅菌個包装湿潤綿 洗い流し不要
販売元	メディプロダクト	ホワイトメディカル	ホワイトメディカル
標準価格	1,260円	2,100円	1,980円
特徴	・眼にしみない ・オイル，パラベン，アルコール，着色料，香料フリーの「5つのフリー」 ・濡れた手でも使用可能	・泡状で肌にやさしい ・医学的根拠のあるティーツリーオイルを中心に，天然成分を配合	・個包装使い捨てタイプ ・携帯にも便利である
本体	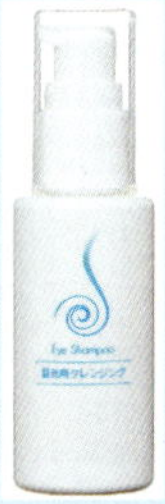	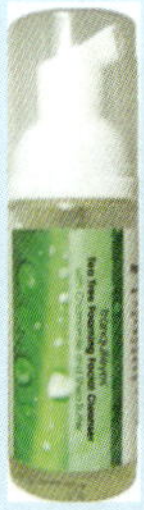	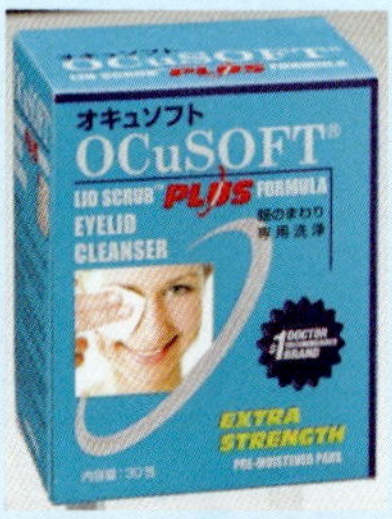

（慶應義塾大学医学部 川島素子先生・株式会社メディプロデュースより提供，改変）

図2 眼瞼リッドハイジーンに対するグッズ

である．使用後の洗い流しや拭き取りが必要ないので，水のない外出先でも使用できることや，寝たきりの方や介護が必要な方などにも使用しやすいことが特徴といえる．

2．温罨法について

固形化してしまったマイボーム脂質を融解することが目的の治療方法で，MGDの国際的標準治療としても認められている．実際に眼瞼結膜の温度は正常眼に比べ，MGD患者の温度は2℃ほど低いことが報告されており[4]，眼瞼を温めることは理にかなった方法であると同時に，リラックスにもつながり，近年さまざまな温罨法に関連したグッズが市販されている．温罨法だけでも眼瞼のpluggingが解除されたり，涙液の安定化を認めることがある．ただ，油層は涙液層がなければ眼表面に広がらないことや，そのバランスを崩すことでかえって自覚症状を悪くすることもあるので，温罨法後に人工涙液などの点眼を使用することも推奨されている．またリッドハイジーンなどその他のセルフケアを併用することで，さらなる効果が期待できる．温罨法でも1日2回が理想であるが，アレルギー性結膜炎などアレルギー疾患の場合，温めることで痒みが増すこともあり，一度主治医に相談しておくと良い．

今回は本邦で購入可能な5種類の方法について説明する（図3）．

1）蒸しタオル

皮膚の温度より若干高い40℃を超える程度が良いが，タオルを濡らし電子レンジ500W 30秒で温めるとちょうど良い．ただし蒸しタオルは5分以上経過すると温度が急激に低下し，かえってマイボーム腺脂質を固める恐れがあるため3分以内が好ましいとされる．すべて自宅で

附録

	ホットタオル	蒸気でホット®アイマスク	あずきのチカラ®	アイホット®	目もとエステ®
熱源	蒸気温熱	蒸気温熱	蒸気温熱	赤色光(0.7μm)	温風と蒸気
販売元		花王	桐灰	(株)セプト	Panasonic
標準価格		オープン価格	780円	21,000円	オープン価格
温度 所要時間	40℃ 3分以内	40℃ 10分程度	5分	0.7μm 5分	38℃ 40℃ 6分 12分
特徴	家にあるものですべて賄える。	使い捨てで清潔，携帯向き。	熱すぎる場合表示され，繰り返し使用可能。	赤色光で皮下組織にまで熱が到達。	温度・時間ともに設定できる，マッサージ機能付き。
本体	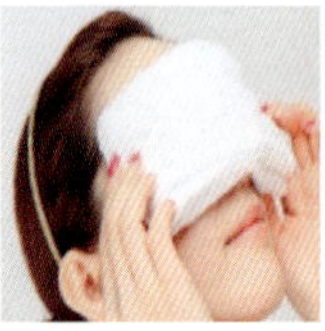	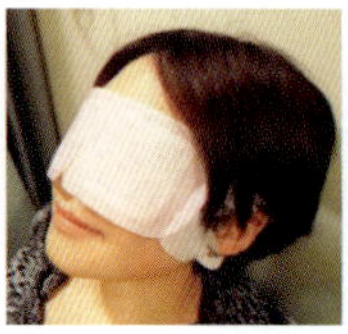	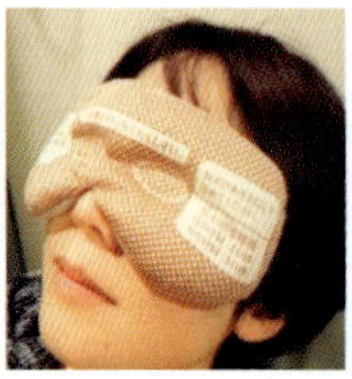	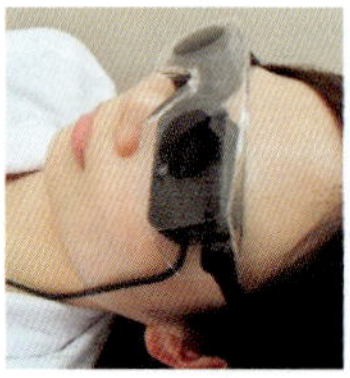	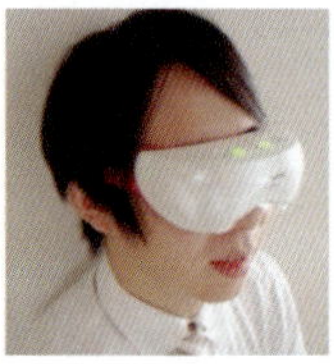

（写真：LIME 研究会より提供）

図3 温罨法に対するグッズ

揃うため費用はほとんどかからず経済的な方法である。

2) 蒸気でホットアイマスク®(花王)

　熱源は，鉄粉と酸素の反応によって発熱するカイロの原理に，水分を加え，熱蒸気を発生させている。これが40℃で約10分程度続く。一回使い捨てなので，手間がかからず清潔であり，携帯にも便利である。反対に毎日使用するため，長期的に見ると，常用者にとっては費用がかかる面もある。

3) あずきのチカラ®(桐灰化学)

　電子レンジであずきに熱を加えることで蒸気を伴う仕組みになっている。繰り返し使えることや，重さもちょうど良いことが特徴である。レンジで温めた際，熱すぎると「キケン」の文字が浮かび上がるなど，火傷に対する配慮がなされている。

4) アイホット®(セプト)

　波長0.7μmの近赤色光といわれる可視光線を用いており，赤外線と同一かそれ以上の皮下組織への浸透力を持つといわれている[5]。所要時間は約5分間で，医療機関などで受けることも可能であるが，個人としても購入することができる。

5) 目もとエステ(Panasonic)

　蒸気で眼の周りを温めるが，38℃と40℃いずれかを選択できる。マッサージ機能がついており，時間についても6分，12分が選択できる。眼科疾患や高度近視，眼科手術後など慎重に利用しなければならない場合もあるため，一度眼科医に確認すると良い。

付録2　MGDグッズの種類と使い方

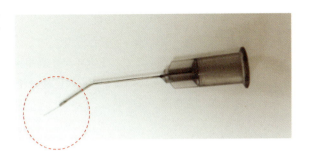

Maskin Probe®

マイボーム腺圧出鑷子

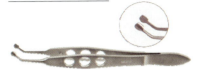
有田式鑷子

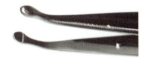
吉富式鉗子

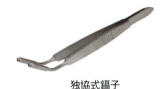
独協式鑷子

（写真下段：LIME研究会より提供・改変）

図4　医療機関で受けられる治療

II 医療機関で受けられるMGD治療

1．LipiFlow®

　温罨法とマッサージをさらに効果的にしたものがLipiFlow®である。閉塞してしまったマイボーム腺に対して熱（41〜43℃）と圧力を瞼に与えることで，一度に多くの閉塞が解除され，マイボーム腺からの脂質成分の分泌を促進させる。眼瞼皮膚側のみでなく，結膜側からも熱・圧力をかけることが可能なことが特徴で，治療効果の持続が期待できる。実際には最大で9か月の効果が認められている症例も報告されている[6]。ただし，保険適応外治療であるため，費用における患者負担の問題がある。

2．Maskin Probe®

　さらに積極的な治療として 閉塞型MGDに対し，マイボーム腺の閉塞をひとつずつ穿刺し開放する治療で，自覚症状，他覚症状いずれも改善したことが報告されている[7]。通常の注射針様のものにさらに細い針がついており，それを直接開口部に穿刺していく（図4）。その他シリンジに装着することでマイボーム腺の内容物（麦粒腫などに伴う膿など）を注出したり，反対にステロイド剤を注入したりすることが可能である。

3．鑷子によるマイボーム腺脂の圧出（図4）

　図4のようにさまざまな名称と形があるが，いずれもマイボーム腺に滞留している脂を排出することが目的である。圧出後の患者の自覚も良好であるが，停滞していた脂質成分を排出することで，新たなマイボーム腺脂質を産生させる目的もある。

III その他の MGD 治療グッズについて

　油層の役割として涙液層の蒸発を防ぐ役割があるが，ドライアイ専用メガネも油層と同様，涙液の蒸発を防ぐという意味で重要な役割を担っている．さらに同様の理由で油層を保つために，眼軟膏の少量点入，油性点眼液なども市販されている．

おわりに

　近年になり医療は，治療のアウトカムとして患者側のQOLを評価の対象にするようになった．眼瞼・眼表面に伴う不定愁訴のうち，ある一定の割合を占めているMGDも，ようやく眼科医側に注目されるようになった．画期的な治療方法や薬剤などが確立されてはいないため，今の段階では，前述してきた方法を行うに留まるが，個々の症例ごとにセルフケア同士を組み合わせたり，患者側に合った方法やケア用品を推奨すること，点眼と併用をすることで相乗効果が認められる．

　特に自身でのセルフケアは，患者のコンプライアンスによるところが大きく，薬や手術などのように劇的な変化はないが，眼瞼の環境を整える意味や重要性，毎日継続することが大切であることを伝えるなど，教育を含めた啓蒙活動も治療と同時に必要となってくる．また，眼瞼縁へのアイメイクを避けるなど，MGDにならない工夫も伝えると良い．

　今後十分な検討が必要にはなってくるが，MGDに対しω-3系脂肪酸を中心としたサプリメントが有効であるとの報告があり[8]，眼局所の問題だけでなく全身状態や生活習慣まで包括した啓蒙が必要となる．MGDの治療予後は医療側に留まらず，患者側の意識改革も治療効果を左右する大きな要因になるであろう．

文献

1) Lemp MA et al：Distribution of aqueous-deficient and evaporative dry eye in a clinic-based patient cohort：a retrospective study. Cornea　31：472-8, 2012
2) Romero JM et al：Conservative treatment of meibomian gland dysfunction. Eye Contact Lens　30：14-9, 2004
3) Gao YY et al：Treatment of ocular itching associated with ocular demodicosis by 5% tea tree oil ointment. Cornea　31：14-7, 2012
4) Arita R et al：Decreased surface temperature of tarsal conjunctiva in patients with meibomian gland dysfunction. JAMA Ophthalmol　131：818-9, 2013
5) 吉井嘉寿憲ほか：赤外放射の生体への作用と赤外放射利用暖房器．照明学会誌　74：788-91, 1990
6) Greiner JV：A single LipiFlow® Thermal Pulsation System treatment improves meibomian gland function and reduces dry eye symptoms for 9 months. Curr Eye Res　37：272-8, 2012
7) Maskin SL：Intraductal meibomian gland probing relieves symptoms of obstructive meibomian gland dysfunction. Cornea　29：1145-52, 2010
8) Macsai MS：The role of omega-3 dietary supplementation in blepharitis and meibomian gland dysfunction(an AOS thesis). Trans Am Ophthalmol Soc　106：336-56, 2008

索 引

あ行

アイシャンプー® 216
アイホット® 169
アトピー性角結膜炎 91
アレルギー性結膜炎 71
アンドロゲン 201
萎縮 28
移植片対宿主病 91
インターフェロメトリー 38
ウォーミング 176
ウォームコンプレス 176
疫学 45
液層 33
壊死性角膜炎 187
エックリン汗腺 18
炎症 200
オキュソフト® 216
温罨法 111, 217
温熱シート 170
温熱療法 168

か行

過角化 26, 199
角化物 26
加齢 28, 69, 199, 200
眼科関連疾患 49
眼瞼加温 175
眼瞼加温機器 177
眼瞼洗浄プログラム 168
眼類天疱瘡 189
共焦点顕微鏡検査 87
筋上皮細胞 21, 22
血清点眼 195
結膜弛緩症 85

ケラチン 21
瞼板腺 17
ゴーグル型眼瞼加温機器 179
光学的特性 101
高次収差 101
抗緑内障点眼 72
国際ワークショップ 31
極少量眼軟膏眼瞼縁投与 117
コレステロール 93
コンタクトレンズ 71, 201
コンフォーカルマイクロスコピー 57, 87
コンプレッション法 111

さ行

サーモグラフィー 171
散乱 102
霰粒腫 73
シェーグレン症候群 189
自覚症状 45
視機能 100
ジクアホソルナトリウム 194
脂質溶解 168
脂腺癌 73
実用視力 207
重症ドライアイ 189
住民研究 47
蒸気治療 175
蒸発亢進型ドライアイ 57
蒸発抑制 41
シルマー検査 208
スーパーオキシドジスムターゼ 202
生体共焦点顕微鏡検査 112
静電噴霧 179
全身疾患 51
全分泌 19

索引

腺房の萎縮　26, 200

た行　な行

短縮型ドライアイ　109
ティーツリーオイル　216
テトラサイクリン　196
デモデックス　113, 208
電気電法器　169
導管の拡張　26
同種造血幹細胞移植　191
動物モデル　198
ドライアイ層別診療　75
粘膜皮膚移行部　59, 78

は行

皮脂腺　18
非侵襲的マイボグラフィー　65, 208
非侵襲的涙液層破壊時間　36
非フリクテン型　187
表面張力　98
病理組織学的変化　26
副涙腺　18
フリクテン型　185
フルオレセイン　34
フルオレセイン染色　77
分泌型フォスフォリパーゼ A_2　97
分泌減少型 MGD　3, 11, 189
閉塞性 MGD　117, 121, 182, 198
ホットアイマスク　176
ホットタオル　170
ホロクリン　19

ま行

マイバム　23, 130
マイバムの粘性亢進　200
マイボーム腺　9, 77, 87, 89, 121
マイボーム腺炎　84
マイボーム腺炎角結膜上皮症　182
マイボーム腺開口部　77
マイボーム腺開口部閉塞所見　4
マイボーム腺管内プロービング　130
マイボーム腺機能不全　9, 77, 89, 96, 117, 121, 130, 182, 198
マイボーム腺の屈曲　69
マイボーム腺の形態　69
マイボーム腺の構造　68
マイボーム腺の脱落　69
マイボーム腺の短縮　69
マイボーム腺プロービングの手順　143
マイボグラフィー　57
慢性 GVHD　189
慢性移植片対宿主病　189
問診票　207

や行

薬剤関連　52
有病率　46
油性点眼液　117
油層　33, 95

ら行

リオラン筋　22
リッドハイジーン　215
リピフロー　121
リポカリン　97
リン脂質　93
涙液脂質　139
涙液安定性　100
涙液蒸発型ドライアイ　121
涙液蒸発量　62, 99
涙液層　33
涙液層の破壊　43
涙液層破壊時間　62, 190
涙液の homeostasis　74
涙液メニスカス　39
涙液油層減少ドライアイ　117, 169

粘弾性特性　41
レバミピド　194

わ行

ワックスエステル　93

B C D E F

break up time of tear film　109, 184
BUT　62, 109, 184, 190
compensation theory　74
Demodex　187, 216
DR-1　117, 207
DR-1α®　6
dropout　68
Eye Shampoo　110
foaming　60

H I

Heidelberg Retina Tomograph Ⅱ – Rostock Cornea Module　87
interferometry　61
intraductal meibomian gland probing　149

K L M

Krause 腺　18
lid hygiene　195
lid hygiene program　168
lid wiper epitheliopathy　109
lipid tear　158
lipid tear deficiency dry eye　169
LipiFlow　121, 219
LipiView　6, 123
LTD　169
Marx's line　60, 77, 190
Maskin Probe®　219
meibomian gland dysfunction　9, 149

meibomitis-related keratoconjunctivitis　182
meibum　12, 37, 60, 93, 149, 208
MGD　45, 100, 130, 149, 182, 189, 198
MGD Work Shop　45
MGD の危険因子　48
MGD の機序　31
MGD の定義　3
MGD モデル　27
MGD ワーキンググループ　3
MGD 動物モデル　200
MGP　130, 149
ML の前方移動　85
Moll 腺　18

O P

(O-acyl)-omega-hydroxy fatty acid　95
obstructive meibomian gland dysfunction　149
obstructive MGD　182
office worker のドライアイ　117
phospholipid transfer protein　97
PLTP　97
plugging　12, 59
pouting　12, 59
procedure of meibomian gland probing　163
Propionibacterium acnes　185

S T V W Z

SOD　202
SPEED　123
Stevens-Johnson 症候群　189
tea tree oil　114
vascular engorgement　59
Wolfring 腺　18
Zeis 腺　18

マイボーム腺機能不全(MGD)の診断と治療
定価(本体 7,000 円+税)

2016 年 9 月 30 日　第 1 版第 1 刷発行

編　者	坪田　一男（つぼた　かずお）
発行者	福村　直樹
発行所	金原出版株式会社

〒113-8687 東京都文京区湯島 2-31-14
電話　編集(03)3811-7162
　　　営業(03)3811-7184
FAX　　　(03)3813-0288
振替口座　00120-4-151494
http://www.kanehara-shuppan.co.jp/

ⓒ 2016
検印省略
Printed in Japan

ISBN 978-4-307-35164-5

組版・印刷／横山印刷㈱
製本／永瀬製本所
デザイン／㈱ティーエム企画

|JCOPY| <㈳出版者著作権管理機構 委託出版物>
本書の無断複製は著作権法上での例外を除き禁じられています。複製される場合は，そのつど事前に，㈳出版者著作権管理機構(電話 03-3513-6969，FAX 03-3513-6979，e-mail：info@jcopy.or.jp)の許諾を得てください。

小社は捺印または貼付紙をもって定価を変更致しません。
乱丁，落丁のものは小社またはお買い上げ書店にてお取り替え致します。